临床常见病护理要点与规范

主编◎于爱荣　曲曼青　孙丽丽
殷方雪　朱现英　李秀梅

黑龙江科学技术出版社

图书在版编目(CIP)数据

临床常见病护理要点与规范 / 于爱荣等主编. -- 哈尔滨：黑龙江科学技术出版社，2023.7
ISBN 978-7-5719-1970-2

Ⅰ. ①临… Ⅱ. ①于… Ⅲ. ①常见病-护理 Ⅳ. ①R47

中国国家版本馆CIP数据核字(2023)第104624号

临床常见病护理要点与规范
LINCHUANG CHANGJIANBING HULI YAODIAN YU GUIFAN

作　　者　于爱荣　曲曼青　孙丽丽　殷方雪　朱现英　李秀梅
责任编辑　杨广斌
封面设计　邓姗姗
出　　版　黑龙江科学技术出版社
　　　　　地址：哈尔滨市南岗区公安街70-2号　邮编：150007
　　　　　电话：（0451）53642106　传真：（0451）53642143
　　　　　网址：www.lkcbs.cn
发　　行　全国新华书店
印　　刷　黑龙江龙江传媒有限责任公司
开　　本　787mm×1092mm　1/16
印　　张　19.5
字　　数　459千字
版　　次　2023年7月第1版
印　　次　2023年7月第1次印刷
书　　号　ISBN 978-7-5719-1970-2
定　　价　128.00元

《临床常见病护理要点与规范》编委会

主　编

于爱荣　泰安市中心医院
曲曼青　青岛大学附属青岛市海慈医院（青岛市中医医院）
孙丽丽　嘉祥县人民医院
殷方雪　日照市人民医院
朱现英　山东省费县梁邱中心卫生院
姜丽娟　潍坊市人民医院

副主编

阎玉梅　青岛市李沧区沧口街道社区卫生服务中心
王振华　烟台市烟台山医院
郑显平　淄博市中心医院
王海艳　潍坊市阳光融和医院
叶　乐　山西省大同市第二人民医院肿瘤医院
郑丽媛　枣庄市立医院
张莉丽　内蒙古自治区呼和浩特市中医蒙医医院
刘晓静　牡丹江市肿瘤医院
王伟华　潍坊市第二人民医院
魏艳红　解放军第八十集团军医院
曲　艳　烟台市蓬莱区疾病预防控制中心

编　委

王若冰　连云港市第一人民医院

前　言

当代护理学随着社会的进步和科学的发展以及疾病形态与医疗保健技术及体系的进步而不断地发展变化。21 世纪的护理学将集医学、社会科学、人文科学及管理科学为一体，在保护人民健康、防治重大疾病、提高人口素质中发挥着重要作用。而临床护理实践则是护理学专业领域中一门重要的基础课程，主要介绍护理专业及专科护理的实践解析，是护理专业人员必须掌握的一门课程。为了便于低年资护理工作者及时掌握实践常见疾病的护理常规，特编写了《临床常见病护理要点与规范》一书。

本书以临床实践为基础，重点讲述了临床常用护理技术的操作和常见疾病的护理实践，涉及了神经内科、心内科、肾内科和神经外科、骨外科、老年科等多个科室。书中内容丰富、资料详实，文字精炼、通俗易懂，结构框架合理，重点突出，总结了近年来临床护理的新技术、新方法，集科学性、前瞻性和实用性于一体。本书适合各级医院的临床护理人员在工作中遇到困难时翻阅，也可以作为实习护士、见习护士和护理院校学生的学习工具书。

由于时间仓促和编者水平有限，书中不足之处甚至错误在所难免，恳请各位专家、学者及读者指正。

编　者

目 录

第一章　常用护理技术

第一节　无菌技术

一、无菌包使用技术

(一)目的

保持已经灭菌的物品处于无菌状态。

(二)操作前准备

1.操作护士

着装整洁、修剪指甲、洗手、戴口罩。

2.物品准备

无菌包、无菌持物钳及容器、治疗盘。

3.操作环境

整洁、宽敞。

(三)操作步骤

(1)检查无菌包,核对名称、有效灭菌日期、化学指示胶带颜色、包布情况。

(2)打开无菌包,揭开化学指示胶带或系带,按原折叠顺序逐层打开。

(3)用无菌钳取出物品,放于指定的区域内。

(4)包内剩余物品,按原折痕包好。

(5)注明开包时间。

(6)包内物品一次全部取出时,将包托在手中打开,另一手将包布四角抓住,使包内物品妥善置于无菌区域内。

(7)整理用物。

(四)注意事项

(1)严格遵循无菌操作原则。

(2)无菌包置于清洁、干燥处,避免潮湿。

(3)打开包布时,手不可跨越无菌区,非无菌物品不可触及无菌面。

(4)注明开包日期,开启后的无菌包使用时间不超过 24 小时。

(五)评价标准

(1)遵循无菌操作原则。

(2)护士操作过程规范、准确。

二、戴无菌手套

(一)目的

执行无菌操作或者接触无菌物品时需戴无菌手套,以保护患者,预防感染。

(二)操作前准备

1.操作护士

着装整洁、修剪指甲、洗手、戴口罩。

2.物品准备

一次性无菌手套。

3.操作环境

整洁、宽敞。

(三)操作步骤

(1)检查无菌手套包装、有效期、型号。

(2)打开手套外包装。①分次取手套法:一手掀起口袋的开口处,另一手捏住手套翻折部分(手套内面)取出手套对准五指戴上。掀起另一只袋口,以戴着无菌手套的手指插入另一只手套的翻边内面,将手套戴好。②一次性取手套法:两手同时掀起口袋的开口处,分别捏住两只手套的翻折部位,取出手套。将两手套五指对准,先戴一只手,再以戴好手套的手指插入另一只手套的翻折内面,同法戴好。

(3)双手对合交叉调整手套位置,将手套翻边扣套在工作服衣袖外面。

(4)脱手套方法:①用戴着手套的手捏住另一只手套污染面的边缘将手套脱下。②戴着手套的手握住脱下的手套,用脱下手套的手捏住另一只手套清洁面(内面)的边缘,将手套脱下。③用手捏住手套的里面丢至医疗垃圾桶内。

(5)整理用物,洗手。

(四)注意事项

(1)严格遵循无菌操作原则。

(2)戴无菌手套时,应防止手套污染。注意未戴手套的手不可触及手套的外面,戴手套的手不可触及未戴手套的手或者另一手套的里面。

(3)诊疗护理不同的患者之间应更换手套。

(4)脱手套时,应翻转脱下。

(5)脱去手套后,应按规定程序与方法洗手,戴手套不能替代洗手,必要时进行手消毒。

(6)操作时发现手套破损时,应及时更换。

(五)评价标准

(1)遵循无菌原则,符合无菌要求。

(2)操作过程规范、熟练。

(3)手套选择型号大小适宜,外观平整。

三、铺设无菌器械台

(一)目的

将无菌巾铺在清洁、干燥的器械台上,形成无菌区,放置无菌物品,以备手术使用。

(二)操作前准备

1.操作护士

着装整洁,修剪指甲,洗手,戴帽子、口罩。

2.物品准备

治疗车、无菌持物钳、无菌敷料包、器械包、手术衣及手术需要的物品。

3.操作环境

宽敞，洁净。

(三)操作过程

(1)核对、检查无菌包。

(2)打开无菌持物钳，标记开启时间。

(3)依次打开无菌敷料包、无菌器械包、无菌手术衣，分别铺置于治疗车上。

(4)用无菌持物钳夹取无菌手套置于手术衣旁。

(5)穿手术衣，戴无菌手套。

(6)整理台面，器械、敷料分别置于无菌台左、右侧。

(7)废弃物按医疗垃圾处理。

(四)注意事项

(1)严格执行无菌技术操作原则，预防交叉感染。

(2)无菌物品不超过器械台边缘。

(3)铺无菌台时身体须远离无菌区 10 cm 以上。

(4)无菌器械台边缘垂下的无菌单前侧比背侧长，无菌单垂缘至少 30 cm。

(五)评价标准

(1)符合无菌操作技术原则及查对制度。

(2)铺置无菌器械台顺序、方向正确。

(3)无菌器械台面平整，无菌物品摆放整齐、合理。

(4)移动无菌台方法正确。

(5)用物处理得当。

四、铺无菌盘

(一)目的

将无菌巾铺在清洁干燥的治疗盘内，形成无菌区，放置无菌物品，以供治疗时使用。

(二)操作前准备

1.操作护士

着装整洁、修剪指甲、洗手、戴口罩。

2.物品准备

治疗盘、无菌包、无菌持物钳及容器、无菌物品。

3.操作环境

整洁、宽敞。

(三)操作步骤

(1)检查无菌包，核对名称、有效灭菌日期、化学指示胶带颜色、包布情况。

(2)打开无菌包，使用无菌持物钳取出 1 块治疗巾，放于治疗盘内。

(3)剩余物品按原折痕包好，注明开包日期及时间。

(4)将无菌治疗巾双折平铺于治疗盘内,将上层呈扇形折叠到对侧,边缘向外。

(5)放入无菌物品。

(6)将上层盖于物品上,上下层边缘对齐,开口处向上翻折,两侧边缘向下翻折。

(7)注明铺盘日期及时间。

(8)整理用物。

(四)注意事项

(1)严格遵循无菌操作原则。

(2)铺无菌盘区域清洁干燥,无菌巾避免潮湿、污染。

(3)不可跨越无菌区,非无菌物品不可触及无菌面。

(4)注明铺无菌盘的日期、时间,无菌盘有效期为4小时。

(五)评价标准

(1)遵循无菌技术原则。

(2)操作轻巧、熟练、规范。

(3)用物放置符合节力及无菌要求。

(4)无菌物品摆放合理,折边外观整齐。

第二节 给药技术

一、口服给药

(一)目的

药物经胃肠黏膜吸收而产生疗效,以减轻症状,治疗疾病,维持正常生理功能,协助诊断,预防疾病。

(二)操作前准备

1.告知患者

服药目的、方法、注意事项、配合方法。

2.评估患者

(1)病情、意识状态、自理能力、心理状况、吞咽能力、合作程度。

(2)用药史、过敏史、不良反应史。

(3)口腔黏膜及食管情况。

3.操作护士

着装整洁、修剪指甲、洗手、戴口罩。

4.物品准备

发药车、服药单、口服药、水壶(备温开水);必要时备量杯、滴管、研钵。

5.环境

整洁、安静。

(三)操作过程

(1)携物至患者床旁,核对腕带及床头卡。

(2)查对药物(核对无误后发药)。

(3)协助患者服药到口。

(4)对老、弱、小儿及危重患者应协助喂药,必要时将药研碎后服入。

(5)患者不在病房或者因故暂不能服药者,暂不发药,做好交班。

(6)发药后再次核对。

(7)患者如有疑问,应重新核对,确认无误后给予解释再给患者服用。

(8)整理用物。

(9)洗手、签字、确认医嘱。

(四)注意事项

(1)严格执行查对制度。

(2)遵医嘱及药品使用说明书服药。

(3)掌握患者所服药物的作用、不良反应及某些服用的特殊要求。如对服用强心苷类药物的患者,服药前应先测脉搏、心率,注意其节律变化,如心率低于 60 次/分,不可以服用。对服用铁剂的患者,指导其用吸管;止咳糖浆类药用后不宜立即饮水,磺胺类药服后宜多饮水等。

(4)观察服药后不良反应。

(5)患者因故暂时不能服药时,做好交班。

(五)评价标准

(1)患者能够知晓护士告知的事项,对服务满意。

(2)遵循查对制度,符合标准预防、安全给药原则。

(3)操作过程规范、准确。

二、皮内注射

(一)目的

用于药物的皮肤过敏试验、预防接种及局部麻醉的前驱步骤。

(二)操作前准备

1.告知患者

操作目的、方法、注意事项、配合方法。

2.评估患者

(1)病情、意识状态、心理反应、自理能力、合作程度、进食情况。

(2)患者药物过敏史、用药史、不良反应史。

(3)注射部位的皮肤状况。

3.操作护士

着装整洁、修剪指甲、洗手、戴口罩。

4.物品准备

医嘱单、注射卡、药液、静点包、注射器、穿刺盘、75%乙醇或生理盐水、快速手消毒剂、急救药品。

5.评估、查对

评估用物,查对用药。

6.核对

双人核对,治疗室抽吸药液。

7.环境

整洁、安静。

(三)操作过程

(1)携用物至患者床旁,核对腕带及床头卡。

(2)协助患者取适当体位,暴露注射部位。

(3)消毒皮肤。

(4)绷紧皮肤,注射器针头斜面向上与皮肤呈5°刺入皮内,注入0.1 mL药液,使局部呈半球状皮丘,皮肤变白并显露毛孔。

(5)迅速拔出针头(20分钟后,由2名护士观察结果)。

(6)整理床单位,协助患者取舒适、安全卧位。

(7)整理用物,按医疗垃圾分类处理用物。

(8)洗手、记录、医嘱确认。

(四)注意事项

(1)皮试前必须询问过敏史,有过敏史者不可做试验。

(2)消毒皮肤时,避免反复用力涂擦局部皮肤,忌用含碘消毒剂。

(3)正确判断试验结果。对皮试结果阳性者,应在病历、床头或腕带、门诊病历醒目标记,并将结果告知医师、患者及家属。

(4)特殊药物的过敏试验,按要求观察结果。

(5)备好相应抢救药物与设备,及时处理变态反应。

(五)评价标准

(1)患者知晓护士告知的事项,了解操作目的,对服务满意。

(2)操作规范、准确。

(3)遵循查对制度,符合无菌技术、标准预防、安全给药原则。

(4)密切观察病情,及时处理各种变态反应。

三、皮下注射

(一)目的

需要迅速达到药效和不能或不宜经口服给药时采用;预防接种;局部给药等。

(二)操作前准备

(1)告知患者:操作目的、方法、注意事项、配合方法。

(2)评估患者:①病情、年龄、意识状态、合作程度、心理反应。②注射部位皮肤及皮下组织状况。③用药史及药物过敏史。

(3)操作护士:着装整洁、修剪指甲、洗手、戴口罩。

(4)物品准备:医嘱执行单、治疗卡、静点包、注射器、药液、治疗车、穿刺盘、快速手消毒剂、利器盒、消毒桶、污物桶。

(5)评估用物,查对用药。

(6)双人核对,治疗室抽吸药液。

(7)环境:整洁、安静。

(三)操作步骤

(1)双人核对,在治疗室抽吸药液。

(2)携用物至患者床旁,核对腕带及床头卡。

(3)协助患者取适宜体位。

(4)正确选择注射部位,常规消毒。

(5)再次核对。

(6)排气,绷紧皮肤,进针,抽吸无回血方可推药。

(7)注射完毕,快速拔针,轻压进针处片刻。

(8)再次核对。

(9)整理用物及床单位,按医疗垃圾分类处理用物。

(10)擦拭治疗车。

(11)洗手、记录、确认医嘱。

(四)注意事项

(1)遵医嘱及药品说明书使用药品。

(2)注射时绷紧皮肤,固定针栓,过瘦者可捏起注射皮肤,减小注射角度。

(3)针头刺入角度不宜超过45°,以免刺入肌层。

(4)观察注射后不良反应。

(5)需长期注射者,有计划地更换注射部位。

(五)评价标准

(1)患者和家属知晓护士告知的事项,对服务满意。

(2)遵循无菌操作原则和消毒制度。

(3)护士操作过程规范、准确。

四、肌内注射

(一)目的

不宜采用口服或静脉的药物,且要求比皮下注射更迅速发生疗效时使用。用于注射刺激性较强或药量较大的药物。

(二)操作前准备

(1)告知患者和家属:操作目的、方法、注意事项、配合方法。

(2)评估患者:①病情、意识状态、自理能力、心理状况、合作程度。②过敏史、用药史。③注射部位的皮肤状况和肌肉组织状况。

(3)操作护士:着装整洁、修剪指甲、洗手、戴口罩。

(4)物品准备:医嘱执行单、注射卡、药液、静点包、注射器、治疗车、穿刺盘、快速手消毒剂、利器盒、污物桶、消毒桶。集体注射时另备大方盘、治疗巾。

(5)评估用物,查对用药。

(6)双人核对,治疗室抽吸药液。

(7)环境:安静、整洁。

(三)操作过程

(1)携用物至患者床旁,核对腕带及床头卡。

(2)协助患者摆好体位。

(3)暴露注射部位,注意保护患者隐私。

(4)消毒皮肤。

(5)排尽注射器内空气。

(6)一手绷紧皮肤,一手持注射器快速垂直进针。

(7)固定针头,抽动活塞无回血后,缓慢注入药液。

(8)快速拔针,轻压进针处片刻。

(9)整理床单位,观察并询问用药后的反应。

(10)协助患者取舒适、安全卧位。

(11)整理用物,按医疗垃圾分类处理用物。

(12)洗手、记录、确认医嘱。

(四)注意事项

(1)遵医嘱及药品说明书使用药品,需要两种以上药液同时注射时,注意配伍禁忌。

(2)观察注射后疗效和不良反应。

(3)切勿将针头全部刺入,以防针梗从根部折断。

(4)2 岁以下婴幼儿不宜选用臀大肌内注射,最好选择臀中肌和臀小肌内注射。

(5)出现局部硬结,可采用热敷、理疗等方法。

(6)长期注射者,有计划地更换注射部位,并选择细长针头。

(7)注射时做到“两快一慢”(进针、拔针快,推药慢)。

(8)同时注射多种药液时,应先注射刺激性较弱的药液,后注射刺激性较强的药液。

(五)评价标准

(1)患者和家属能够知晓护士告知的事项,对服务满意。

(2)护士操作过程规范、准确。

(3)遵循查对制度,符合无菌技术、标准预防、安全给药原则。

(4)注意观察患者用药后情况及不适症状。

五、静脉注射

(一)目的

(1)注入药物,用于药物不宜口服、皮下注射、肌内注射,或需迅速发挥药效时。

(2)注入药物进行某些诊断性检查。

(3)静脉营养治疗。

(二)操作前准备

(1)告知患者:操作目的、方法、注意事项、配合方法。

(2)评估患者:①病情、意识状态、心理状况、自理能力、合作程度。②药物过敏史、用药史。③穿刺部位皮肤及血管情况。

(3)操作护士:着装整洁、修剪指甲、洗手、戴口罩。

(4)物品准备:治疗单、输液卡及输液签字单、药液、静点包、注射器(必要时备头皮针)、治疗车、穿刺盘、快速手消毒剂、手表、消毒桶、污物桶、利器盒。

(5)评估用物,查对用药。

(6)双人核对,治疗室抽吸药液。

(7)环境:整洁、安静。

(三)操作过程

(1)携用物至患者床旁,核对腕带及床头卡。

(2)协助患者取舒适卧位。

(3)选择血管,系止血带,嘱患者握拳。

(4)消毒皮肤,待干。

(5)核对,注射器排气。

(6)绷紧皮肤,穿刺。

(7)见回血后松止血带、松拳、缓慢推注药液、观察反应。

(8)固定。

(9)缓慢推注药液。

(10)拔针、按压,再次核对。

(11)整理床单位,协助患者取舒适卧位。

(12)观察患者穿刺部位情况及用药后反应,询问患者感受。

(13)整理用物,按医疗垃圾分类处理用物。

(14)擦拭治疗车。

(15)洗手、记录、确认医嘱。

(四)注意事项

(1)选择粗直、弹性好、易于固定的静脉,避开关节、瘢痕和静脉瓣。

(2)推注刺激性药物时,须先用生理盐水引导穿刺。

(3)注射过程中,间断回抽血液,确保药液安全注入血管内。

(4)根据患者年龄、病情及药物性质以适当速度注入药物,推药过程中要观察患者反应。

(5)凝血功能不良者应延长按压时间。

(五)评价标准

(1)患者能够知晓护士告知的事项,对服务满意。

(2)遵循查对制度,符合无菌技术、标准预防。

(3)操作过程规范、安全,动作娴熟。

六、密闭式静脉输液

(一)目的

(1)纠正水和电解质失调,维持酸碱平衡。

(2)补充营养,维持热量。输入药物,达到治疗疾病的目的。

(3)补充血容量,维持血压。

(4)输入脱水剂,提高血浆渗透压,以达到减轻脑水肿,降低颅内压。

(5)改善中枢神经系统功能的作用。

(二)操作前准备

(1)告知患者:操作目的、方法、注意事项、配合方法。

(2)评估患者:①病情、意识状态、心理状况、自理能力、合作程度。②药物过敏史、用药史。③穿刺部位皮肤及血管情况。

(3)操作护士:着装整洁、修剪指甲、洗手、戴口罩。

(4)物品准备:治疗单、输液卡及输液签字单、药液、静点包、一次性输液器、注射器、治疗车、穿刺盘、快速手消毒剂、手表、消毒桶、污物桶、利器盒。

(5)评估用物,查对用药。

(6)双人核对,治疗室配制药液。

(7)环境:安静、整洁。

(三)操作过程

(1)携用物至患者床旁,核对腕带及床头卡。

(2)协助患者取舒适卧位。

(3)选择血管,系止血带,嘱患者握拳。

(4)消毒皮肤,待干。

(5)核对,输液管排气。

(6)绷紧皮肤,穿刺。

(7)见回血后松止血带、松拳、打开调节器。

(8)固定。

(9)调节滴速(一般成人 40～60 滴/分,儿童 20～40 滴/分)。

(10)再次核对。

(11)整理床单位,协助患者取舒适卧位。

(12)观察患者穿刺部位情况,询问患者感受。

(13)整理用物,按医疗垃圾分类处理用物。

(14)擦拭治疗车。

(15)洗手、记录、确认医嘱。

(四)注意事项

(1)严格执行无菌操作及查对制度。

(2)对长期输液的患者,应当注意合理使用静脉。

(3)选择粗直、弹性好、易于固定的静脉,避开关节、瘢痕和静脉瓣,下肢静脉不应作为成年人穿刺血管的常规部位。

(4)在满足治疗前提下选用最小型号、最短的留置针或钢针。

(5)输注两种以上药液时,注意药物间的配伍禁忌。

(6)输入强刺激性特殊药物,应确定针头已刺入静脉内时再加药。

(7)不应在输液侧肢体上端使用血压袖带和止血带。

(8)定期换药,如果患者出汗多,或局部有出血或渗血,可选用纱布敷料。

(9)敷料、无针接头或肝素帽的更换及固定均应以不影响观察为基础。

(10)发生留置针相关并发症,应拔管重新穿刺,留置针保留时间根据产品使用说明书而定。

(11)连续输液者 24 小时要更换输液器。

(五)评价标准

(1)患者能够知晓护士告知的事项,对服务满意。

(2)护士操作过程规范、准确。

(3)遵循查对制度,符合无菌技术、标准预防。

七、经外周静脉置入中心静脉导管术

(一)目的

建立长期静脉通路,配合治疗、抢救。减少重复穿刺、减少药物对外周静脉的刺激。

(二)操作前准备

1.告知患者和家属

操作目的、方法、注意事项、配合方法;签署知情同意书。

2.评估患者

(1)病情、年龄、意识状态、治疗需求、承受能力、肢体功能状况、心理反应及合作程度。

(2)穿刺部位皮肤和血管条件。是否需要借助影像技术帮助辨认和选择血管。

(3)穿刺侧肢体功能状况。

(4)过敏史、用药史、凝血功能及是否安装起搏器。

3.操作护士

着装整洁、修剪指甲、洗手、戴口罩。

4.物品准备

医嘱单、经外周静脉置入中心静脉导管(PICC)穿刺包、PICC 导管 1 根、局麻药、肝素盐水(50～100 U/mL)、注射器、输液接头 1 个、10 cm×12 cm 透明敷料 1 贴、无菌无粉手套 2 副、无菌手术衣、治疗车、止血带、弹力绷带、纸尺、乙醇、葡萄糖酸氯己定、快速手消毒剂、一次性多用巾、污物桶、消毒桶、利器盒等。

5.环境

安静、整洁。

(三)操作过程

(1)确认已签知情同意书,携用物至患者床旁,核对腕带及床头卡。

(2)协助患者取舒适安全卧位。

(3)选择血管,充分暴露穿刺部位,手臂外展与躯干呈 90°。

(4)测量预置导管长度及术侧上臂臂围。

(5)打开 PICC 穿刺包,戴无菌手套。

(6)将一次性多用巾垫在患者术侧手臂下，助手将止血带放好。

(7)消毒穿刺部位，消毒范围以穿刺点为中心直径 20 cm，两侧至臂缘；先用乙醇清洁脱脂，待干后，再用葡萄糖酸氯己定消毒皮肤 3 遍。

(8)穿无菌衣，更换无菌无粉手套，铺孔巾及治疗巾。

(9)置管前检查导管的完整性，导管及连接管内注入生理盐水，并用生理盐水湿润导管。

(10)扎止血带(操作助手于患者术侧上臂扎止血带)，嘱患者握拳。

(11)绷紧皮肤，以 15°～30°实施穿刺。见到回血后降低穿刺角度，再进针 0.5 cm，使套管尖端进入静脉。固定钢针，将导入鞘送入静脉。

(12)助手协助松开止血带，嘱患者松拳。撤出穿刺针芯。

(13)再送入导管，到相当深度后退出导入鞘。

(14)固定导管，撤出导丝，抽取回血再次确认穿刺成功，然后用 10 mL 生理盐水脉冲式冲管、封管，导管末端连接输液接头。

(15)将体外导管放置呈 S 状或 L 形弯曲，用免缝胶带及透明敷料固定。弹力绷带包扎穿刺处 4 小时后撤出。

(16)透明敷料上注明导管的种类、规格、置管深度，日期和时间，操作者姓名。

(17)整理床单位，协助患者取舒适卧位。

(18)整理用物，按医疗垃圾分类处理用物。

(19)脱无菌衣。

(20)擦拭治疗车。

(21)洗手、记录、确认医嘱。

(22)X 线拍片确定导管尖端位置，做好记录。

(四)注意事项

(1)护士需要取得 PICC 操作的资质后，方可进行独立穿刺。

(2)置管部位皮肤有感染或损伤、有放疗史、血栓形成史、外伤史、血管外科手术史或接受乳腺癌根治术和腋下淋巴结清扫术后者，禁止在此置管。

(3)穿刺首选贵要静脉，次选肘正中静脉，最后选头静脉。肘部静脉穿刺条件差者可采用 B 超引导下 PICC 术。

(4)新生儿置管后体外导管固定牢固，必要时给予穿刺侧上肢适当约束。

(5)禁止使用＜10 mL 注射器给药及冲、封管，使用脉冲式方法冲管。

(6)输入化疗药物、氨基酸、脂肪乳等高渗和强刺激性药物或输血前后，应及时冲管。

(7)常规 PICC 导管不能用于高压注射泵推注造影剂。

(8)PICC 后 24 小时内更换敷料，并根据使用敷料种类及贴膜使用情况决定更换频次；渗血、出汗等导致的敷料潮湿、卷曲、松脱或破损时立即更换。

(9)新生儿选用 1.9 Fr PICC 导管，禁止在 PICC 导管处抽血、输血及血制品，严禁使用 10 mL以下注射器封管、给药。

(10)禁止将导管体外部分人为移入体内。

(11)患者置入 PICC 导管侧手臂不能提重物、不做引体向上、托举哑铃等持重锻炼，并需避免游泳等会浸泡到无菌区的活动。

(12)治疗间歇期每7天对PICC导管进行冲洗,更换贴膜、肝素帽等。

(五)评价标准

(1)患者和家属能够知晓护士告知的事项,对服务满意。

(2)遵循查对制度,符合无菌技术、标准预防、安全静脉输液的原则。

(3)操作过程规范,动作娴熟。

八、密闭式静脉输血

(一)目的

补充血容量,维持胶体渗透压,保持有效循环血量,提升血压。增加血红蛋白,纠正贫血,以促进携氧功能。补充抗体,增加机体抵抗力。纠正低蛋白血症,改善营养。输入新鲜血,补充凝血因子,有助于止血。按需输入不同成分的血液制品。

(二)操作前准备

1.告知患者和家属

操作目的、方法、注意事项、配合方法,并签署输血知情同意书。

2.评估患者

(1)病情、意识状态、合作程度、心理状态。

(2)血型,交叉配血结果、输血种类及输血量。

(3)有无输血史及不良反应。

(4)穿刺部位皮肤、血管情况。

3.操作护士

着装整洁、修剪指甲、洗手、戴口罩。

4.物品准备

医嘱执行单、血液配型单、抗过敏药、输血器、注射器、生理盐水100 mL、治疗车、穿刺盘、快速手消毒剂、利器盒、消毒桶、污物桶。

5.双人核对

医嘱执行单、血型报告单、输血记录单、血袋血型、采血日期、条码编号、血液质量。

6.环境

整洁、安静。

(三)操作步骤

(1)携用物至患者床旁,核对腕带、床头卡及血型。

(2)协助患者取舒适、安全卧位。

(3)选择正确的穿刺部位,按照静脉输液法开放静脉通路,输注少量生理盐水。

(4)两人再次核对输血信息,确实无误方可实施输血,遵医嘱给予抗过敏药物。

(5)轻摇血液使其均匀,静脉输入。

(6)调节输血速度,15～20滴/分,缓慢滴入10分钟后,患者无反应,再根据病情调节输注速度,一般成人40～60滴/分。

(7)再次核对。

(8)输血完毕,再次输注少量生理盐水,使管路中的血液全部输注体内。

(9)如不需要继续治疗,拔针,局部按压。

(10)整理用物及床单位,按医疗垃圾分类处理用物。

(11)擦拭治疗车。

(12)洗手、记录、确认医嘱。

(四)注意事项

(1)血制品不得加热,禁止随意加入其他药物,不得自行贮存,应尽快应用。

(2)输注开始后的 15 分钟及输血过程应定期对患者进行监测。

(3)1 个单位的全血或成分血应在 4 小时内输完。

(4)全血、成分血和其他血液制品应从血库取出后 30 分钟内输注。

(5)连续输入不同供血者血液制品时,中间输入生理盐水。

(6)出现输血反应应立即减慢或停止输血,更换输液器,用生理盐水维持静脉通畅,通知医师,做好抢救准备,保留余血,并记录。

(7)空血袋低温保存 24 小时,之后按医疗废物处理。

(8)输血前应测量体温,体温 38 ℃应报告医师。

(五)评价标准

(1)患者和家属能够知晓护士告知的事项,对服务满意。

(2)遵循输血规范,符合消毒隔离、无菌操作原则。

(3)护士操作过程规范、准确。

九、雾化吸入

(一)目的

为患者提供剂量准确、安全、雾量适宜的雾化吸入,促进痰液有效排出。

(二)操作前准备

(1)告知患者和家属:操作目的、方法、注意事项、配合方法。

(2)评估患者:①病情、意识状态、心理反应、自理能力、合作程度。②咳痰能力及痰液黏稠度。③呼吸道、面部及口腔情况。④用药史及药物过敏史。

(3)操作护士:着装整洁、修剪指甲、洗手、戴口罩。

(4)物品准备:治疗车、一次性雾化器(或超声雾化器、空气压缩机)、雾化药液、注射器、氧气装置、快速手消毒剂、消毒桶、污物桶。

(5)评估用物,查对用药。

(6)环境:安静、整洁。

(三)操作过程

(1)携用物至患者床旁,核对腕带及床头卡。

(2)协助患者取舒适体位。

(3)正确安装流量表及一次性雾化器。

(4)注入雾化药液。

(5)调节雾量的大小(一般氧流量每分钟 6～8 L)。

(6)戴上面罩或口含嘴,指导患者吸入。

(7)雾化完毕后(一般时间15～20分钟)取下面罩,关闭氧气装置。

(8)协助患者清洁面部,指导或协助患者排痰。

(9)整理床单位,协助患者取舒适、安全卧位。

(10)整理用物,按医疗垃圾分类处理用物。

(11)擦拭治疗车。

(12)洗手、记录、确认医嘱。

(四)注意事项

(1)出现不良反应如呼吸困难、发绀等,应暂停雾化吸入,给予氧气吸入,并及时通知医师。

(2)使用激素类药物雾化后及时清洁口腔及面部。

(3)更换药液前要清洗雾化罐,以免药液混淆。

(五)评价标准

(1)患者和家属能够知晓护士告知的事项,对服务满意。

(2)护士操作过程规范、准确、安全。

(3)遵循查对制度,符合标准预防、安全给药的原则。

(4)注意观察患者病情变化及雾化效果。

十、喷雾给药

(一)目的

使药物直达咽喉部及鼻腔黏膜吸收而产生疗效,用于治疗局部疾病;内镜检查前进行表面麻醉。

(二)操作前准备

1.告知患者

喷药目的、方法、注意事项、配合方法。

2.评估患者

(1)病情、意识状态、自理能力、心理状况、吞咽能力、合作程度。

(2)用药史、过敏史、不良反应史。

(3)鼻腔黏膜各鼻道及咽喉部情况。

3.操作护士

着装整洁、洗手、戴口罩。

4.物品准备

备喷雾器、鼻镜、所用药液、压舌板、一次性手套。

5.环境

整洁、安静、光线适宜。

(三)操作过程

(1)核对患者腕带、药物。

(2)协助患者取舒适恰当的体位。

(3)鼻腔给药:①清理鼻腔,左手持鼻镜撑开一侧鼻腔使鼻道充分暴露,每侧鼻孔喷1～2

下。②喷药后注意观察患者的反应，做内镜检查时应反复喷2～3次。

(4)咽喉部给药：①左手持压舌板压住患者舌根处，指导患者说“依”，每次喷2下。②喷药后注意观察患者的反应，做内镜检查时应反复喷2～3次。

(5)整理用物，按医疗垃圾分类处理用物；喷头浸泡消毒。

(6)协助患者取舒适卧位。

(7)洗手，记录、确认医嘱。

(四)注意事项

(1)严格执行查对制度。

(2)遵医嘱及药品使用说明书用药。

(3)喷药后可能有少许药物流入口腔，嘱患者吐出即可。

(4)咽喉部给药后嘱患者1～2小时内禁食水，避免呛咳。

(5)观察喷药后不良反应。

(五)评价标准

(1)患者能够知晓护士告知的事项，对服务满意。

(2)遵循查对制度，符合标准预防、安全给药原则。

(3)操作过程规范、准确。

十一、直肠给药

(一)目的

直肠插入甘油栓，软化粪便，以利排出。栓剂中有效成分被直肠黏膜吸收，而达到全身治疗作用，如解热镇痛栓剂。

(二)操作前准备

1.告知患者

操作目的、方法、注意事项、配合方法。

2.评估患者

(1)病情、意识状态、自理能力、合作程度。

(2)肛周情况。

3.操作护士

着装整洁、仪表端庄、洗手、戴口罩。

4.物品准备

直肠栓剂、手套或指套、卫生纸。

5.环境

温度适宜、光线充足、私密。

(三)操作过程

(1)携用物至患者床旁，核对腕带及床头卡。

(2)协助患者取左侧卧位，膝部弯曲，暴露肛门。

(3)戴上指套或手套，嘱患者放松，深呼吸，将栓剂沿直肠壁朝脐部方向送入6～7 cm。

(4)观察用药后反应。

(5)整理床单位,协助患者取舒适卧位。嘱患者用药后至少平卧 15 分钟。

(6)整理用物,按医疗垃圾分类处理用物。

(7)洗手、记录、医嘱确认。

(四)注意事项

(1)直肠活动性出血或腹泻患者不宜直肠给药。

(2)确保药物放置在肛门括约肌以上。

(3)自行使用栓剂的患者,护士应给予指导。

(4)婴幼儿直肠给药,可轻抬臀部 5～10 分钟。

(五)评价标准

(1)患者能够知晓护士告知的事项,对服务满意。

(2)操作过程规范、安全,动作娴熟。

十二、阴道给药

(一)目的

治疗阴道炎、宫颈炎及手术后阴道残端的炎症。

(二)操作前准备

1.告知患者

用药目的、方法、注意事项、配合方法。

2.评估患者

阴道及宫颈上药的认知水平、自理能力、合作程度、婚姻情况、心理反应。

3.操作护士

着装整洁、仪表端庄、洗手、戴口罩。

4.物品准备

治疗车、阴道灌洗用物、无菌卵圆钳、消毒长棉签、带线大棉球、一次性多用巾等,遵医嘱准备治疗用药。

5.环境

温度适宜、光线充足、私密。

(三)操作步骤

(1)核对患者腕带,协助其在妇科检查床上。

(2)协助患者取膀胱截石位。

(3)铺一次性多用巾,常规阴道灌洗。

(4)窥阴器暴露宫颈,拭去宫颈黏液或炎性分泌物。

(5)上药:根据药物的不同剂型,分别采用下述方法。①涂擦法:长棉签蘸取药液,均匀涂布于子宫颈或阴道病变处。②喷撒法:药粉可用喷粉器喷撒;或撒于带线大棉球,暴露宫颈后将棉球塞于子宫颈部,退出窥阴器,线尾留在阴道口外,12～24 小时后取出。③纳入法:戴无菌手套,将栓剂、片剂、丸剂等直接放入后穹隆或紧贴宫颈;窥阴器暴露宫颈后,用长镊子或卵圆钳夹药物后放入;或用带线大棉球将药物顶于子宫颈部,线尾留在阴道口外,12～24 小时后取出。

(6)撤去一次性多用巾,协助患者穿好裤子,整理检查床。

(7)整理用物,按医疗垃圾分类处理用物。

(8)洗手、记录、确认医嘱。

(四)注意事项

(1)如为腐蚀性药物,应注意保护正常组织。

(2)棉球尾线露于外阴的长度不超过 2 cm,防止患者误将棉球牵出。

(3)阴道上药后,嘱患者平卧位,减少下地活动。

(五)评价标准

(1)患者能够知晓护士告知的事项,对服务满意。

(2)操作过程规范、安全,动作娴熟。

第三节　口腔护理

一、卧床患者

(一)目的

保持患者口腔清洁,预防口腔感染;观察口腔黏膜和舌苔有无异常,便于了解病情变化。

(二)操作前准备

1.告知患者及家属

告知操作目的、方法、注意事项,指导患者操作过程中的配合。

2.评估患者

(1)病情、意识状态、自理能力、治疗情况、合作程度。

(2)口唇、口腔黏膜、牙龈、舌苔状况;有无活动性义齿。

3.操作护士

着装整洁、修剪指甲、洗手、戴口罩。

4.物品准备

治疗车、治疗盘、口腔护理包、口腔护理液、温开水、一次性多用巾(或毛巾)、手电筒、隔离衣、快速手消毒剂、消毒桶、污物桶;遵医嘱备口腔用药。

5.环境

整洁、安静。

(三)操作过程

(1)穿隔离衣,携用物至患者床旁,核对腕带及床头卡。

(2)协助患者取适宜体位、头偏向操作者。

(3)颌下垫多用巾,放置弯盘。

(4)温水棉球湿润口唇。

(5)药液棉球擦拭牙齿表面、颊部、舌面、舌下及硬腭部。

(6)清点棉球,温开水漱口。

(7)擦净面部,观察口腔情况,必要时遵医嘱用药。

(8)撤去多用巾。

(9)整理床单位,协助患者恢复舒适体位。

(10)整理用物,按医疗垃圾分类处理用物。

(11)脱隔离衣。

(12)擦拭治疗车。

(13)洗手、记录、确认医嘱。

(四)注意事项

(1)擦拭过程中,动作应轻柔,特别是对有凝血功能障碍的患者,应防止碰伤黏膜及牙龈。

(2)有活动性义齿的患者协助清洗义齿。

(五)评价标准

(1)患者和家属知晓护士告知的事项,对服务满意。

(2)患者感觉舒适、口腔清洁,黏膜、牙齿无损伤。

(3)遵循查对制度,符合标准预防原则。

(4)操作过程规范、安全,动作轻柔。

二、昏迷患者

(一)目的

为昏迷患者行口腔护理,使患者舒适,预防感染。

(二)操作前准备

1.告知家属

操作目的、方法。

2.评估患者

(1)病情、意识状态、自理能力、治疗情况、合作程度。

(2)口唇、口腔黏膜、牙龈、舌苔状况;有无活动性义齿。

3.操作护士

着装整洁、修剪指甲、洗手、戴口罩。

4.物品准备

治疗车、口腔护理包、口腔护理液、手电筒、遵医嘱选择口腔药物、开口器、温开水、快速手消毒剂、隔离衣、消毒桶、污物桶。

(三)操作步骤

(1)穿隔离衣,携用物至患者床旁,核对腕带、床头卡。

(2)协助患者取安全、适宜体位。

(3)颌下垫治疗巾,放置弯盘。

(4)温水棉球湿润嘴唇,牙关紧闭者使用开口器。

(5)药液棉球擦洗方法同口腔护理。

(6)温水棉球再次擦洗。

(7)清点棉球,观察口腔情况。

(8)协助患者取舒适卧位。

(9)整理用物及床单位,按医疗垃圾分类处理用物。

(10)脱隔离衣,擦拭治疗车。

(11)洗手、记录、确认医嘱。

(四)注意事项

(1)操作时避免弯钳触及牙龈或口腔黏膜。

(2)棉球不宜过湿,操作中注意夹紧棉球,防止遗留在口腔内,禁止漱口。

(3)有活动性义齿的患者协助清洗义齿。

(4)使用开口器时从第二臼齿处放入。

(五)评价标准

(1)家属知晓护士告知的事项,对服务满意。

(2)遵循查对制度,消毒隔离、标准预防原则。

(3)护士操作过程规范、熟练,动作轻柔。

三、气管插管患者

(一)目的

为气管插管患者行口腔护理,使患者舒适、预防感染。

(二)操作前准备

1.告知患者和家属

操作目的、方法。

2.评估患者

(1)病情、生命体征、意识状态与合作程度。

(2)口腔黏膜有无出血点、溃疡、异味及口腔卫生状况。

(3)气管导管外露部分距门齿的长度。

3.操作护士

着装整洁、修剪指甲、洗手、戴口罩。

4.物品准备

治疗车、口腔护理包、一次性密闭式吸痰管、快速手消毒剂、隔离衣、消毒桶、污物桶等。

5.环境

整洁、安静。

(三)操作步骤

(1)穿隔离衣,携用物至患者床旁,核对腕带、床头卡。

(2)根据患者的病情,协助患者摆好体位。

(3)检查气囊压力,进行气管插管吸痰,并吸净口腔内的分泌物。

(4)测量气管导管外露部分距门齿的长度。

(5)两人配合,一人固定导管,另一人进行口腔护理(同昏迷患者口腔护理操作)。

(6)操作完毕后,将牙垫置于导管的一侧并固定,定期更换牙垫位置。

(7)再次测量气管导管外露长度和气囊压力。

(8)观察胸廓起伏情况,听诊双肺呼吸音。

(9)整理用物及床单位,按医疗垃圾分类处理用物。

(10)脱隔离衣,擦拭治疗车。

(11)洗手、记录、确认医嘱。

(四)注意事项

(1)操作前测量气囊压力。

(2)操作前后认真清点棉球数量,禁止漱口,可采取口鼻腔冲洗。

(3)检查气管导管深度和外露长度,避免移位和脱出。

(4)躁动者适当约束或应用镇静药。

(五)评价标准

(1)患者和家属能够知晓护士告知的事项,对服务满意。

(2)遵循查对制度,符合无菌技术、标准预防原则。

(3)操作过程规范、安全,动作娴熟。

第四节　鼻饲技术

一、目的

对病情危重、昏迷、不能经口或不愿正常摄食的患者,通过胃管供给患者所需的营养、水分和药物,维持机体代谢平衡,保证蛋白质和热量的供给需求,维持和改善患者的营养状况。

二、准备

(一)物品准备

治疗盘内:一次性无菌鼻饲包一套(硅胶胃管 1 根、弯盘 1 个、压舌板 1 个、50 mL 注射器 1 具、润滑剂、镊子 2 把、治疗巾 1 条,纱布 5 块)、治疗碗 2 个、弯血管钳 1 把、棉签适量、听诊器 1 副、鼻饲流质液(38～40 ℃)200 mL,温开水适量、手电筒 1 个、调节夹 1 个(夹管用)、松节油、漱口液、毛巾。慢性支气管炎的患者视情况备镇静剂、氧气。

治疗盘外:安全别针 1 个、夹子或橡皮圈 1 个、卫生纸适量。

(二)患者、护理人员及环境准备

患者了解鼻饲目的、方法、注意事项及配合要点。调整情绪,指导或协助患者摆好体位。护理人员应衣帽整齐,修剪指甲,洗手,戴口罩。环境安静、整洁、光线、温湿度适宜。

三、评估

(1)评估患者病情、治疗情况、意识、心理状态及合作度。

(2)评估患者鼻腔状况,有无鼻中隔偏曲、息肉,鼻黏膜有无水肿、炎症等。

(3)向患者解释鼻饲的目的、方法、注意事项及配合要点。

四、操作步骤

(1)确认患者并了解病情,向患者解释鼻饲目的、过程及方法。

(2)备齐用物，携至床旁核对床头卡、医嘱、饮食卡，核对流质饮食：种类、量、性质、温度、质量。

(3)患者如有义齿、眼镜应协助取下，妥善存放。防止义齿脱落误吞吐食管或落入气管引起窒息。插管时由于刺激可致流泪，取下眼镜便于擦除。

(4)取半坐位或坐位，可减轻胃管通过咽喉部时引起的咽反射，利于胃管插入。无法坐起者取右侧卧位，昏迷患者取去枕平卧位，头向后仰可避免胃管误入气管。

(5)将治疗巾围于患者颌下，保护患者衣服和床单，弯盘、毛巾放置于方便易取处。

(6)观察鼻孔是否通畅，黏膜有无破损，清洁鼻腔，选择通畅一侧便于插管。

(7)准备胃管测量胃管插入的长度，成人插入长度为 45～55 cm，一般取发际至胸骨剑突处或鼻尖经耳垂至胸骨剑突处，并进行标记，倒润滑剂于纱布上少许，润滑胃管前段 10～20 cm 处，减少插管时的摩擦阻力。

(8)左手持纱布托住胃管，右手持镊子夹住胃管前端，沿选定侧鼻孔缓缓插入，插管时动作轻柔，镊子前端勿触及鼻黏膜，以防损伤，当胃管插入 10～15 cm 通过咽喉部时，如为清醒患者指导其做吞咽动作及深呼吸，随患者做吞咽动作及深呼吸时顺势将胃管向前推进胃管，直至标记处。如为昏迷患者，将患者头部托起，使下颌靠近胸骨柄，可增大咽喉部通道的弧度，便于胃管顺利通过，再缓缓插入胃管至标记处。若插管时患者恶心、呕吐感持续，用手电筒、压舌板检查口腔咽喉部有无胃管盘曲卡住。如患者有呛咳、发绀、喘息、呼吸困难等误入气管现象，应立即拔管。休息后再插。

(9)确认胃管在胃内，用胶布交叉胃管固定于鼻翼和面颊部。验证胃管在胃内的 3 种方法：①打开胃管末端胶塞连接注射器于胃管末端抽吸，抽出胃液即可证实胃管在胃内。②置听诊器于患者胃区，快速经胃管向胃内注入 10 mL 空气，同时在胃部听到气过水声，即表示已插入胃内。③将胃管末端置于盛水的治疗碗内，无气泡溢出。

(10)灌食：连接注射器于胃管末端，先回抽见有胃液，再注入少量温开水，可润滑管壁，防止喂食溶液黏附于管壁，然后缓慢灌注鼻饲液或药液等。鼻饲液温度为 38～40 ℃，每次鼻饲量不应超过 200 mL，间隔时间不少于 2 小时，新鲜果汁，应与奶液分别灌入，防止凝块产生。鼻饲结束后，再次注入温开水 20～30 mL 冲洗胃管，避免鼻饲液积存于管腔中而变质，造成胃肠炎或堵塞管腔。鼻饲过程中，避免注入空气，以防造成腹胀。

(11)胃管末端胶塞：塞上如无胶塞可反折胃管末端，用纱布包好，橡皮圈系紧，用别针将胃管固定于大单，枕旁或患者衣领处防止灌入的食物反流和胃管脱落。

(12)协助患者清洁口腔，鼻孔，整理床单位，嘱患者维持原卧位 20～30 分钟，防止发生呕吐，促进食物消化、吸收。长期鼻饲者应每天进行口腔护理。

(13)整理用物，并清洁，消毒，备用。鼻饲用物应每天更换消毒，协助患者擦净面部，取舒适卧位。

(14)洗手，记录。记录插管时间，鼻饲液种类、量及患者反应等。

五、拔管

停止鼻饲或长期鼻饲需要更换胃管时进行拔管。

(1)携用物至床前，说明拔管的原因，并选择末次鼻饲结束时拔管。

(2)置弯盘于患者颌下,夹紧胃管末端放于弯盘内,防止拔管时液体反流,胃管内残留液体滴入气管。揭去固定胶布用松节油擦去胶布痕迹,再用清水擦洗。

(3)嘱患者深呼吸,在患者缓缓呼气时稍快拔管,到咽喉处快速拔出。

(4)将胃管放入弯盘中,移出患者视线,避免患者产生不舒服的感觉。

(5)清洁患者面部、口腔及鼻腔,帮助患者漱口,取舒适卧位。

(6)整理床单位,清理用物。

(7)洗手,记录拔管时间和患者反应。

六、注意事项

(1)注入药片时应充分研碎,全部溶解方可灌注。多种药物灌注时,应将药物分开灌注,每种药物之间用少量温开水冲洗一次,注意药物配伍禁忌。

(2)插胃管时护士与患者进行有效沟通,缓解紧张度。

(3)插管动作要轻稳,尤其是通过食管三个狭窄部位时(环状软骨水平处,平气管分叉处,食管通过膈肌处)以免损伤食管黏膜。

(4)每次鼻饲前应检查胃管是否在胃内及是否通畅,并用少量温开水冲管后方可进行喂食,鼻饲完毕后再次注入少量温开水,防止鼻饲液凝结。注入鼻饲液的速度要缓慢,以免引起患者不适。

(5)鼻饲液应现配现用,已配制好的暂不用时,应放在 4 ℃以下的冰箱内保存,保证 24 小时内用完,防止长时间放置变质。

(6)长期鼻饲者应每天进行两次口腔护理,并定期更换胃管,普通胃管每周更换一次,硅胶胃管每月更换一次,聚氨酯胃管留置时间 2 个月更换一次。更换胃管时应于当晚最后一次喂食后拔出,翌日晨从另一侧鼻孔插入胃管。

(7)每次灌注前或间隔 4～8 小时应抽胃内容物,检查胃内残留物的量。如残留物的量大于灌注量的 50%,说明胃排空延长,应告知医师采取措施。

第五节　营养支持技术

一、肠内营养

(一)目的

(1)全面、均衡、符合生理的营养供给,以降低高分解代谢,提高机体免疫力。

(2)维持胃肠道功能,保护肝脏功能。

(3)提供经济、安全的营养治疗。

(二)操作前准备

1.告知患者和家属

操作目的、方法、注意事项、配合方法。

2.评估患者

病情、意识状态、合作程度、营养状态、管饲通路情况、输注方式。

3.操作护士

着装整洁、修剪指甲、洗手、戴口罩。

4.物品准备

肠内营养液、营养泵、肠内营养袋、加温器、20 mL 注射器、温水。必要时备插线板。

5.环境

整洁、安静。

(三)操作过程

(1)携用物至患者床旁,核对腕带及床头卡。

(2)协助患者取半卧位。

(3)固定营养泵,安装管路,检查并确认喂养管位置,抽吸并评估胃内残留量。

(4)温水冲洗胃肠营养管并与管路连接。

(5)根据医嘱调节输注速度。

(6)加温器连于喂养管上(一般温度调节在 37～40 ℃)。

(7)核对。

(8)输注完毕,温水冲洗喂养管。

(9)包裹、固定胃肠营养管。

(10)协助患者取适宜卧位,整理床单位。

(11)整理用物,按医疗垃圾分类处理用物。

(12)擦拭治疗车。

(13)洗手、记录、确认医嘱。

(四)注意事项

(1)营养液现用现配,24 小时内用完。

(2)长期留置胃肠营养管者,每天用油膏涂擦鼻腔黏膜,每天进行口腔护理。

(3)输注前后或经胃肠营养管注入药物后均用温水冲洗胃肠营养管。

(4)定期(或按照说明书)更换胃肠营养管,对胃造口、空肠造口者,保持造口周围皮肤干燥、清洁。

(5)避免空气入胃,引起胀气。

(6)加温器放到合适的位置,以免烫伤患者。

(7)抬高床头,避免患者平卧引起误吸。

(8)观察并记录输注量,以及输注中、输注后的反应。

(9)特殊用药前后用约 30 mL 温水冲洗胃肠营养管,药片或药丸经研碎、溶解后注入胃肠营养管。

(10)注意放置恰当的管路标识。

(五)评价标准

(1)患者和家属能够知晓护士告知的事项,对服务满意。

(2)操作规范、安全,动作娴熟。

二、肠外营养

(一)目的

通过静脉途径输注各种营养素,补充和维持患者的营养。

(二)操作前准备

1.告知患者和家属

操作目的、方法、注意事项、配合方法。

2.评估患者

(1)病情、意识状态、合作程度、营养状态。

(2)输液通路情况、穿刺点及其周围皮肤状况。

3.操作护士

着装整洁、修剪指甲、洗手、戴口罩。

4.物品准备

治疗车、穿刺盘、营养液、20 mL 注射器、输液泵、营养袋、加温器、温水。必要时备插线板。

5.环境

整洁、安静。

(三)操作过程

(1)携用物至患者床旁,核对腕带及床头卡。

(2)协助患者取舒适卧位。

(3)固定输液泵,连接电源。

(4)营养袋挂于仪器架上,排气。

(5)打开输液泵门,固定输液管,关闭输液泵门。

(6)开机,设置输液速度及预输液量。

(7)将感应器固定在墨菲氏滴管上端。

(8)消毒皮肤,二次排气。

(9)穿刺,启动输液泵,妥善固定管路。

(10)整理床单位,协助患者取舒适卧位。

(11)整理用物,按医疗垃圾分类处理用物。

(12)擦拭治疗车。

(13)洗手、记录、确认医嘱。

(四)注意事项

(1)营养液宜现配现用,若营养液配制后暂时不输注,冰箱冷藏,输注前室温下复温后再输,保存时间不超过 24 小时。

(2)等渗或稍高渗溶液可经周围静脉输入,高渗溶液应从中心静脉输入,明确标识。

(3)如果选择中心静脉导管输注,注意管路维护。

(4)不宜从营养液输入的管路输血、采血。

(五)评价标准

(1)患者和家属能够知晓护士告知的事项,对服务满意。

(2)遵循查对制度,符合无菌技术、安全给药原则。

(3)操作过程规范,动作娴熟。

第六节　氧疗技术

一、鼻导管或面罩吸氧

(一)目的

纠正各种原因造成的缺氧状态,提高患者血氧含量及动脉血氧饱和度。

(二)操作前准备

1.告知患者

操作目的、方法、注意事项、配合方法。

2.评估患者

(1)病情、意识、呼吸状态、缺氧程度、心理反应、合作程度。

(2)鼻腔状况:有无鼻息肉、鼻中隔偏曲或分泌物阻塞等情况。

3.操作护士

着装整洁、修剪指甲、洗手、戴口罩。

4.物品准备

治疗车、一次性吸氧管或吸氧面罩、湿化瓶、蒸馏水、氧流量表、水杯、棉签、吸氧卡、笔、快速手消毒剂、污物桶、消毒桶。

5.环境

安全、安静、整洁。

(三)操作过程

(1)携用物至患者床旁,核对腕带及床头卡。

(2)协助患者取适宜体位。

(3)清洁双侧鼻腔。

(4)正确安装氧气装置,管路或面罩连接紧密,确定氧气流出通畅。

(5)根据病情调节氧流量。

(6)固定吸氧管或面罩。

(7)填写吸氧卡。

(8)用氧过程中密切观察患者呼吸、神志、氧饱和度及缺氧程度改善情况等。

(9)整理床单位,协助患者取舒适卧位。

(10)整理用物,按医疗垃圾分类处理用物。

(11)擦拭治疗车。

(12)洗手、记录、确认医嘱。

(四)注意事项

(1)保持呼吸道通畅,注意气道湿化。

(2)保持吸氧管路通畅,无打折、分泌物堵塞或扭曲。

(3)面罩吸氧时,检查面部、耳郭皮肤受压情况。

(4)吸氧时先调节好氧流量再与患者连接,停氧时先取下鼻导管或面罩,再关闭氧流量表。

(5)注意用氧安全,尤其是使用氧气筒给氧时注意防火、防油、防热、防震。

(6)长期吸氧患者,湿化瓶内蒸馏水每天更换一次,湿化瓶每周浸泡消毒一次,每次 30 分钟,然后洗净、待干、备用。

(7)新生儿吸氧应严格控制用氧浓度和用氧时间。

(五)评价标准

(1)患者能够知晓护士告知的事项,对服务满意。

(2)操作过程规范、安全,动作娴熟。

二、一次性使用吸氧管(OT-MI 人工肺)

(一)目的

纠正各种原因造成的缺氧状态,提高患者血氧含量及动脉血氧饱和度。

(二)操作前准备

1.告知患者和家属

操作目的、方法、注意事项、配合方法。

2.评估患者

(1)病情、意识、缺氧程度、呼吸、自理能力、合作程度。

(2)鼻腔状况。

3.操作护士

着装整洁、修剪指甲、洗手、戴口罩。

4.物品准备

治疗车、氧流量表、人工肺、水杯、棉签、快速手消毒剂、吸氧卡、笔,必要时备吸氧面罩。

5.环境

安静、整洁。

(三)操作过程

(1)携用物至患者床旁,核对腕带及床头卡。

(2)协助患者取舒适卧位。

(3)正确安装氧气装置。

(4)清洁鼻腔。

(5)根据病情调节氧流量。

(6)吸氧并固定吸氧管或面罩。

(7)观察患者缺氧改善情况。

(8)整理床单位,协助患者取舒适、安全卧位。

(9)整理用物,按医疗垃圾分类处理用物。

(10)擦拭治疗车。

(11)洗手、签字、确认医嘱。

(四)注意事项

(1)保持呼吸道通畅,注意气道湿化。

(2)保持吸氧管路通畅,无打折、分泌物堵塞或扭曲。

(3)面罩吸氧时,检查面部、耳郭皮肤受压情况。

(4)吸氧时先调节好氧流量再与患者连接,停氧时先取下鼻导管或面罩,再关闭氧流量表。

(5)注意用氧安全,尤其是使用氧气筒给氧时注意防火、防油、防热、防震。

(6)新生儿吸氧应严格控制用氧浓度和用氧时间。

(五)评价标准

(1)患者和家属能够知晓护士告知的事项,并能配合,对服务满意。

(2)操作过程规范、安全,动作娴熟。

第七节 洗胃术

一、适应证

一般在服毒后 6 小时内洗胃效果最好。但当服毒量大、所服毒物吸收后可经胃排出,即使超过 6 小时,多数情况下仍需洗胃。对昏迷、惊厥患者洗胃时应注意保护呼吸道,避免发生误吸。

二、禁忌证

(1)腐蚀性毒物中毒。

(2)正在抽搐、大量呕血者。

(3)原有食管胃底静脉曲张或上消化道大出血病史者。

三、洗胃液的选择

对不明原因的中毒应选用清水或生理盐水洗胃,如已知毒物种类,则按医嘱选用特殊洗胃液。

(一)胃黏膜保护剂

对吞服腐蚀性毒物者,可用牛奶、蛋清、米汤、植物油等保护胃肠黏膜。

(二)溶剂

脂溶性毒物(如汽油、煤油等)中毒时,可先口服或胃管内注入液状石蜡 150～200 mL,使其溶解而不被吸收,然后进行洗胃。

(三)吸附剂

活性炭是强力吸附剂,能吸附多种毒物。但不能很好吸附乙醇、铁等毒物。因活性炭的效用有时间依赖性,因此应在摄毒 60 分钟内给予活性炭。活性炭结合是一种饱和过程,需要应用超过毒物的足量活性炭来吸附毒物,应注意按医嘱保证给予所需的量。首次 1～2 g/kg,加水200 mL,可口服或经胃管注入,2～4 小时重复应用 0.5～1.0 g/kg,直至症状改善。

（四）解毒剂

可通过与体内存留的毒物发生中和、氧化、沉淀等化学反应，改变毒物的理化性质，使毒物失去毒性。

（五）中和剂

对吞服强腐蚀性毒物的患者，可服用中和剂中和，如吞服强酸时可用弱碱（如镁乳、氢氧化铝凝胶等）中和，不要用碳酸氢钠，因其遇酸可生成二氧化碳，使胃膨胀，造成穿孔的危险。强碱可用弱酸类物质（如食醋、果汁等）中和。

（六）沉淀剂

有些化合物可与毒物作用，生成溶解度低、毒性小的物质，因而可用作洗胃剂。乳酸钙或葡萄糖酸钙与氟化物或草酸盐作用，可生成氟化钙或草酸钙沉淀；生理盐水与硝酸银作用生成氯化银沉淀；2%～5%硫酸钠可与可溶性钡盐生成不溶性硫酸钡沉淀。

四、洗胃的护理

（1）严格掌握洗胃的适应证、禁忌证。

（2）解释洗胃的目的、必要性和并发症，使患者或家属知情同意并签字。

（3）取头低脚高左侧卧位。

（4）置入胃管的长度：由鼻尖经耳垂至胸骨剑突的距离，一般为 50～55 cm。

（5）中毒物质不明时，应选用温开水或生理盐水洗胃，强酸、强碱中毒禁忌洗胃。

（6）水温控制在 35 ℃左右，过热可促进局部血液循环，加快吸收；过冷可加速胃蠕动，从而促进毒物排入肠腔。

（7）严格掌握洗胃原则：先出后入、快进快出、出入基本平衡。应留取首次抽吸物标本做毒物鉴定。每次灌洗量为 300～500 mL，一般总量为 25 000～50 000 mL。需要反复灌洗，直至洗出液澄清、无味为止。

（8）严密观察病情，洗胃过程中防止误吸，有出血、窒息、抽搐应立即停止洗胃，通知医师。

（9）拔胃管时，要先将胃管尾部夹住，以免拔胃管过程中管内液体反流入气管内。

（10）洗胃后整理用物，观察并记录洗胃液的量、颜色及患者的反应，同时记录患者的生命体征。严格清洗和消毒洗胃机。

第二章　神经内科护理

第一节　脑出血

脑出血(ICH)是指原发性非外伤性脑实质内出血，发病率为每年(60～80)/10万，在我国占全部脑卒中的20%～30%。虽然脑出血发病率低于脑梗死，但其致死率却高于后者，急性期病死率为30%～40%。

一、病因与发病机制

(一)病因

最常见的病因是高血压合并细小动脉硬化，其他病因包括脑动脉粥样硬化、颅内动脉瘤和动静脉畸形、脑动脉炎、脑淀粉样血管病变、血液病(白血病、再生障碍性贫血、血小板减少性紫癜、血友病、红细胞增多症等)、抗凝或溶栓治疗等。

(二)发病机制

高血压脑出血的主要发病机制是脑内细小动脉在长期高血压作用下发生慢性病变破裂。颅内动脉具有中层肌细胞和外弹力层缺失的特点。长期高血压可使脑细小动脉发生玻璃样变性、纤维素样坏死，甚至形成微动脉瘤或夹层动脉瘤，在此基础上，血压骤然升高易导致血管破裂出血。

二、临床表现

本病常发生于中老年人，男性略多见，北方多于南方，冬季发病较多，多有高血压病史，常在情绪激动、用力排便、饱餐、剧烈运动时发生，数分钟到数小时达高峰。因出血部位及出血量不同而临床表现各异。

(一)基底核区出血

1.壳核出血

壳核出血最常见，占ICH的50%～60%，系豆纹动脉尤其是其外侧支破裂所致。常有对侧偏瘫、偏身感觉缺失和同向性偏盲，优势半球受累可有失语。

2.丘脑出血

丘脑出血占ICH的20%，系丘脑膝状体和丘脑穿通动脉破裂所致。丘脑出血的特征是上视麻痹、瞳孔缩小和对光反射丧失。丘脑出血经常造成邻近结构损害，出现眼球向病灶对侧凝视、失语(优势侧半球受累)、偏瘫(多为下肢重于上肢)和对侧半身深浅感觉减退，感觉过敏或自发性疼痛。

3.尾状核头出血

尾状核头出血较少见，多由高血压动脉硬化和血管畸形破裂所致。常有头痛、呕吐、颈强直、精神症状，神经系统缺损症状并不多见。

(二)脑叶出血

脑叶出血占脑出血的5%～10%,出血以顶叶最常见,其次为颞叶、枕叶、额叶,也可多发脑叶出血。

1.额叶出血

前额痛、呕吐、痫性发作较多见,对侧偏瘫、共同偏视、精神障碍,优势半球出血时可出现运动性失语。

2.顶叶出血

偏瘫较轻,而偏侧感觉障碍显著,对侧下象限盲,优势半球出血时可出现混合性失语。

3.颞叶出血

颞叶出血表现为对侧中枢性面瘫及上肢为主的瘫痪,对侧上象限盲,优势半球出血时可出现感觉性失语或混合性失语;可有颞叶癫痫、幻嗅、幻视。

4.枕叶出血

对侧同向性偏盲,并有黄斑回避现象,可有一过性黑矇和视物变形,多无肢体瘫痪。

5.较大的脑叶出血

会累及两个或多个脑叶,出现严重的神经功能缺损和意识障碍。

(三)脑桥出血

脑桥出血约占脑出血的10%,多由基底动脉脑桥支破裂所致。出血量少时可意识清楚,可出现交叉性瘫痪、偏瘫或四肢瘫,眩晕、复视、眼球不同轴,可表现为Foville综合征(同侧凝视麻痹和周围性面瘫,对侧偏瘫)、Millard-Gubler综合征(外展及面神经交叉瘫);出血量大时,患者迅速进入昏迷,双侧针尖样瞳孔,呕吐咖啡样胃内容物,中枢性高热及中枢性呼吸障碍,四肢瘫痪和去大脑强直,多在48小时内死亡。

(四)中脑出血

中脑出血少见,突然出现复视、眼睑下垂;一侧或两侧瞳孔扩大、眼球不同轴、水平或垂直眼震、同侧肢体共济失调,严重者很快出现意识障碍、去大脑强直,可迅速死亡。

(五)小脑出血

小脑出血约占脑出血的10%,多由小脑上动脉分支破裂所致。起病突然,发病时意识清楚,眩晕明显,频繁呕吐,枕部疼痛,无肢体瘫痪,瞳孔往往缩小,一侧肢体笨拙,行动不稳,共济失调,眼球震颤;晚期病情加重,意识模糊或昏迷,瞳孔散大,中枢性呼吸障碍,最后死于枕骨大孔疝。

(六)脑室出血

脑室出血占脑出血的3%～5%,小量脑室出血常有头痛、呕吐、脑膜刺激征,一般无意识障碍及局灶性神经缺损体征。大量脑室出血常起病急骤、迅速出现昏迷,频繁呕吐,针尖样瞳孔,眼球分离斜视或浮动,四肢弛缓性瘫痪,可有去大脑强直、呼吸深大,鼾声明显,体温明显升高,多迅速死亡。

三、护理措施

(一)休息与安全

(1)急性期绝对卧床休息2～4周,抬高床头15°～30°,以减少脑部的血流量,减轻脑水肿,但应避免过度搬动或抬高头部。

(2)病房环境安静舒适,减少探视,过度烦躁不安的患者可遵医嘱应用镇静药。

(3)各项治疗护理操作宜集中进行,以减少刺激。

(4)保持大便通畅,禁用力屏气排便,以防再次出血的发生。

(5)意识障碍或出现精神症状的患者,加保护性床档,必要时用约束带适当约束。

(二)饮食指导

昏迷或吞咽障碍者,发病第2～3天遵医嘱给予鼻饲饮食。意识清醒者如无吞咽困难,可给予易吞咽软食。不能坐起者,将床头摇起30°,进食宜缓慢,防止误吸引起窒息或肺部感染。床旁备吸引装置,及时清理口、鼻腔内分泌物和呕吐物,保持呼吸道通畅。

(三)病情观察

1.症状、体征的观察

密切观察病情变化,如患者发生意识障碍,常提示出血量大、继续出血或脑疝发生,应立即报告医师,并密切监测生命体征、意识、瞳孔、肢体功能等变化。

2.控制脑水肿

脑出血后48小时水肿达到高峰,维持3～5天或更长时间后逐渐消退。常用20%的甘露醇125 mL静脉滴入,速度要快(20～30分钟内滴完),观察尿量,如用药后4小时内尿量少于250 mL,要慎用或停用。

(四)康复锻炼

脑出血稳定后宜尽早进行康复锻炼,包括肢体和语言功能的训练等,有助于预防并发症、促进康复、减轻致残程度和提高生活质量。

1.保持瘫痪肢体功能位置

进行关节按摩及被动运动以免肢体失用,病情稳定后可进行康复功能训练。

2.语言训练与肢体康复应同步进行

与患者进行语言交流,由简到繁、反复练习、持之以恒,并及时鼓励其进步,增强其康复的信心。

(五)潜在并发症

1.脑疝

脑疝是脑出血患者最常见的直接死亡原因。应密切观察瞳孔、意识及生命体征的变化,如患者出现剧烈头痛、呕吐频繁呈喷射状、血压急剧升高、脉搏减慢、烦躁不安、双侧瞳孔不等大、呼吸不规则等脑疝的先兆表现,应立即报告医师并积极配合抢救。

2.上消化道出血

观察患者有无恶心、上腹部疼痛、饱胀感。观察呕吐物和大便的颜色、性状及量,及时留取标本,以了解有无消化道出血。胃管内有咖啡样液体或出现柏油样大便,提示消化道出血。

(六)健康指导

1.疾病预防指导

指导高血压患者避免引起血压骤然升高的各种因素,保持愉快的心情和稳定的情绪,避免过分喜悦、愤怒、激动、紧张、焦虑、恐惧、悲伤等不良心理;劳逸结合,生活要有规律,保证充足的睡眠，适当运动，避免体力和脑力过度劳累；低盐、低脂、高蛋白、高维生素饮食，戒烟酒；保持大便通畅，养成定时排便的习惯。

2.用药指导与疾病监测

遵医嘱正确服用药物，特别是降压药物的正确应用，以维持血压的稳定；调控血压及血糖、血脂在正常水平；教会患者和家属测量血压的方法。

3.康复指导

教会患者和家属自我护理的方法及肢体、语言和感觉功能训练方法和康复训练技巧，鼓励患者做力所能及的事情，不要过分依赖家人，增强自我照顾能力。

4.定期随访

教会患者对疾病早期表现的识别，发现血压异常波动、剧烈头痛、头晕、肢体麻木无力、偏瘫或说话困难等症状，应立即到医院检查。

第二节　脑梗死

脑梗死又称缺血性脑卒中，是指各种原因所致脑部血液供应障碍，导致局部脑组织缺血、缺氧性坏死，而出现相应神经功能缺损的一类临床综合征。脑梗死是卒中最常见的类型，占70％～80％。依据局部脑组织发生缺血坏死的机制，可将脑梗死分为3种病理生理学类型：脑血栓形成、脑栓塞和血流动力学机制所致的脑梗死。

脑血栓形成是脑梗死常见的类型，动脉硬化是本病的根本病因，因此，临床上脑血栓形成主要指大动脉粥样硬化性脑梗死。

一、病因与发病机制

(一)脑动脉粥样硬化

脑动脉粥样硬化为脑血栓形成最常见和基本的病因，常伴高血压，且两者互为因果。糖尿病和高脂血症可加速脑动脉粥样硬化的进程。

(二)脑动脉炎

如结缔组织病、细菌、病毒、螺旋体感染等均可导致脑动脉炎症，使管腔狭窄或闭塞。

(三)其他

真性红细胞增多症、血小板增多症、弥散性血管内凝血、脑淀粉样血管病、颅内外夹层动脉瘤等。

二、临床表现

脑梗死的临床表现与梗死部位、受损区侧支循环等有关。

(一)临床特点

(1)多见于50岁以上有动脉粥样硬化、高血压、高脂血症、糖尿病者。

(2)安静或休息状态发病，部分患者发病前有肢体麻木、无力等前驱症状或短暂性脑缺血发作。

(3)起病缓慢，症状多在发病后10小时或1～2天达到高峰。

(4)以偏瘫、失语、偏身感觉障碍和共济失调等局灶定位症状为主。

(5)部分患者可有头痛、呕吐、意识障碍等症状。

(二)临床类型

根据起病方式和病程可分为以下临床类型。

1.完全型

起病后6小时内病情达到高峰,病情重,表现为一侧肢体完全瘫痪甚至昏迷。

2.进展型

发病后症状在48小时内逐渐进展或呈阶梯式加重。

3.缓慢进展型

起病两周后症状仍逐渐发展。多见于颈内动脉颅外段血栓形成,与全身或局部因素所致脑灌注减少有关。

4.可逆性缺血性神经功能缺失

症状和体征持续时间超过24小时,但在1～3周内完全恢复,不留任何后遗症。

三、护理措施

(一)病情观察

1.病情观察

密切观察病情变化,如患者再次出现偏瘫或原症状加重等,考虑是否原梗死灶扩大及合并颅内出血,应立即报告医师。

2.症状、体征的观察

定时监测生命体征和意识、瞳孔的变化,尤其使血压维持在略高于病前水平;若发现颅内压升高症状,按医嘱快速静脉滴注脱水剂。

(二)安全护理

防止患者坠床和跌倒。床铺高度适中,应有保护性床栏;躁动患者适当约束;建立"无障碍通道";走廊、厕所要装扶手;地面干燥,防湿、防滑,去除门槛。

(三)用药护理

1.溶栓和抗凝药物

严格掌握药物剂量,监测出凝血时间和凝血酶原时间,观察有无黑便、牙龈出血、皮肤瘀点瘀斑等出血表现。密切观察症状和体征的变化,观察有无并发颅内出血。观察有无栓子脱落所致其他部位栓塞的表现。

2.甘露醇

监测尿量及尿液颜色,准确记录24小时出入量;观察有无药物结晶阻塞肾小管所致少尿、血尿等急性肾衰竭的表现;观察有无头痛、呕吐、意识障碍等低颅压综合征的表现。

(四)吞咽障碍的护理

1.吞咽功能的评估

观察患者能否经口进食及进食类型(固体、流质、半流质)、进食量和进食速度,饮水时有无呛咳;评估患者吞咽功能。

2.饮食护理

(1)体位选择:能坐者取坐位进食,头略前屈,不能坐起者将床头摇起30°,头下垫枕,头部前屈,可以减少误吸的危险。

(2)食物的选择:选择营养丰富、易消化的清淡食物,食物柔软、密度与性状均一,不易松散,有一定黏度,不易粘在黏膜上,便于吞咽。

(3)对不能吞咽的患者,应给予鼻饲饮食,加强留置胃管的护理。

3.防止窒息

进食前应注意休息,保持进餐环境的安静、舒适,减少进餐时环境中分散注意力的干扰因素。床旁备吸引装置,及时清理口、鼻腔内分泌物和呕吐物,保持呼吸道通畅,预防窒息和吸入性肺炎。

(五)康复护理

早期给予康复干预有助于抑制和减轻肢体痉挛姿势的出现与发展,能预防并发症、促进康复、减轻致残程度和提高生活质量。包括重视患侧刺激,保持良好的肢体位置,体位变换,床上运动训练等。

(六)健康教育

1.积极防治危险因素

控制血压、血糖、血脂、冠心病、肥胖症等,遵医嘱规律用药。定期做健康检查,早发现早治疗。

2.生活、饮食指导

起居规律,克服不良嗜好,忌烟酒,合理饮食,以低盐、低脂、低热量、高维生素的清淡饮食为宜,多吃新鲜蔬菜、水果、谷类、鱼类和豆类,保证能量供需平衡。

3.预防直立性低血压

老年人在日常睡醒时不要急于起床,最好静卧5～10分钟后缓慢起床,以防直立性低血压致脑血栓形成。平时适度参加一些体育活动,以促进血液循环。

4.康复训练

教会患者和家属康复治疗的知识和功能锻炼的方法,鼓励患者做力所能及的事情,不要过分依赖家人,增强自我照顾能力。

第三节　帕金森病

帕金森病(PD)又称震颤麻痹,是一种常见于中老年的神经系统变性疾病,临床上以静止性震颤、运动迟缓、肌强直和姿势平衡障碍为主要特征。由英国医师詹姆士·帕金森于1817年首先报道并系统描述。

一、病因与发病机制

本病的病因与发病机制迄今尚未明确,目前认为PD为多因素共同参与所致,可能与以下因素有关。

(一)年龄老化

PD主要发生于中老年人,40岁以前少见,而60岁以上人口的患病率高达1%,提示老龄可能与发病有关。当黑质神经元细胞减少至15%~50%、纹状体多巴胺递质减少80%以上时,PD的临床症状才会出现,正常情况的年龄老化只是PD的促发因素。

(二)环境因素

流行病学调查显示,长期接触杀虫剂、除草剂或某些工业化学品等可能是PD发病的危险因素,环境因素已引起人们的重视。

(三)遗传因素

本病在一些家族中呈聚集现象,有报道10%左右的PD患者有家族史,包括常染色体显性遗传或常染色体隐性遗传。

帕金森病患者的黑质受到严重损坏,多巴胺生成明显减少,使得纹状体失去抑制性作用,而乙酰胆碱的兴奋性则会相对增强,从而出现PD症状。

二、临床表现

(一)发病情况

(1)多见于60岁以上老年男性。

(2)起病隐匿,发展缓慢。

(3)首发症状多为震颤,其次为步行障碍、肌强直和运动迟缓。

(4)症状常由一侧上肢开始,逐渐波及同侧下肢、对侧上肢及对侧下肢。

(二)临床症状与体征

1.静止性震颤

静止性震颤常为首发症状,多从一侧上肢开始,呈现有规律的拇指对掌和手指屈曲的不自主震颤运动。具有静止时震颤明显、精神紧张时加重、随意动作时减轻、入睡后消失等特征,故称为静止性震颤;随着病程的进展,震颤可逐步扩展到下颌、唇、面和四肢。

2.肌强直

表现为屈肌和伸肌张力同时增强,关节被动运动时始终保持阻力增强,类似弯曲软铅管的感觉,称铅管样肌强直。多数患者因伴有震颤,检查时可感觉在均匀的阻力中出现断续停顿,如同转动齿轮感,称为齿轮样强直,这是由肌强直与静止性震颤叠加所致。

3.运动迟缓

患者随意动作减少、主动动作减慢,多表现为起始动作困难和动作执行困难、缓慢,如起床、翻身、方向变换等动作均有困难;面肌强直使面部表情呆板,笑容出现和消失缓慢,瞬目动作减少等,造成面具脸;手指精细动作(系鞋带、裤带等)难以完成;书写时字越写越小,称写字过小征。

4.姿势步态异常

由于四肢、躯干和颈部肌强直,患者站立时呈特殊屈曲体姿,迈步时身体前倾,行走时步距缩短,上肢协同摆动次数减少或消失;到晚期,患者有时行走中全身僵硬,不能动弹,称"冻结"现象;行走常见碎步、往前冲,越走越快,不能立刻停步,呈现慌张步态。

5.其他

常见自主神经症状，如便秘、多汗、流涎、皮脂腺分泌亢进等。部分患者伴有睡眠障碍和/或抑郁症。15%～30%的患者在晚期可出现智能障碍。

三、护理措施

(一)一般护理

主动了解患者的需要，指导和鼓励患者自我护理，做自己力所能及的事；必要时协助患者洗漱、进食、沐浴、大小便，保证患者的舒适，预防并发症的发生。

1.个人卫生

对出汗多的患者，指导其穿柔软、宽松、透气的棉质衣物；经常清洁皮肤，勤换被褥、衣物，勤洗澡。

2.皮肤护理

对长期卧床的患者，皮肤护理尤为重要。要警惕压疮的发生，保持床单位整洁、干燥，帮助患者定时翻身、做好身体骨突隆起处的保护。

3.保持大小便通畅

(1)指导患者精神放松，进行腹部按摩、热敷以刺激排尿，必要时留置导管。

(2)对顽固性便秘者，应指导其多食用富含纤维素的食物，多吃新鲜的蔬菜水果，多喝水，按摩腹部可促进肠蠕动；必要时给予开塞露肛塞、灌肠或人工排便等。

4.提供生活方便

对行动不便、起坐困难者，可配备高位坐厕、高脚椅、高度适宜的床、手杖、床铺护栏、室内或走道扶手等必要的辅助设施；提供便于穿脱的衣物、无须系鞋带的鞋子、大手柄的餐具等。

(二)运动护理

告知患者运动锻炼可以防止或推迟关节强直与肢体痉挛，有利于维持身体的灵活性，增加肺活量，防止便秘，增强自我照顾能力。

1.疾病早期

早期患者主要表现为震颤。鼓励、指导患者维持和增加业余爱好，鼓励患者参加各种形式力所能及的活动，坚持适当的体育锻炼，如散步、打太极拳等，尽量保持身体和各关节的活动强度和最大活动范围。

2.疾病中期

对于已出现某些功能障碍或运动困难的患者，要有计划地、循序渐进地进行锻炼，指导患者做一些简单而有效的运动，防止或减慢运动功能的衰退。另外，指导患者做一些简单的鼓腮、噘嘴、伸舌、吹气等训练进行面部活动，以改善面部表情和吞咽困难现象，协调发音。

3.疾病晚期

晚期患者可发生显著的运动障碍，卧床不起，最后丧失生活自理能力，应帮助患者采取舒适的体位，被动活动关节，尽量保持关节的活动范围，注意动作轻柔，勿引起患者疼痛和骨折。

(三)安全护理

由于帕金森病患者的震颤、肌强直及运动迟缓等，使患者时刻处于高危状态，如坠床、步行不稳而摔倒或自伤等，因此，要注意加强安全防护。病房里物品摆放固定有序，患者活动时应穿防滑底鞋，卫生间放上防滑垫，过道旁设安全扶手等。为端碗困难的患者准备带有大把手的不易碎的餐具，并指导患者谨防烫伤。

(四)心理护理

由于病程较长，病中出现流涎、震颤等自身形象的改变，患者易产生紧张、自卑、脾气暴躁及忧虑的心理，甚至产生厌世、绝望的心理，指导家属关心体贴患者，鼓励患者自我护理，如吃饭、穿衣等，增加其独立性及自信心。

(五)疗效观察

服药过程中要仔细观察震颤、肌强直及其他运动障碍、语言障碍有无减轻，观察患者起坐灵活度、步行及姿势改善程度、讲话的音调与流利程度、写字、进食与其他手操作能力等，以确定药物疗效。

(1)开-关现象指患者症状在突然缓解(开期)和加重(关期)之间波动，一般"关期"表现为严重的帕金森症状，持续数秒或几分钟后突然转为"开期"，多见于病情较严重的患者，不可预料。减少服药剂量，增加服用次数而总量不变或适当加用多巴胺受体激动剂，可以防止或减少开-关现象发生。

(2)剂末恶化，即疗效减退，指每次服药后药物作用时间逐渐缩短，疗效逐渐下降，症状随血药浓度的变化而波动，可以预知。故增加每天总剂量并分开多次服用或改用缓释剂可以预防。

(3)异动症表现为舞蹈症或手足徐动样不自主运动、肌强直或阵挛，可累及头面部、四肢和躯干。应遵医嘱调整复方左旋多巴用药剂量和服药次数。

(六)饮食护理

(1)给予高热量、高维生素、低盐、低脂、适量优质蛋白的易消化饮食，并给予患者充足的时间和安静的环境缓慢用餐。

(2)对于咀嚼能力和消化功能减退的患者应给予易消化、易咀嚼、细软、无刺激性的软食或半流质饮食。

(3)对于进食困难、饮水呛咳的患者要防止经口进食引起的误吸、窒息或吸入性肺炎，床旁备吸引装置，及时清理口、鼻腔内分泌物和呕吐物，必要时遵医嘱留置胃管给予鼻饲饮食。

(七)健康指导

1.疾病预防指导

保持平和心态和有规律的生活，指导患者遇事要冷静、沉着应对，避免情绪大幅度波动；保证充足的休息与睡眠有利于体力恢复；均衡饮食，预防便秘。

2.康复指导

(1)坚持适当参加一些力所能及的活动与体育锻炼，指导患者根据病情及自己的体能，把握好方式、时间、强度等，以免运动量过大不适应，反而加重病情。

(2)鼓励患者维持和培养兴趣爱好，树立自信。

(3)加强日常活动，动作、平衡功能及语言功能等康复训练，尽可能做到自理。

(4)协助卧床患者被动活动关节和按摩肢体，预防关节僵硬和肢体挛缩。

3.用药指导

告知患者按医嘱正确用药和坚持用药,以及药物不良反应和处理方法;定期做健康检查,复查肝、肾功能,血常规和监测血压变化。

4.照顾者指导

照顾者应关心体贴患者,协助进食、服药和日常生活照顾。细心观察病情,并及时识别病情变化,积极预防并发症;当患者出现发热、骨折、外伤、吞咽困难或运动障碍、精神智能障碍加重时应立即就诊。

第四节　周围神经疾病

一、概述

周围神经系统由除嗅神经与视神经以外的10对脑神经和31对脊神经及周围自主神经系统所组成。周围神经疾病是指周围运动、感觉和自主神经的结构改变或功能障碍。临床上较常见。

周围神经疾病的原因很多,包括炎症、压迫、外伤、代谢、遗传、变性、免疫、中毒、肿瘤等。周围神经再生能力很强,不管何种原因引起的周围神经损害,只要保持神经元完好,均有可能经再生而修复,但再生的速度极为缓慢,为1～5 mm/d。其发病机制包括:①前角细胞和运动神经根破坏导致沃勒变性;②结缔组织病变可压迫周围神经或神经滋养血管而使周围神经受损;③自身免疫性周围神经病可引起小静脉周围炎性细胞浸润及神经损伤;④中毒性和营养缺乏病变损害神经轴索或髓鞘;⑤遗传代谢性疾病可因酶系统障碍而影响周围神经。周围神经疾病症状学特点为感觉障碍、运动障碍、自主神经障碍、腱反射减弱或消失等。

二、三叉神经痛

三叉神经痛是一种原因未明的三叉神经分布区内闪电样反复发作的剧痛,而不伴三叉神经功能破坏的症状,又称为原发性三叉神经痛。70%～80%的病例发生在40岁以上,女性稍多于男性,多为一侧发病。

原发性三叉神经痛的病因到目前为止仍不十分清楚,可能为三叉神经脱髓鞘产生异位冲动或伪突触传递所致。继发性三叉神经痛多为脑桥小脑角占位病变压迫三叉神经以及多发性硬化等所致。临床中迅速有效止痛是治疗本病的关键。

【护理评估】

(一)健康史

了解有无引起三叉神经痛的诱因,询问三叉神经痛的发作史,了解既往健康状况等。

(二)身体状况

1.主要症状

临床以面部三叉神经分布区内突发的剧痛为特点,似触电、刀割、火烫样疼痛,以面颊部、上下颌或舌疼痛最明显;口角、鼻翼、颊部和舌等处最敏感,轻触、轻叩即可诱发,故有“触发点”或“扳机点”之称。严重者洗脸、刷牙、谈话、咀嚼都可诱发,以致不敢做这些动作。发作时患者常常双手紧握拳或握物、或用力按压痛部,或用手擦痛部,以减轻疼痛。因此,患者多出现面部皮肤粗糙、色素沉着、眉毛脱落等现象。每次发作从数秒至 2min 不等。其发作来去突然,间歇期完全正常。疼痛可固定累及三叉神经的某一分支,尤以第二、三支多见。病程可呈周期性,开始时发作次数较少,间歇期长,随着病程进展使发作逐渐频繁,间歇期缩短,甚至整日疼痛不止。本病可缓解,但极少自愈。

2.护理体检

原发性三叉神经痛者神经系统检查无阳性体征。继发性三叉神经痛,多伴有其他脑神经及脑干受损的症状和体征。

(三)心理-社会状况

多数患者病情反复发作,久治不愈,且病情发作时疼痛剧烈,情绪不宁,急躁心烦,甚至有忧郁、恐惧等心理。

【主要护理诊断/问题】

疼痛:面颊、上下颌及舌疼痛与三叉神经受损(发作性放电)有关。

【护理措施】

(一)避免发作诱因

由于本病为突然、反复发作的阵发性剧痛,患者非常痛苦,加之咀嚼、打哈欠和讲话均可能诱发,患者常不敢洗脸、刷牙、进食和大声说话等,患者精神抑郁和情绪低落,应指导患者保持心情愉快,生活有规律、合理休息、适度娱乐;选择清淡、无刺激的软食;保持环境安静、光线柔和,避免因周围环境刺激而产生焦虑情绪。

(二)疼痛护理

(1)病情观察:观察患者疼痛的部位、性质,了解疼痛的原因与诱因。

(2)非药物护理:指导患者非药物止痛的方法与技巧.如鼓励患者运用听轻音乐、阅读报纸杂志等分散注意力,以达到精神放松、减轻疼痛。

(3)用药护理:指导患者遵医嘱正确服用止痛药,如用卡马西平,0.1g 口服,每日 2 次。告知药物可能出现的不良反应和用药的注意事项。患者不要随意更换药物或自行停药,护士应观察、记录患者用药不良反应并及时报告医生。

(三)健康指导

(1)疾病知识指导:本病可为周期性发作,病程长,且发作间期趋向随病程延长而缩短,应帮助患者及家属掌握本病相关知识与自我护理方法,以减少发作频率,减轻患者痛苦。

(2)避免诱因:指导患者建立良好的生活规律,保持情绪稳定和心情愉快,培养多种兴趣爱好,适当分散注意力;保持正常作息和睡眠;洗脸、刷牙动作宜轻柔,食物宜软,忌生硬、油炸食物。

(3)用药与就诊指导:遵医嘱合理用药,服用卡马西平者每 1～2 月检查 1 次肝功能和血常规,出现眩晕、行走不稳或皮疹时及时就医。

三、面神经炎

面神经炎是由茎乳孔内面神经非特异性炎症所致的周围性面瘫,又称为特发性面神经麻痹,或称贝尔麻痹,是一种最常见的面神经瘫痪疾病。本病任何年龄、任何季节均可发病,男性比女性略多。一般为急性发病,常于数小时或1～3天内症状达高峰。

面神经炎的病因与发病机制尚未完全阐明。受凉、感染、中耳炎、茎乳孔周围水肿及面神经在面神经管出口处受压、缺血、水肿等均可引起发病。本病治疗原则为改善局部血液循环,减轻面部神经水肿,促使功能恢复。

【护理评估】

(一)健康史

询问患者发病相关因素,了解起病缓急,了解其既往健康状况等。

(二)身体状况

(1)主要症状:患者一侧面部表情肌瘫痪,额纹消失,不能皱额蹙眉;眼裂闭合不能或闭合不完全;病侧鼻唇沟变浅,口角歪向健侧(露齿时更明显);吹口哨及鼓腮不能等。病初可有麻痹侧耳后或下颌角后疼痛。少数患者可有茎乳孔附近及乳突压病,说话时回响过度,病侧舌前2/3味觉缺失。

(2)护理体检:患侧面部表情肌出现不同程度瘫痪征。

临床EMG检查,表现为病侧诱发的肌电动作电位M波波幅明显减低。

【主要护理诊断/问题】

身体意像紊乱:与面神经麻痹所致口角歪斜等有关。

【护理措施】

(一)心理护理

患者突然出现面部肌肉瘫痪,自身形象改变,害怕遇见熟人,不敢出现在公共场所,容易导致焦虑、急躁情绪。应观察有无心理异常的表现,告诉患者本病大多预后良好,指导克服焦躁情绪和害羞心理,正确对待疾病,积极配合治疗。

(二)休息与修饰指导

急性期注意休息,防风、防寒,尤其是患侧耳后茎乳孔周围应予保护,预防诱发。外出时可戴口罩,系围巾,或使用其他改善自身形象的恰当修饰。

(三)饮食护理

进食清淡饮食,避免粗糙、干硬、辛辣食物,有味觉障碍的患者应注意食物的冷热度,以防烫伤口腔黏膜;指导患者饭后及时漱口,清除口腔患侧滞留食物,保持口腔清洁,预防口腔感染。

(四)预防眼部并发症

眼睑不能闭合或闭合不全者予以眼罩、眼镜遮挡及点眼药水等保护,防止角膜炎症、溃疡。

(五)功能训练

指导患者尽早开始面肌的主动与被动运动。如可对着镜子做皱眉、举额,闭眼、露齿、鼓腮和吹口哨等动作,每天数次,每次5～15 min,并辅以面肌按摩,以促进早日康复。

(六)健康指导

1.疾病知识指导

护士应帮助患者和家属掌握本病相关知识与自我护理方法,消除诱因和不利于康复的因素。

2.日常生活指导

鼓励患者保持心情愉快，防止受凉、感冒而诱发；面瘫未完全恢复时注意用围巾或高领风衣适当遮挡、修饰。

3.预防并发症

指导进食清淡软食，保持口腔清洁，预防口腔感染；保护角膜，防止角膜溃疡。

4.功能锻炼

指导患者掌握面肌功能训练的方法，坚持每天数次面部按摩和运动。

四、多发性神经病

多发性神经病主要表现为四肢对称性末梢型感觉障碍、下运动神经元瘫痪和（或）自主神经障碍的临床综合征，也称多发性神经炎、周围神经炎或末梢神经炎。本病可发生于任何年龄，临床表现主要为肢体远端对称性分布的感觉、运动和（或）自主神经障碍。

本病可由多种原因引起，常见病因如下。

1.中毒

如异烟肼、呋喃类药物、有机磷农药、重金属（铅、砷等）以及白喉毒素等。

2.营养缺乏或代谢障碍

B族维生素缺乏、慢性乙醇中毒、妊娠、慢性胃肠道疾病或手术后等；代谢障碍性疾病如糖尿病、尿毒症、血卟啉病、淀粉样变、恶病质等。

3.自身免疫性

可见于格列-巴利综合征、急性过敏性神经病、结缔组织病以及白喉性、麻风性多发性神经病等。

4.遗传性

遗传性运动感觉性神经病、遗传性共济失调性多发性神经病及遗传性自主神经障碍。

5.其他

如淋巴瘤、肺癌等所致癌性远端轴突病，癌性感觉神经元病，亚急性感觉神经元病以及POEMS综合征（多发性神经病、脏器肿大、内分泌病变、M蛋白及皮肤损害）等。

本病主要采取病因治疗和营养神经治疗及对症治疗。

【护理评估】

（一）健康史

询问患者发病相关因素，了解起病缓急，了解其既往健康状况等，了解患者是否有遗传性疾病。

（二）身体状况

由于本病为多种病因引起，其发病形式、病情、病程各不相同。临床表现主要为肢体远端对称性分布的感觉、运动和（或）自主神经障碍，其程度总是随病情发展而加重，受累区域也随之由远端向近端扩展，当病情缓解时则自近端向远端恢复，程度亦减轻。

【主要护理诊断/问题】

生活自理缺陷：与周围神经损害所致肢体远端下运动神经元瘫痪和感觉异常有关。

【护理措施】

(一)饮食护理

给予高热量、高维生素、清淡易消化的饮食,补充足够的B族维生素;对于营养缺乏者要保证各种营养物质的充分和均衡供给;对于烟酒嗜好者要规劝其戒酒、戒烟。

(二)生活护理

根据患者病情给予相应生活照顾,满足患者生活需求;做好口腔护理、皮肤护理,协助翻身,以促进睡眠、增进舒适、预防褥疮等并发症。

(三)康复护理

指导患者进行肢体的主动和被动运动,并辅以针灸、理疗、按摩,防止肌肉萎缩和关节挛缩,促进知觉恢复;并为其提供宽敞的活动环境和必要的辅助设施。

(四)健康指导

(1)疾病知识指导:告知患者及家属疾病相关知识与自我护理方法,帮助患者分析寻找病因和不利于恢复的因素,指导患者保持平衡心态,积极治疗原发病。

(2)合理饮食:多吃富含B族维生素的食物,戒烟酒,保证营养均衡。

(3)自我护理指导:生活有规律,坚持适当运动和肢体功能锻炼,注意安全保护。

(4)就诊指导:定期门诊复查,当感觉和运动障碍症状加重或出现外伤、感染、尿潴留或尿失禁时立即就诊。

五、急性炎症性脱髓鞘性多发性神经病

急性炎症性脱髓鞘性多发性神经病(AIDP)又称格林-巴利综合征(GBS),为急性或亚急性起病的大多可恢复的多发性脊神经根(可伴脑神经)受累的一组疾病。其临床特征为急性起病,迅速出现四肢对称性弛缓性瘫痪,合并颅神经麻痹、手套袜套样四肢感觉障碍以及自主神经症状。本病的主要危险是呼吸肌麻痹,抢救呼吸肌麻痹是提高治愈率、减少死亡率的关键。

本病的病因和发病机制尚未完全明确。目前认为该病属神经系统的一种迟发性过敏反应的自身免疫性疾病。病变及其发病机制类似于T淋巴细胞介导的实验性变态反应性神经病。临床主要采取对症、对因治疗,支持疗法及预防和控制并发症的发生为主要治疗原则。

【护理评估】

(一)健康史

询问患者发病前有无上呼吸道、胃肠道感染史及有关疫苗接种史。

(二)身体状况

本病急性或亚急性起病,进展迅速,在数日至2周内达到高峰。

(1)运动障碍:四肢对称性瘫痪(首发),瘫痪可始于下肢、上肢或四肢同时发生,下肢常较早出现,可自肢体远端向近端发展或相反,或同时受累,波及躯干,严重者可累及肋间肌和膈肌而致呼吸肌麻痹,患者可由呼吸困难发展致呼吸衰竭而死亡。

(2)感觉障碍:肢体远端感觉异常,如烧灼感、麻木、刺痛和不适感,和/或呈手套、袜套型感觉减退。

(3)脑神经、延髓麻痹:脑神经损害以双侧面瘫多见;延髓麻痹,表现为构音障碍、吞咽困难。

(4)自主神经功能障碍:表现为多汗,皮肤潮红、手足肿胀及营养障碍,严重患者可出现窦性心动过速、直立性低血压、高血压和暂时性尿潴留等。

【主要护理诊断/问题】

1.低效性呼吸型态

与病变累及呼吸肌导致呼吸肌无力有关。

2.营养失调:低于机体需要量

与延髓麻痹致吞咽障碍有关。

3.躯体移动障碍

与四肢肌肉进行性瘫痪有关。

4.潜在并发症

(1)吸入性肺炎:与呼吸肌麻痹、呼吸道分泌物引流不畅、吞咽障碍致误吸有关。

(2)心肌炎:与病变累及心肌有关。

【护理目标/评价】

(1)患者能进行有效呼吸,皮肤、黏膜无发绀,血气分析值在正常范围。

(2)经鼻饲等方法进食,患者可获得足够的营养。

(3)瘫痪肢体得到良好护理,无褥疮及挛缩畸形等发生;运动功能逐渐恢复。

(4)维持正常心肺功能,无并发症发生。

【护理措施】

(一)维持呼吸功能

1.保持呼吸道通畅

密切观察患者呼吸型态,协助选择良好的卧位和呼吸姿势,鼓励患者进行缓慢的腹式呼吸和有效的咳嗽、咳痰,如咳嗽无力,应随时吸痰以保持呼吸道通畅,维持有效通气量。同时应准备气管插管、气管切开包、人工呼吸机等抢救器械。

2.吸氧

轻度呼吸肌麻痹者,给予鼻导管低流量吸氧(2～3 L/min),以缓解呼吸困难,改善缺氧状态。必须严格遵守操作规程,密切观察氧疗效果。

3.辅助呼吸护理

重症患者收住监护室。当缺氧症状加重,肺活量降低至20～25 mL/kg体重以下,血氧饱和度降低,动脉氧分压低于70 mmHg(9.3 kPa),宜及早使用呼吸机。通常先行气管内插管,如1天以上无好转,则行气管切开,外接呼吸机。根据患者的病情及血气分析资料,适当调整呼吸机的通气量和压力。加强呼吸机的管理,经常检查呼吸机连接处有无漏气、阻塞等,并遵医嘱应用抗生素预防呼吸道感染。

(二)营养支持

(1)鼓励进食营养丰富的易消化食物,补充B族维生素对神经髓鞘形成有重要作用,可促进损伤神经的修复。

(2)吞咽困难者,除静脉补液和静脉高营养外,应及早插胃管给予鼻饲流质饮食,进食时和进食后30 min取坐位,以免误人气管而致窒息。注意饮食合理搭配,保证机体摄入足够的营养,维持正氮平衡,是顺利度过疾病急性期的基本保证。

(3)指导患者进行吞咽功能训练,每周更换鼻饲管时,检查吞咽功能恢复情况,若吞咽功能恢复良好,饮水不呛咳,不噎食即可拔管。

(三)生活护理

(1)加强晨、晚间护理,保持皮肤及床单的清洁、干燥,衣着柔软、无皱褶,经常更换体位,避免局部受压。

(2)满足排便障碍患者的排泄需要,及时提供护理。如尿潴留患者可行下腹部加压按摩,必要时留置导尿;便秘者可用缓泻剂,必要时用肥皂水灌肠。

(3)提供适当的辅助设备及辅助方法,鼓励患者进行生活自理活动锻炼,以逐渐适应回归家庭和社会的需要。

(四)并发症预防及护理

(1)病室定时通风、消毒,防止院内感染的发生。

(2)长期卧床不能自主咳嗽、痰液积聚而并发肺炎者,应鼓励咳嗽排痰,定时翻身拍背,以利痰液排除;如痰液黏稠可行超声雾化吸入;吸痰时应严格遵守无菌技术操作原则。加强口腔护理,防止口腔感染。

(3)患者肢体不能自主运动及感觉缺失,易致褥疮及外伤,肌肉挛缩致肢体关节畸形。应向患者及家属宣传翻身和早期肢体运动的重要性,使之配合治疗和护理。

(4)保持肢体轻度伸展,开始时帮助患者被动运动,防止肌肉废用性萎缩,维持运动功能;瘫痪肢体应处于功能位置,防止足下垂、爪形手等后遗症的发生,必要时用T形板固定双足;瘫痪肢体禁用热水袋,以免烫伤。

(5)穿抗血栓弹力长袜,预防深静脉血栓形成及并发的肺栓塞。

(6)提供良好的修养环境,保证患者安静休息;严密观察心率、心律、血压等变化,必要时心电监测;静脉输液时应严格控制输液速度,防止心力衰竭的发生。

(五)健康指导

(1)应使患者了解肢体瘫痪的恢复过程,使之安心配合治疗和护理。

(2)病情稳定后,应早期进行肢体功能锻炼,如主动一被动运动、步态训练等;坚持针灸、按摩和理疗,可防止或减轻肢体畸形。

(3)保证足够的营养,增强机体抵抗力,避免受凉及感冒。

第五节　脑血管疾病

一、概述

脑血管疾病(CVD)是指由于各种脑部血管病变所引起的脑功能缺损的一组疾病的总称。脑血管疾病是神经系统的常见病及多发病,其致死、致残率高,是目前人类疾病的三大死亡原因之一。

(一)脑的血液供应

颈内动脉:眼动脉、后交通动脉、脉络膜前动脉、大脑前动脉和大脑中动脉,供应大脑半球前3/5的血液。基底动脉:大脑后动脉,供给大脑半球后2/5血液;小脑后下动脉、小脑前下动脉、脑桥支、内听动脉、小脑上动脉等供给小脑和脑干的血液。两侧大脑前动脉之间由前交通动脉、两侧颈内动脉与大脑后动脉之间由后交通动脉连接起来,构成脑底动脉环(Willis环)。

(二)大脑血管结构特点

与人体其他部位血管不同,它的动脉内膜层厚,有较发达的弹力膜,中层和外层壁较薄,没有弹力膜,因此,脑动脉几乎没有搏动,这样可避免因血管搏动影响脑功能。脑静脉与颈静脉之间有静脉窦形成,它是颅内特有的结构,这就构成了脑血管病症状的复杂多样。脑血管长、弯曲度大,缺乏弹性搏动,不易推动和排出随血液来的栓子,易患脑栓塞。脑血管内膜厚,无搏动,又易导致胆固醇、甘油三酯等沉积,使血管硬化,管腔狭窄,形成脑血栓。另外,因脑动脉壁薄,当血压突然升高时,又容易导致脑出血。

(三)脑血液循环的生理和病理生理

成人脑的平均重量为1400 g,占体重的2%～3%,而脑的血流量占全身15%～20%。脑组织几乎无葡萄糖和糖原的储备,需要血液连续地供应所需的氧和葡萄糖。脑的血管具有自动调节的功能,脑血液供应在平均动脉压60～160 mmHg发生改变时仍可维持稳定。当血压升高时,脑小动脉收缩,血流量降低,反之则相反,这种自动调节称为Bayliss效应。但超过自动调节的范围时或脑血管发生病变时,自动调节功能受到损害,脑血流随血压的升降而增减。脑血流量与脑动脉的灌注压呈正比,与脑血管的阻力成反比(灌注压=平均动脉压-静脉压)。影响脑血管的阻力因素有血管壁的构造和血管张力,颅内压和血液黏稠度等。

(四)脑血管疾病的分类

临床上常按起病的缓急,将脑血管疾病分为急性和慢性两种类型。急性脑血管疾病是指急性起病、迅速出现局限性或弥漫性脑功能缺失征象,又称脑卒中。其主要病理过程为短暂脑缺血发作、脑梗死、脑出血和蛛网膜下隙出血。慢性脑血管病是指脑部慢性供血不足,致脑代谢障碍和功能衰退,起病隐袭、进展缓慢。

(五)脑血管疾病的危险因素和病因

1.危险因素

(1)可干预的因素:高血压、糖尿病、心脏病、高同型半胱氨酸血症、脑卒中病史、肥胖、无症状性颈动脉狭窄、酗酒、吸烟、抗凝治疗、脑动脉炎等。

(2)不可干预的因素:年龄、性别、种族、遗传因素等。

其中高血压是该类脑卒中最重要的独立危险因素。

2.基本病因

(1)血管壁病变:高血压性脑细小动脉硬化;脑动脉粥样硬化为最常见;血管先天性发育异常和遗传性疾病;各种感染和非感染性动、静脉炎;中毒、代谢及全身性疾病导致的血管壁病变。

(2)心脏病:风湿性心脏病、先天性心脏病、细菌性心内膜炎、心房颤动等。

(3)其他原因:血管内异物如空气、脂肪等。

3.促发因素

(1)血液成分改变及血液流变学异常:如血液黏稠度增高、凝血机制异常。

(2)心脏疾病和血流动力学改变:如高血压、低血压、心瓣膜病、心房颤动。

(3)其他病因:如空气、脂肪、癌细胞的栓子,脑血管受压、外伤、痉挛等。

(4)与急性脑血管疾病的发生及发展有密切关系的危险因素有高年龄、高血压、高血糖、高血脂、肥胖、吸烟、酗酒、不良饮食习惯(如高盐、高动物脂肪、缺钙饮食)及体力活动减少、长期服用含雌激素的避孕药、药物滥用、寒冷的环境等。在众多可干预的危险因素中,高血压、心脏病、糖尿病和短暂性脑缺血发作是脑血管病发病的最重要的四大危险因素。

(六)脑血管病的三级预防

不论是出血性脑血管病还是缺血性脑血管病,迄今仍缺乏有效的治疗方法,且脑卒中的复发相当普遍,卒中复发导致已有的神经系统功能障碍加重,并使死亡率明显增加,因此预防脑血管病的发生、降低再次发生卒中的危险性非常重要。脑血管病的预防分为三级,故称三级预防。内容如下。

(1)一级预防:为发病前的预防,即对有卒中倾向、尚无卒中病史的个体预防脑卒中发生,这是三级预防中最关键一环。如在社区人群中首先筛选上述可干预的危险因素,找出高危人群,提倡合理饮食,适当运动,积极治疗相关疾病。

(2)二级预防:针对发生过卒中或有 TIA 病史的个体,通过寻找意外事件发生的原因,治疗可逆性病因,纠正所有可干预的危险因素,预防脑卒中复发。如对短暂性脑缺血发作、可逆性缺血性神经功能缺失早期诊断,早期治疗,防止发展成为完全性卒中。

(3)三级预防:脑卒中发生后积极治疗,防治并发症,减少致残,提高脑卒中患者的生活质量,预防复发。通常也将三级预防并入二级预防中。

二、短暂性脑缺血发作

短暂性脑缺血发作(TIA)是颈动脉系统或椎一基底动脉系统历时短暂但反复发作的供血障碍,导致供血区局灶性脑或视网膜功能障碍,一般每次发作持续数分钟至数小时,24h 内完全恢复,不遗留神经功能缺损的症状和体征。

短暂性脑缺血发作好发于 50～70 岁,男性多于女性。其病因与发病机制尚不完全清楚,多数认为与动脉硬化、动脉狭窄、血液成分改变及血流动力学变化等多种因素有关。治疗上以去除病因、减少和预防复发、保护脑功能为主,对有明确的颈部血管动脉硬化斑块引起明显狭窄或闭塞者可选用手术治疗。

【护理评估】

(一)健康史

应向患者询问既往有无动脉粥样硬化、高血压、糖尿病、高脂血症、心脏病及以前类似发作的病史,本次起病的形式及症状持续时间,生活习惯及家族史等。

(二)身体状况

短暂性脑缺血发作按其供血障碍区域不同而出现不同的临床表现。颈内动脉系统的 TIA 常见症状为病灶对侧单肢无力或不完全性瘫痪,对侧感觉障碍,眼动脉缺血时出现短暂的单眼失明,优势半球缺血时可有失语;椎-基底动脉系统 TIA 则以眩晕、平衡失调为常见症状,其特征性的症状有跌倒发作、短暂性全面遗忘症、双眼视力障碍发作等。

(三)心理-社会状况

多数患者因神经定位症状而产生恐惧心理,部分患者可因反复发作但未产生后遗症而疏忽大意。

【主要护理诊断/问题】

1.恐惧

与突发神经定位症状而致组织器官功能障碍有关。

2.潜在并发症

脑卒中。

3.有受伤的危险

与突发眩晕、平衡失调及一过性失明等有关。

【护理目标解价】

(1)患者心理状态稳定,认识并正视疾病。

(2)TIA 发作次数减少。

【护理措施】

(1)密切观察病情,做好相关记录,警惕完全性缺血性脑卒中的发生。

(2)安全指导,TIA 患者因一过性失明或眩晕,容易摔倒和受伤,指导患者合理休息与运动,并采取适当的防护措施。如发作时卧床休息,头部活动要缓慢,动作轻柔,频繁发作者要避免重体力劳动。

(3)给予低脂、低胆固醇、低盐饮食,生活规律,忌刺激性及辛辣食物,根据身体情况适当参加体育锻炼。

(4)向患者解释疾病知识,帮助患者消除恐惧心理。

(5)在抗凝药物治疗期间,应密切观察有无出血倾向,及时测定出凝血时间及凝血酶原时间,一旦出现情况及时给予相应的处理。

(6)应避免各种引起循环血量减少、血液浓缩的因素,如大量呕吐、腹泻、高热、大汗等,以防诱发脑血栓形成。

(7)积极治疗原发病,坚持按医嘱服药,不可随意停药或换药,戒烟少饮酒,定期门诊复查。

(8)健康指导

①疾病知识指导:本病为脑卒中的一种先兆表现或警示,如未经正确治疗而任其自然发展,约 1/3 的患者在数年内会发展成为完全性卒中。护士应评估患者及家属对脑血管病的认识程度;帮助患者及家属了解脑血管病的基本病因、危害、主要危险因素、早期症状、就诊时机以及治疗与预后的关系;指导掌握本病的防治措施和自我护理方法;帮助寻找和去除自身的危险因素,主动采取预防措施,改变不健康的生活方式。定期体检,了解自己的心脏功能、血糖、血脂水平和血压高低。

②饮食指导:指导患者了解肥胖、吸烟、酗酒及饮食因素与脑血管病的关系。一般认为高钠低钙、高肉类、高动物油的饮食摄入是促进高血压、动脉硬化的因素,故应指导患者改变不合理的饮食习惯和饮食结构。忌辛辣、油炸食物和暴饮暴食;注意粗细搭配、荤素搭配;戒烟、限

酒;控制食物热量,保持理想体重。

③保持心态平衡:长期精神紧张不利于控制血压和改善脑部的血液供应,甚至还可以诱发某些心脑血管病。应鼓励患者积极调整心态、稳定情绪,培养自己的兴趣爱好,增加社交机会,多参加有益身心的社交活动。

三、脑梗死

脑梗死(CI)又称缺血性脑卒中(CIS),是指局部脑组织由于血液供应中断而发生的缺血性坏死或脑软化。临床最常见的类型为脑血栓形成和脑栓塞。

脑血栓形成(CT)为脑血管病中最常见的一种,常指颅内外供应脑部的动脉血管壁因各种原因而发生狭窄或闭塞,在此基础上形成血栓,引起该血管供血范围内的脑组织梗塞性坏死,出现相应的神经系统症状和体征。本病最常见的病因是脑动脉硬化,由于其动脉粥样硬化斑导致颈内动脉和椎一基底动脉系统的任何部位管腔狭窄和血栓形成而发病;其次为各种病因所致的脑动脉炎、红细胞增多症、弥漫性血管内凝血的早期等。

该病的治疗以挽救生命、降低病残、预防复发为目的,除应及时进行病因治疗外,常选用疏通微循环、抗血小板聚集、减轻脑血管痉挛、保护脑细胞等药物治疗,必要时外科手术治疗。另外在脑血栓形成的超早期(起病 6h 内),可选用尿激酶、链激酶等药物溶栓治疗。因血管扩张剂可加重脑水肿或使病灶区的血流量降低,故一般不主张使用。

脑栓塞是指各种栓子随血流进入颅内动脉系统使血管腔急性闭塞引起相应供血区脑组织缺血坏死及脑功能障碍。脑栓塞的栓子来源不同,可分为心源性(多见于风湿性心瓣膜病)、非心源性(多为主动脉弓及其发出的大血管的动脉粥样硬化斑块和附着物脱落)、来源不明 3 大类,其中心源性为最常见的原因,占脑栓塞的 60%～75%。本病的治疗包括脑部病变和原发病的治疗两方面,脑部病变的治疗与脑血栓形成基本相同,但部分心源性栓塞的患者可选用较强的血管扩张剂,如罂粟碱、亚硝酸异戊酯等治疗。

【护理评估】

(一)健康史

注意询问患者有无动脉粥样硬化、高血压、风心病、冠心病、糖尿病等病史;本次起病的方式、发病时间及有无明显的诱因;病前有无头痛、头晕、肢体麻木、无力等前驱症状;患者的生活习惯及有无本病的家族史。

(二)身体状况

1.脑血栓形成

好发于中年以后,多见于 50～60 岁以上的患者。起病较缓,常在安静或休息状态下发病,部分患者在发作前有前驱症状,如头晕、头痛等;部分患者发病前曾有 TIA 史。

神经系统局灶性表现视脑血管闭塞的部位及梗塞的范围而定,常在发病后 10 多个小时或 1～2 日内达到高峰,多数患者无意识障碍及生命体征的改变,少数患者可有不同程度的意识障碍,持续时间较短。神经系统体征主要取决于脑血管闭塞的部位及梗死的范围,常见为局灶性神经功能缺损的表现,如失语、偏瘫、偏身感觉障碍等。

颈内动脉闭塞可出现病灶侧单眼一过性黑蒙或病灶侧 Homner 征,大脑中动脉主干闭塞时出现“三偏”症状和不同程度的意识障碍,大脑前动脉主干闭塞时可出现对侧中枢性面瘫及偏瘫、尿潴留或尿急、精神障碍等。依据症状和体征的进展速度可分为完全性卒中、进展性卒中、可逆性缺血性神经功能缺失三种临床类型。

2.脑栓塞

任何年龄均可发病,以青壮年多见。常在活动中突然发病,起病急骤是本病的主要特征,局限性神经缺失症状多在数秒至数分钟内发展到高峰,为脑血管病中起病最快的一种。常见的脑部症状为局限性抽搐、偏盲、偏瘫、失语等,意识障碍较轻,个别患者在发病后数天内呈进行性加重,多因栓塞反复发生或继发出血所致。大多数患者有栓子来源的原发疾病,部分患者有其他部位血管栓塞的表现。

(三)心理-社会状况

因突然出现感觉与运动障碍、生活质量下降以及担忧今后生活能否自理,患者常表现为情绪不稳、自卑甚至悲哀、恐惧等。

【主要护理诊断/问题】

1.躯体移动障碍

与脑血管闭塞,脑组织缺血、缺氧使锥体束受损导致肢体瘫痪有关。

2.自理能力缺陷综合征

与脑血管闭塞所致一侧肢体瘫痪,肢体活动能力丧失有关。

3.语言沟通障碍

与病变累及大脑优势半球,语言中枢受损有关。

4.有废用综合征的危险

与肢体瘫痪及未能及时进行肢体康复锻炼有关。

【护理目标/评价】

(1)患者学会摆放瘫痪肢体的位置,保持身体平衡,躯体活动能力增强。

(2)生活自理能力逐步提高或恢复原来日常生活自理水平。

(3)能用简短的文字或其他方式有效地表达基本需要,保持沟通能力。

(4)坚持进行肢体功能锻炼,无并发症的发生。

【护理措施】

(一)防止脑部血流量减少

急性期患者绝对卧床休息,取平卧位,避免搬动,以使有较多血液供给脑组织。头部禁用冰袋或冷敷,以免血管收缩,血流缓慢而使脑血流量减少。及时测量以发现血压的变化,若血压过高或过低应及时通知医师并配合处理。

(二)饮食护理

低盐低脂饮食,如有吞咽困难、呛咳者,可予糊状流质或半流质小口慢慢喂食,必要时给予鼻饲。

(三)心理护理

为患者创造安静、舒适的环境,给予精神上的安慰和支持。加强与患者交流,尤其对失语患者,应鼓励并指导患者用非语言方式来表达自已的需求及情感。指导家庭成员积极参与患者的康复训练,鼓励或组织病友之间康复训练的经验交流,帮助患者树立恢复生活自理的信心,积极配合治疗。

(四)用药护理

遵医嘱用药,并注意药物的副作用。如静脉滴注扩血管药物时,滴速宜慢,并随时观察血压的变化,根据血压情况调整滴速;低分子右旋糖酐应用时,可出现发热、荨麻疹等过敏反应,应注意观察,必要时须做过敏试验;如服用阿司匹林后出现黑便以及使用抗凝剂和溶栓剂期间有全身皮肤黏膜出血时,应立即报告医生处理。

(五)康复训练

(1)告知患者康复训练应在病情稳定、心功能良好、无出血倾向时及早进行,给患者及家属讲解早期活动的必要性及重要性,并指导功能训练。

(2)训练时不可操之过急,要循序渐进,活动量应由小渐大、时间由短到长、被动与主动运动、床上与床下运动相结合,语言训练与肢体锻炼相结合。

(3)教会患者及家属保持关节功能位置:上肢,手关节保持轻微背屈,手中可握一手帕,肘关节微屈曲,上臂高于肩部水平,避免关节内收、下垂,可采用夹板或三角巾托起;下肢,足底垫起,使足背与小腿呈90°角,防止足下垂;预防膝关节伸展性挛缩,将膝关节下放一小枕垫起,使腿微屈,外侧放枕头垫好,以防止下肢外旋。

(4)教会患者及家属锻炼和翻身技巧,训练患者平衡和协调能力,在训练时保持环境安静,使患者注意力集中。

(5)鼓励患者做力所能及的活动,培训患者日常生活基本技能,如穿脱衣服、系纽扣、洗脸、漱口、自己动手吃饭、使用各种餐具等。指导患者调动健侧肢体能动性,辅助瘫侧进行运动。

(六)健康指导

(1)告知患者及家属应积极治疗原发病,如高血压、糖尿病、风湿性心瓣膜病等,在降压治疗过程中要做到平稳降压、不宜使血压波动过大或下降过低。

(2)生活有规律,平时保持适量体力活动,促进心血管功能,改善脑血液循环。以低脂、低胆固醇、高维生素饮食为宜,忌烟、酒及辛辣食物,忌暴饮暴食或过分饥饿。

(3)老年人晨间睡醒时不要急于起床,最好安卧10 min后缓慢起床,以防直立性低血压致脑血栓形成。

(4)抗血小板聚集的药物应坚持长期服用,告知患者药物常见的不良反应,一旦出现应及时就医。

(5)患者及家属学会康复功能训练的基本方法,并鼓励患者长期坚持进行,多数可在1～3年内逐步恢复肢体功能。

(6)定期到医院复查,如出现头晕、肢体麻木、短暂脑缺血发作等先兆表现时,应及时就诊。

四、脑出血

脑出血(ICH)是指原发性非外伤性脑实质内出血,好发于50～70岁的中老年人。高血压合并小动脉硬化是脑出血最常见的病因,高血压伴发脑内小动脉病变,血压骤升引起动脉破裂出血称为高血压性脑出血,多由于长期高血压,导致脑内小动脉或深穿支动脉壁纤维素样坏死或脂质透明变性、小动脉瘤或微夹层动脉瘤形成,当血压骤然升高时,血液自血管壁渗出或动脉瘤壁直接破裂,血液进入脑组织形成血肿。脑出血发生于大脑半球者占80%,在脑干或小脑者约占20%。豆纹动脉自大脑中动脉近端呈直角分支，受高压血流冲击最大，是脑出血最好发部位，故出血多在基底节、内囊和丘脑附近。脑出血的致残率和病死率均较高，脑水肿、颅内压增高和脑疝形成是导致患者死亡的主要原因。

脑出血急性期治疗的基本原则是防止再出血、控制脑水肿、维持生命体征和防治并发症。内科治疗包括应用甘露醇、利尿剂、地塞米松等控制脑水肿、降低颅内压，应用卡托普利、美托洛尔等控制血压在较理想水平，防治并发症等。外科治疗可采用开颅血肿清除术、钻孔扩大骨窗血肿清除术、立体定向血肿引流术、脑室引流术等手术方法治疗。

【护理评估】

(一)健康史

(1)既往有高血压、动脉粥样硬化史。

(2)发病前有精神紧张、情绪激动、劳累或用力排便等诱因存在。

(3)病前有先兆表现及起病的形式。

(4)有无本病的家族史，患者的生活习惯、年龄、烟酒嗜好、体重等。

(二)身体状况

多在白天体力活动、酒后或情绪激动时突然起病，往往在数分钟至数小时内病情发展到高峰。患者先有进行性加重的头痛、头晕、呕吐，随即出现意识障碍，颜面潮红、呼吸深沉而有鼾声，脉搏缓慢有力、血压升高(180 mmHg以上)、全身大汗、大小便失禁。根据出血部位的不同，出现不同的神经系统局灶体征。

1.内囊出血

最常见，除脑出血的一般症状外，此类患者常有头和眼转向出血病灶侧，呈双眼“凝视病灶”状。同时可有典型的“三偏”症状，即出血灶对侧偏瘫、偏身感觉障碍和对侧同向偏盲。如出血灶在优势半球，可伴有失语。轻症患者多意识清楚，而重症患者的临床特点为发病急，昏迷快而深，反复呕吐。如呕吐物为咖啡样液体时，多系丘脑下部功能障碍引起应激性溃疡而致上消化道出血。如有两侧瞳孔不等大，出血侧瞳孔散大或先缩小后散大，多为脑疝的表现。

2.脑桥出血

出血可无意识障碍，表现为交叉性瘫痪，头和眼转向非出血侧，呈“凝视瘫肢”状；大量出血常破入第四脑室，患者立即进入昏迷状态、双侧瞳孔缩小呈针尖样、呕吐咖啡样胃内容物、中枢性高热、中枢性呼吸障碍，病情常迅速恶化，多数在24～48 h内死亡。

3.小脑出血

表现为枕部剧烈头痛、眩晕、频繁呕吐和平衡障碍，但无肢体瘫痪。当出血量较多时，可有颅神经麻痹、两眼向病变对侧同向凝视，肢体瘫痪及病理反射阳性。

4.脑室出血

若为小量出血，表现为头痛、呕吐、脑膜刺激征阳性，一般无意识障碍和神经系统定位症状，预后良好。大量脑室出血时，患者迅速出现昏迷、频繁呕吐、针尖样瞳孔、四肢弛缓性瘫痪及去大脑强直，预后不良，多迅速死亡。

(三)心理-社会状况

患者如能清醒，面对突然发生的感觉障碍与肢体瘫痪的残酷现实以及担心预后，表现为情绪沮丧、悲观绝望，对自己生活的能力和生存的价值丧失信心，且因失语或构音困难而不能表达情感，使患者内心苦闷，心情急躁。严重脑出血患者神志不清、病情危重，家属多处于紧张、恐惧的状态。

【主要护理诊断/问题】

1.疼痛：头痛

与出血性脑血管病致颅内压增高有关。

2.急性意识障碍

与脑出血、脑水肿所致脑功能损害有关。

3.躯体移动障碍

与脑血管破裂形成的血肿使锥体束受损导致肢体瘫痪有关。

4.自理能力缺陷综合征

与出血性脑血管病致肢体瘫痪、意识障碍有关。

5.语言沟通障碍

与出血性脑血管病病变累及舌咽、迷走神经及大脑优势半球的语言中枢有关。

6.有受伤的危险

与出血性脑血管病致意识障碍及感觉障碍有关。

7.潜在并发症

如脑疝、上消化道出血。

【护理目标/评价】

(1)患者头痛减轻或消失。

(2)患者意识障碍无加重，或神志逐渐清醒。

(3)能说出逐步进行功能锻炼的方法，能使用合适的器具增加活动量，活动量有增加。

(4)生活自理能力逐渐增强，能参与进食、穿衣、如厕、沐浴和使用器具等活动。

(5)能以非语言沟通方式表达自己的需要，能有效地与医护人员和家属进行沟通，能说出训练语言功能的方法，语言功能好转或恢复。

(6)能说出引起患者受伤的危险因素，未发生外伤。

(7)生命体征稳定，无严重并发症的发生。

【护理措施】

(一)降低颅内压，缓解头痛

(1)密切观察生命体征、意识、瞳孔变化等情况，及时判断患者有无病情加重及并发症的发生。

(2)如迅速出现的持续高热，常由于脑出血累及下丘脑体温调节中枢所致，应给予物理降温头部置冰袋或冰帽，并予以氧气吸入，提高脑组织对缺氧的耐受性。

(3)意识障碍呈进行性加重，常提示颅内有进行性出血；当出现剧烈头痛、频繁呕吐、烦躁不安、血压进行性升高、脉搏加快、呼吸不规则、意识障碍加重、一侧瞳孔散大，常提示脑疝可能，应立即与医生联系，迅速建立静脉通路，按医嘱快速静脉滴注20%甘露醇250 mL(30 min内滴注完成)，限制每天液体摄入量(一般禁食患者以尿量加500 mL液体为宜)，避免导致颅内压增高的因素(如剧咳、打喷嚏、躁动、用力排便等)。

(4)每次鼻饲前抽吸胃液,观察胃液颜色的变化,以及时发现上消化道出血的情况。

(二)促进意识恢复,防止进一步出血

1.休息

与体位急性期应绝对卧床,尤其是发病后24～48 h内避免搬动。患者取侧卧位,有利于唾液和呼吸道分泌物的自然流出,如有面神经瘫痪的患者,可取面瘫侧朝上侧卧位。头部抬高15°～30°,以利于颅内血液回流,减轻脑水肿。病室应保持安静,避免声、光刺激,限制亲友探视。各项护理操作如翻身、吸痰、鼻饲等动作均需轻柔,必须搬动患者时需保持身体的长轴在一条直线上。保持患者情绪稳定,避免情绪激动、剧烈咳嗽、打喷嚏等,以防止颅内压和血压增高而导致进一步出血。

2.饮食

脑出血患者在发病2～3日内禁食。此后如生命体征平稳、无颅内压增高及严重上消化道出血,可开始流质饮食,昏迷者可鼻饲。每天的总热量维持在8368 kJ左右,并保证有足够蛋白质、维生素、纤维素摄入;根据患者情况调整饮食中的水和电解质的量,入液量应适当控制,一般每日不超过1500～2000 mL;清醒患者摄食时一般以坐位或头高侧卧位为宜,进食要慢,面颊肌麻痹时食物可由一侧口角流出,应将食物送至口腔健侧近舌根处,使患者容易控制和吞咽食物。

3.大小便护理

保持大便通畅,防止用力排便而导致颅内压增高,必要时按医嘱给予缓泻剂,禁止大量不保留灌肠。对尿失禁或尿潴留患者应及时留置导尿,并做好相应的护理。

(三)保持呼吸道通畅

(1)对昏迷较深患者,口腔放置通气管或用舌钳将舌头外拉,以防舌后坠造成窒息。

(2)随时给患者吸痰、翻身拍背,做好口腔护理,清除呼吸道分泌物,以防误吸。

(3)准备好气管切开或气管插管包,必要时配合医生进行气管切开或气管插管,做好相应的术后护理。

(四)促进肢体功能恢复

急性期患者绝对卧床休息,每2h翻身一次,以免局部皮肤长时间受压,翻身后保持肢体于功能位置。病情稳定后,可对瘫痪肢体关节进行按摩和被动运动,防止肢体肌肉失用性萎缩;康复期功能训练详见脑梗死护理。

(五)健康指导

(1)向患者和家属介绍有关疾病的基本知识,告知积极治疗原发病对防止再次发生出血性脑血管疾病的重要性。

(2)避免精神紧张、情绪激动、用力排便及过度劳累等诱发因素,指导患者自我控制情绪、保持乐观心态。

(3)教会患者家属测量血压的方法,每日定时监测血压,发现血压异常波动及时就诊。

(4)饮食宜清淡,摄取低盐、低胆固醇食物,避免刺激性食物及饱餐,多吃新鲜蔬菜和水果,矫正不良的生活方式,戒除烟酒。

(5)告知患者家属,家人的支持对患者疾病恢复的重要性,引导家属以乐观的态度接受自己亲人躯体和精神方面的改变;让患者及家属明白功能锻炼开始越早疗效越好,向患者及家属介绍康复功能锻炼的具体操作方法,鼓励患者增强自我照顾的意识,通过康复锻炼,尽可能恢复生活自理能力,同时告知患者只要坚持功能锻炼,许多症状和体征可以在1～3年内得到改善。

(6)向患者及家属介绍脑出血的先兆症状,如出现严重头痛、眩晕、肢体麻木、活动不灵、口齿不清时,应及时就诊,教会家属再次发生脑出血时现场的急救处理措施。

五、蛛网膜下隙出血

蛛网膜下隙出血(SAH)是指脑表面血管破裂后,血液流入蛛网膜下隙引起相应临床症状的一种脑卒中,又称为原发性蛛网膜下隙出血。脑实质出血,血液穿破脑组织流入蛛网膜下隙者,称为继发性蛛网膜下隙出血。SAH占整个脑卒中的5%～10%,年发病率为(5～20)/10万。本病各个年龄组均可发病,青壮年更常见,女性多于男性;先天性动脉瘤破裂者多见于20～40岁的年轻人,50岁以上发病者以动脉硬化多见。

SAH最常见的病因为先天性动脉瘤(50%～85%)破裂,其次是动静脉畸形和高血压性动脉硬化,还可见于血液病、各种感染所致的脑动脉炎、肿瘤破坏血管、抗凝治疗的并发症等。在上述病变的基础上,当重体力劳动、情绪变化、血压突然升高、饮酒、特别是酗酒时,脑底部及脑表面血管发生破裂,血液流入蛛网膜下隙,刺激血管、蛛网膜、脑膜等敏感组织或引起颅内压突然升高,导致剧烈头痛或血管痉挛,甚至因脑推移压迫脑干以致猝死。

蛛网膜下隙出血的治疗原则:制止继续出血,防治血管痉挛,防止复发,降低病死率。

【护理评估】

(一)健康史

询问病史,了解有无导致蛛网膜下隙出血的诱因,既往有无类似病史,了解平素健康状况等健康史。

(二)身体状况

1.主要症状

起病急骤,由于突然用力或情绪兴奋等诱因,出现剧烈头痛、呕吐、面色苍白、全身冷汗,数分钟至数小时内发展至最严重程度。半数患者有不同程度的意识障碍,有些患者可伴有局灶性或全身性癫痫发作。少数患者可出现烦躁、谵妄、幻觉等精神症状以及头晕、眩晕、颈背及下肢疼痛等。

2.护理体检

发病数小时后体查可发现脑膜刺激征阳性,部分患者可出现一侧动眼神经麻痹。少数患者可有短暂性或持久的局限性神经体征,如偏瘫、偏盲、失语等。眼底检查可见玻璃体下片状出血,约10%的患者可有视盘水肿。可能与出血引起的脑水肿、出血破入脑实质直接破坏和压迫脑组织以及并发脑血管痉挛导致脑梗死有关。

老年人蛛网膜下隙出血临床表现常不典型,头痛、呕吐、脑膜刺激征等都可不明显,而精神症状及意识障碍较重。个别重症患者可很快进入深昏迷,出现去大脑强直,因脑疝形成而迅速死亡。

(三)心理-社会状况

患者因起病突然,剧烈头痛,病情危重及医护人员的高度重视,会对疾病过度关注,精神紧张,甚至产生恐惧、焦虑等心理,影响疾病的诊疗护理。

【主要护理诊断/问题】

1.疼痛:头痛

与脑水肿、颅内高压、血液刺激脑膜或继发性脑血管痉挛有关。

2.潜在并发症

再出血。

3.恐惧

与担心再出血、害怕 DSA 检查、开颅手术以及担心疾病预后有关。

4.生活自理缺陷

与长期卧床(医源性限制)有关。

【护理目标解价】

(1)患者头痛减轻或消失,病情平稳。

(2)患者情绪稳定,能积极配合治疗护理。

(3)能说出引起病情加重甚至再出血的常见可能诱因及危害因素,未发生再出血。

(4)生命体征稳定,无严重并发症的发生,逐渐康复。

【护理措施】

(一)对症护理

维持生命体征稳定、降低颅内压、纠正水电解质平衡紊乱、预防感染等。如遵医嘱使用甘露醇等脱水剂治疗,应快速静脉滴注,密切观察有无不良反应发生。必要时记录 24h 尿量。

(二)防止再出血

(1)活动与休息:蛛网膜下隙出血的患者应绝对卧床休息 4~6 周,告诉患者及家属绝对卧床休息的重要性,为患者提供安静、安全、舒适的休养环境,控制探视,避免不良的声、光刺激,治疗护理活动也应集中进行,避免频繁接触和打扰患者休息。

(2)避免诱因:告诉患者及家属容易诱发再出血的各种因素,指导患者与医护人员密切配合,避免精神紧张、情绪波动、用力排便、屏气、剧烈咳嗽及血压过高等。

(3)病情监测:蛛网膜下隙出血再发率较高,以 5~11 天为高峰,81%发生在首次出血后 1 月内,颅内动脉瘤初次出血后 24h 内再出血率最高,2 周时再发率累计为 19%。再出血的临床特点:首次出血后病情稳定好转的情况下,突然再次出现剧烈头痛、恶心呕吐、意识障碍加重、原有局灶症状和体征重新出现等。应密切观察病情变化,发现异常及时报告医生处理。

(4)止血药物的运用:遵医嘱使用大剂量止血剂制止继续出血和预防再出血,密切观察有无不良反应发生。

(三)心理护理

指导患者了解疾病的过程与预后、DSA 检查的目的与安全性等相关知识;指导患者消除紧张、恐惧、焦虑心理,增强战胜疾病的信心,配合治疗和检查。

(四)健康指导

(1)合理饮食:见本节 TIA 中的"健康指导"。

(2)避免诱因:见本节"脑出血"健康指导。

(3)检查指导:SAH 患者一般在首次出血 3 周后进行 DSA 检查,应告知脑血管造影的相关知识,指导患者积极配合,以明确病因,尽早手术,解除隐患或危险。

(4)照顾者指导:家属应关心、体贴患者,为其创造良好的休养环境,督促尽早检查和手术,发现再出血征象及时就诊。

第六节　急性脑血管疾病

一、概述

脑血管疾病(CVD)是由于各种脑血管病变所引起的脑功能障碍。脑卒中指急性起病、迅速出现局限性或弥漫性脑功能缺失征象的脑血管临床事件,其发病率为 100～300/10 万,患病率为 500～740/10 万,病死率为 50～100/10 万,位居常见死亡原因的前 3 位。卒中幸存者中 50%～70%留有残疾,给社会和家庭带来极大负担。

【脑血管疾病分类】

脑血管疾病有不同的分类方法:①依据病理性质可分为缺血性卒中和出血性卒中,前者又称为脑梗死,包括脑血栓形成和脑栓塞,后者包括脑出血和蛛网膜下隙出血;②依据神经功能缺失症状持续的时间,将不足 24 小时者称为短暂性脑缺血发作(TIA),超过 24 小时者称为脑卒中。

【脑的血液供应】

脑部的血液由两条颈内动脉和两条椎动脉(颈内动脉系统和椎—基底动脉系统)供给,颈内动脉进入颅内后依次分出眼动脉、后交通动脉、脉络膜前动脉、大脑前动脉和大脑中动脉,这些动脉供给眼部以及大脑半球前部 3/5 的血液;双侧椎动脉经枕骨大孔入颅后汇合成基底动脉,基底动脉在脑干头端腹侧面分为两条大脑后动脉,供应大脑半球后部 2/5 的血液。椎基底动脉在颅内依次分出小脑后下动脉、小脑前下动脉、脑桥支、内听动脉、小脑上动脉等,供应小脑和脑干。两侧大脑前动脉之间由前交通动脉连接,两侧颈内动脉与大脑后动脉之间由后交通动脉连接,构成脑底动脉环(Willis 环)。当此环的某一处血供减少或闭塞时,可互相调节血液供应。此外,颈内动脉还可通过眼动脉与颈外动脉的面动脉及颞浅动脉分支和脑膜中动脉末梢支吻合,以沟通颈内、外动脉血流。椎动脉与颈外动脉的分支之间以及大脑表面的软脑膜动脉间亦有多处吻合。

【脑血液循环的生理和病理】

脑的平均重量约为 1500 g,占体重 2%～3%,然而流经脑组织的血液为每分钟 750～1000 mL,占心排血量的 15%～20%(静态时),表明脑的血液供应非常丰富。脑组织几乎没有能源的储备,需要血液循环连续地供应氧和葡萄糖。脑血流量有自动调节作用,脑血流量与脑动脉的灌注压成正比,与脑血管的阻力成反比,而灌注压约等于平均动脉压减去静脉压的差。

在正常情况下，平均动脉压在 8.0～21.3kPa(60～160 mmHg)范围内，脑血流量可自动调节，以保护脑组织不致缺氧而受损害。当灌注压增高时，反射性地引起毛细血管动脉端平滑肌收缩，使血管阻力增高而不使脑血流量增加，反之亦然。脑组织血流量的分布不均匀，灰质的血流量明显高于白质。不同部位的脑组织对缺血、缺氧敏感性不相同，大脑皮质、海马对缺血最敏感，其次是纹状体和小脑。

【脑血管疾病的病因和危险因素】

1.病因

(1)血管壁病变：以高血压动脉硬化和动脉粥样硬化所致的血管损害最常见，其次是动脉炎(风湿、钩端螺旋体、结核、梅毒等)、发育异常(先天性脑动脉瘤、脑动静脉畸形)、外伤等。

(2)血液成分改变及血液流变学异常：①血液黏稠度增高：如高脂血症、高血糖、白血病、红细胞增多症等；②凝血机制异常：如血小板减少性紫癜、血友病、应用抗凝剂、DIC 等，此外妊娠、产后、术后也可引起高凝状态。

(3)血流动力学异常：如高血压、低血压、心脏功能障碍等。

(4)其他病因：包括颈椎病、肿瘤等压迫邻近的大血管，影响供血；颅外形成的各种栓子(如空气、脂肪、肿瘤等)引起脑栓塞。

2.危险因素

包括可干预和不可干预两类，不可干预危险因素有年龄、性别、种族和家族史；可干预危险因素包括吸烟、酗酒、肥胖、缺乏体力活动等不健康生活方式以及高血压、糖尿病、心房纤颤、高脂血症、脑供血动脉狭窄、高同型半胱氨酸血症、血液流变学异常等，是脑卒中的一级预防目标。

【脑血管疾病的防治】

脑血管疾病不仅是常见病和多发病，而且死亡率、致残率和花费极高，发病后治疗效果差，因此预防脑血管病的发生显得尤为重要。脑卒中的预防分为一级预防和二级预防两种，一级预防是指对没有发生脑卒中但具有脑卒中的危险因素的人群进行预防；二级预防是指对已发生脑卒中或 TIA 的个体再发脑卒中的预防。无论一级或二级预防都能明显降低脑卒中或 TIA 的发生率。在脑卒中的预防中，除了对危险因素进行调整外，主要的预防性药物有阿司匹林、噻氯匹啶和华法林等，应依据患者个体情况选择。

二、短暂性脑缺血发作患者的护理

短暂性脑缺血发作(TIA)是由颅内动脉病变致脑动脉一过性供血不足引起的短暂性、局灶性脑或视网膜功能障碍，表现为供血区神经功能缺失的症状、体征。每次发作一般持续数分钟至数小时，24 小时内完全恢复，可有反复发作。频繁的 TIA 发作是脑梗死前的警报。

【病因与发病机制】

关于 TIA 的病因与发病机制尚不完全清楚，其发病主要与动脉粥样硬化、动脉狭窄、心脏病、血液成分的改变及血流动力学等多种病因及途径有关，主要假说包括微栓塞学说、血流动力学障碍学说、脑血管痉挛学说、锁骨下动脉盗血综合征等。

【临床表现】

TIA 发作年龄以 50～70 岁多见，男性多于女性。起病突然，迅速出现大脑某一局部的神经功能缺失，历时数分钟至数小时，可有反复发作，并在24小时内完全恢复且无后遗症。

1.颈动脉系统TIA

常见症状为对侧单肢无力或不完全性偏瘫，对侧感觉异常或减退，短暂的单眼失明是颈内动脉分支眼动脉缺血的特征性症状，可出现失语；

2.椎-基底动脉系统TIA

以阵发性眩晕最常见，一般不伴有明显的耳鸣，可发生复视、眼震、构音障碍、吞咽困难、共济失调及交叉瘫和交叉性感觉障碍。

【诊断要点】

绝大多数TIA患者就诊时症状已经消失，故其诊断主要依据病史。凡年龄在45岁以上，突然发作，持续时间短，症状和体征在24小时内完全恢复，不留下任何功能缺损并反复发作者应考虑本病。应注意和部分性癫痫、晕厥鉴别。

【治疗要点】

1.病因治疗

确诊TIA后，应针对危险因素进行治疗，如控制血压，治疗心律失常、大动脉狭窄，纠正血液成分的异常等。注意防止颈部活动过度等诱因。

2.药物治疗

所有TIA都应作为神经科急诊处理，迅速确定病因，控制发作，防止演变为脑卒中。

(1)抗血小板聚集剂治疗：可减少微栓子的发生，预防复发。常用的药物：①阿司匹林：目前主张使用小剂量，每天50～300 mg不等，晚餐后服用。阿司匹林抗血小板聚集的机制为抑制环氧化酶。②双嘧达莫：其抗血小板聚集的机制是抑制磷酸二酯酶，每次25 mg或50 mg，每天3次。③噻氯吡啶(抵克力得)：一种新型的抗血小板聚集药，125～250 mg，每天1～2次。服用阿司匹林或抗凝治疗不理想者应用噻氯吡啶治疗仍有效。

(2)抗凝治疗：对频繁发作的TIA，或持续时间长，每次发作症状逐渐加重，同时又无明显的抗凝治疗禁忌者(无出血倾向，无严重高血压，无肝、肾疾病，无溃疡病等)，可及早进行抗凝治疗。对频繁发作者可静脉注射肝素，后改用口服华法林等抗凝剂。

(3)脑保护剂治疗：脑保护剂可扩张血管，防止脑动脉痉挛。如尼莫地平20～40 mg，每天3次。

3.外科手术治疗

经血管造影证实有颈部血管动脉硬化斑块引起明显狭窄(>70%)或闭塞者，可考虑颈动脉内膜剥离术、颈动脉支架术等。

【常见护理诊断/问题】

1.恐惧

与突发眩晕和单侧肢体活动障碍有关。

2.潜在并发症

脑卒中。

3.有受伤的危险

与眩晕、复视、共济失调有关。

【护理措施】

1.饮食护理

给予低脂、低盐、低胆固醇、适量糖类、丰富维生素饮食,忌烟、酒及辛辣食物,切忌暴饮暴食或过分饥饿。

2.安全护理

指导患者发作时卧床休息,枕头不宜太高(15°～20°为宜),以免影响患者头部血流供应。频繁发作者应避免重体力劳动,沐浴或外出应有家人陪伴,以防发生跌倒和外伤。

3.用药护理

在用抗凝药治疗时,应密切观察有无出血倾向。临床上有少数患者可出现全身出血点及青紫斑,个别患者有消化道出血,发现这些现象应及时与医师联系并给予积极治疗。

4.心理护理

了解患者及其家属的思想顾虑,评估患者心理的状态,帮助患者消除恐惧心理,树立与疾病做斗争的信心,养成良好的生活习惯,注意锻炼身体,加强功能运动。

【健康指导】

通过健康教育使患者了解个体的危险因素,针对不同的危险因素采取不同的干预措施,如鼓励患者适当运动、戒烟限酒、合理饮食、控制体重、遵医嘱服药、勿随意停药和换药。积极治疗高血压、动脉硬化、心脏病、糖尿病和高脂血症等,同时注意定期体检。患者了解卒中的临床表现,重视TIA,积极预防,防止发生脑梗死。

三、脑梗死患者的护理

脑梗死(CI)又称缺血性脑卒中,是局部脑组织由于各种原因引起的缺血、缺氧而发生的软化或坏死。脑梗死占全部脑卒中的60％～80％,临床上最常见的类型有脑血栓形成和脑栓塞。

(一)脑血栓形成

脑血栓形成(CT)是在脑动脉粥样硬化等动脉壁病变的基础上,

脑动脉主干或分支管腔狭窄、闭塞或形成血栓,造成该动脉供血区局部脑组织血流中断而发生缺血、缺氧性坏死,可引起偏瘫、失语等相应的神经症状和体征。

【病因和发病机制】

1.病因

脑血栓形成的主要条件是血管病变合并溃疡,凡是能引起血管病变并溃破的病因都可产生病变部位血小板的凝聚、血栓形成,其中最常见的病因是动脉粥样硬化。此外,血小板凝聚能力增加、血黏度增高、血细胞比容增大等均可以诱发。血管痉挛、血流缓慢、血压下降等也是诱因之一。

2.发病机制

在颅内血管壁病变的基础上,当处于睡眠、失水、心力衰竭、心律失常、红细胞增多症等情况时,血压下降、血流缓慢,胆固醇易沉积于内膜下层,从而引起血管壁脂肪透明变性,进一步纤维增生,动脉变硬、迂曲、管壁厚薄不匀,血小板及纤维素等血中有形的成分黏附、聚集、沉着,形成血栓。随着血栓逐渐增大,使动脉管腔变狭窄,最终完全闭塞。所供血的脑组织则因血管闭塞的快慢、部位及侧支循环能提供代偿的程度而产生不同范围、不同程度的梗死。

脑的任何血管均可发生血栓形成，约4/5的脑梗死发生在颈内动脉系统。血栓形成后，血流受阻或完全中断，若侧支循环不能代偿供血，受累血管供应区的脑组织则缺血、水肿软化、坏死而出现相应的临床表现。

【临床表现】

本病好发于中老年，多见于50～60岁以上患有动脉粥样硬化者，多伴有高血压、冠心病或糖尿病，男性稍多于女性。有些患者会出现前驱症状，如头昏、头痛等；约有1/4的患者既往有TIA发作史。

1.一般特点

多在安静状态下或睡眠中发病，通常数小时或1～2天达高峰，多数无全脑症状，即无头痛、呕吐、意识障碍，只有大面积梗死或脑干梗死时出现全脑症状。

2.脑梗死的临床综合征

(1)颈内动脉病灶侧单眼一过性黑矇或病灶侧霍纳征(Horner征)(瞳孔缩小、眼裂变小和眼球内陷，面部少汗)，对侧偏瘫、偏身感觉障碍，优势半球病变时可有失语。

(2)大脑中动脉主干闭塞表现为病变对侧偏瘫、偏身感觉障碍，在优势半球有失语，严重者有轻度意识障碍；皮质深支闭塞表现为对侧偏瘫和失语。

(3)大脑前动脉主干闭塞表现为病变对侧肢体瘫痪，下肢多重于上肢，面部较少受累，一般无失语，可伴随感觉障碍；深穿支闭塞主要表现为对侧上肢和面神经、舌下神经中枢性瘫痪。

(4)椎-基底动脉闭塞表现为眩晕、复视、眼震、吞咽困难、构音障碍、共济失调、交叉瘫等，基底动脉主干闭塞时常迅速死亡。

(5)小脑后下动脉闭塞又称为延髓背外侧综合征，表现为突然眩晕、恶心、呕吐，构音不良、饮水呛咳、病侧咽反射消失、软腭上举不能，病变侧出现霍纳综合征，肢体共济失调及面部痛、温觉消失，病变对侧半身痛、温觉障碍。

【诊断要点】

应根据病史，如发病前有TIA病史，在安静休息时发病；症状逐渐加重；发病时意识清醒，而偏瘫、失语等神经系统局灶性体征明显等特点，结合CT或MRI检查，一般可明确诊断。

【治疗要点】

1.急性期治疗

提高全民急救意识，力争超早期溶栓治疗并采取个体化治疗，对卒中的危险因素进行干预，最终达到挽救生命、降低病残及预防复发的目的。

(1)早期溶栓：脑血栓形成后，尽快恢复梗死区的灌注、减轻脑神经损害是“超早期”的主要处理原则。超早期是指发病3小时以内，抢救缺血半暗带。应用此类药物首先需经CT证实无出血灶，患者无溶栓禁忌症，并监测出凝血时间、凝血酶原时间等。常用的溶栓药有：重组组织型纤溶酶原激活剂(rt-PA)(循证医学A级推荐)、尿激酶(UK)。rt-PA是选择性纤维蛋白溶解剂，与血栓中纤维蛋白形成复合体后增强了与纤溶酶原的亲和力，使纤溶作用局限于血栓形成的部位；每次用量为每千克体重0.9 mg，最大用量90 mg，在发病后3小时内进行；它是美国FDA推荐的唯一一种用于治疗急性缺血性卒中的溶栓药物。UK常用量100万～150万

U，加入0.9%生理盐水100 mL中，静脉滴注1小时；也可采用DSA监视下超选择性介入动脉溶栓。

(2)抗凝治疗：目的在于预防脑血栓扩展和新血栓形成，常用的药物有肝素、低分子肝素和华法林，具体用法和注意事项参考本节"短暂性脑缺血发作患者的护理"。

(3)脑保护剂：临床上常用的药物有尼莫地平、尼卡地平、盐酸氟桂嗪(西比灵)等。

(4)降纤治疗：通过降解血中的纤维蛋白原，增强纤溶系统的活性，抑制血栓形成，可供选择的药物有降纤酶、巴曲酶等。

(5)抗血小板聚集剂治疗：静脉溶栓后24小时和发生脑卒中后48小时内不能进行溶栓的患者，在排除了出血性脑血管疾病时，用阿司匹林每天200～300 mg，共10天，维持剂量每天75～120 mg。

(6)防治脑水肿、降低颅内压：梗死范围大或发病急骤时可产生脑水肿，脑水肿进一步影响脑梗死后缺血带的血供，加剧脑组织的缺血、缺氧。如患者意识障碍加重、出现颅内压增高症状，应行降低颅内压治疗，常用的药物为20%甘露醇、10%复方甘油等。

(7)控制血压：使血压维持在比患者病前稍高的水平，一般急性期不使用降压药，以免血压过低而导致脑血流量不足，使脑梗死加重。

(8)高压氧治疗。

(9)其他治疗：①脑代谢活化剂：胞磷胆碱、吡拉西坦、7-氨酪酸、都可喜等；②中药治疗：一般采用活血化瘀、通经活络的治疗，可用丹参、川芎、红花等。

(10)手术治疗：急性大面积小脑梗死产生脑积水者，可行脑室引流术或手术切除坏死组织，以挽救生命；对大面积梗死所致颅内高压危象者，可行开颅，切除坏死组织和颅骨减压。

2.恢复期治疗

主要目的是促进神经功能的恢复。康复治疗应从起病到恢复期，贯穿于护理各个环节和全过程中，要求患者、医护人员、家属均应积极而系统地参与和进行患肢运动、语言功能的训练和康复治疗。

【常见护理诊断/问题】

1.躯体移动障碍

与脑梗死压迫神经细胞和锥体束有关。

2.生活自理能力缺陷

与偏瘫、认知障碍、体力不支有关。

3.语言沟通障碍

与脑梗死部位、范围有关。

4.吞咽功能障碍

与脑梗死的真假延髓性麻痹有关。

【护理措施】

1.早期康复护理

给患者讲解早期活动的必要性及重要性。教会患者保持关节功能位置，防止关节变形而失去正常功能。每1～2小时翻身1次，以免瘫痪的一侧长期受压而形成压疮；翻身时做一些主动或被动活动锻炼，逐渐增加肢体活动量，做到强度适中、循序渐进、持之以恒。教会患者及家属锻炼和翻身技巧，训练患者平衡和协调能力。在训练时保持环境安静，使患者注意力集中。

2.日常生活护理

将患者的用物放在易拿取的地方，以方便随时取用。信号灯(家里也可安装)放在患者手边，听到铃声立即予以答复及帮助解决。协助卧床患者完成生活护理，如穿衣、洗漱、沐浴、如厕等，保持皮肤清洁、干燥，及时更换衣服、床单，保持床单位清洁。鼓励患者用健侧手进食，消除患者依赖心理，必要时协助进食。训练患者及告知家属定时协助患者排便。恢复期尽力要求患者完成生活自理活动，以增进患者自我照顾的能力和信心，适应回归家庭和社会的需要，提高生活质量，减少致残率。

3.语言沟通障碍的护理

进行语言功能锻炼，包括肌肉功能的刺激(生物反馈或热刺激)，增强和替换交流系统，人工发音器官辅助装置(如腭托)，代偿措施(如减慢语速)，或者辅助翻译构音障碍患者语言的一些方法。同时采用交流板和肢体语言进行有效交流。

4.下肢深静脉血栓的护理

早期下床活动和床上主动肢体运动是有效的预防措施，对于能下床活动的患者，鼓励早期下床适当活动；已出现下肢深静脉血栓者，应抬高患肢、制动。

5.大小便的护理

每日给予充足的水分，可增加粗纤维食物，养成每日或隔日排便习惯。保持尿道口及会阴部清洁；锻炼膀胱括约肌功能；对于有保留尿管的患者，应定期更换导尿管与引流袋。

6.饮食护理

给予低盐、低脂饮食。对患者进行吞咽功能评估，如有吞咽困难、饮水呛咳时，则遵医嘱安置胃管，给予鼻饲流质，通过胃肠道营养支持的方式保证患者的营养需求。如有糖尿病者予以糖尿病饮食。

7.用药护理

①溶栓治疗时护士应认真阅读药物说明书，严格按照用药要求使用，严密监测血压；用药后观察舌和唇有无水肿；观察皮肤、黏膜有无瘀点、瘀斑等出血倾向。久服阿司匹林时可引起不同程度的胃肠道反应或溃疡病，应注意观察。②抗凝治疗时应注意观察大便情况，必要时送检粪潜血和检查全血细胞记数；预防消化道出血。③使用改善微循环的药物，如右旋糖酐-40，可有过敏反应，如发热、皮疹等，应注意观察。④应用抗凝及溶栓药物：如患者再次出现偏瘫或原有症状加重等，应考虑是否为梗死灶扩大或并发颅内出血等；同时应观察全身情况，及早发现是否有栓子脱落引起栓塞，如肠系膜上静脉栓塞后可出现腹痛，有肢体血液循环障碍时，出现皮肤肿胀、发绀，进一步可导致功能障碍。

8.心理护理

不同程度的神经功能废损症状常常使患者生活不能自理，性情变得急躁，甚至发脾气，同时也会产生自卑、消极的心理状态，常影响疾病的康复，甚至会使血压升高、病情加重。应主动关心患者，教会患者一些应对困难的办法，如利用身体语言交流、书面交流、定时体位的更换等。嘱家属给予患者物质和精神上的支持，鼓励或组织病友之间经验的交流，树立患者战胜疾病的信心。

【健康指导】

适度参加一些体育活动。积极治疗原发病，如高血压、高脂血症、糖尿病等。以低脂、高维生素饮食为宜，忌烟、酒。积极治疗 TIA，以减少脑血栓形成的发病率。老年人晨间睡醒时不要急于起床，最好安静 10 分钟后缓慢起床，以防直立性低血压致脑血栓形成。

(二)脑栓塞

脑栓塞是指各种栓子沿血液循环进入颅内动脉系统，导致血管腔急性闭塞，血流中断，引起相应供血区的脑组织坏死及脑功能障碍，并出现局灶性神经功能缺损的症状和体征，占脑梗死的 15%～20%。

【病因与发病机制】

脑栓塞的栓子来源可分为心源性、非心源性、来源不明性 3 大类。

(1)心源性栓子为脑栓塞最常见的原因，在发生脑栓塞的患者中一半以上为风湿性心脏病二尖瓣狭窄合并心房颤动，风湿性心脏病患者中发生脑栓塞的占 14%～48%。亚急性细菌性心内膜炎瓣膜上的炎性赘生物脱落、心肌梗死或心肌病时心内膜病变形成的附壁血栓脱落均可形成栓子，心脏黏液瘤、二尖瓣脱垂等也可引起脑栓塞。

(2)非心源性栓塞常见的为主动脉弓及其发出的大血管的动脉粥样硬化斑块和附着物脱落，引起血栓栓塞。其他非心源性栓子还包括骨折和手术引起的脂肪栓子、肺部感染性脓栓、癌性栓子、寄生虫虫卵栓子、潜水员或高空飞行员发生减压病时的气体栓子等。

(3)来源不明性栓子指虽经过仔细检查也未能找到栓子来源。

【临床表现】

脑栓塞最常见于颈内动脉系统，特别是大脑中动脉。任何年龄均可发病，但以青壮年多见。起病急骤是主要特征，常在数秒钟或数分钟内发展到高峰。4/5 患者栓塞发生在大脑中动脉及分支，出现局限性抽搐、偏瘫、偏身感觉障碍、失语等，可有轻度意识障碍。栓子若进入基底动脉主干可突然昏迷、全身抽搐，患者因脑水肿或发生脑疝而死亡。

【诊断要点】

对年轻患者出现突然偏瘫、一过性意识障碍，症状在数秒至数分钟内达到高峰，其他部位栓塞或有心脏病史者诊断不难。头颅 CT 和 MRI 检查可确定栓塞的部位、数量及是否伴出血，有助于明确诊断。中老年患者应注意与脑血栓形成和脑出血等相鉴别。

【治疗要点】

脑栓塞治疗包括脑部病变及引起栓塞的病因治疗两方面，脑部病变的治疗与脑血栓形成相同；原发病的治疗在于根除栓子来源，防止脑栓塞复发，主要为心脏疾患的药物和手术治疗(如心间隔缺损的修补、心瓣膜分离术、瓣膜移植术、心脏肿瘤手术等)、细菌性心内膜炎的抗生素治疗、减压并行高压氧舱治疗等。

四、脑出血患者的护理

脑出血(ICH)是指原发性非外伤性脑实质内出血，也称自发性脑出血，占急性脑血管病的 20%～30%。脑出血的发病率为每年 60～80/10 万人口，在我国占急性脑血管病的 30%左右。急性期病死率为 30%-40%，是急性脑血管病中最高的。在脑出血中，大脑半球出血约占 80%，脑干和小脑出血约占 20%。脑出血预后与出血部位、出血量、病因和全身状态有关，脑干、丘脑、脑室大量出血预后差。高血压是脑出血最常见的原因,高血压伴颅内小动脉硬化、血压骤升可引起动脉破裂出血。

【病因和发病机制】

1.病因

多数 ICH 是因高血压所致,以高血压合并小动脉硬化最常见,其他原因包括脑动脉硬化、血液病(白血病、再生障碍性贫血、血小板减少性紫癜)、颅内动脉瘤、脑内动静脉畸形、脑动脉炎、脑瘤以及应用抗凝治疗、溶栓治疗时也可并发脑出血。

2.发病机制

脑出血的发病多是在原有高血压和脑血管病变的基础上,用力和情绪改变等外加因素使血压进一步骤升所致。其发病机制可能与下列因素有关:

(1)高血压使颅内小动脉形成微动脉瘤,微动脉瘤可能破裂而引起脑出血;

(2)高血压引起颅内小动脉痉挛,可能造成其远端脑组织缺氧、坏死,发生点状出血和脑水肿,出血区融合扩大而成大片出血;

(3)颅内动脉壁薄弱,无外弹力纤维层,其外层结缔组织和中层肌细胞在结构上均少;

(4)大脑中动脉与其所发出的深穿支豆纹动脉呈直角,豆纹动脉承受的血流压力高,因此当血压骤然升高时此区血管最易破裂。

【临床表现】

由于高血压发病有年轻化趋势,因此在年轻的高血压患者中也可发生脑出血。起病突然,多无前驱症状,常在情绪激动、过分兴奋、劳累、用力排便或脑力紧张活动时发病,伴有血压明显升高,数分钟至数小时内病情发展到高峰,主要表现为头痛、呕吐、意识障碍、偏瘫、失语、大小便失禁等。严重者出现潮式呼吸或不规则呼吸、深昏迷、四肢呈弛缓状态,此时局灶性神经体征不易确定,查体时可能发现轻度脑膜刺激症状以及局灶性神经受损体征。按不同部位脑出血的临床表现分述如下:

1.基底节出血

基底节出血占全部脑出血的 70%,壳核出血最常见,其次是丘脑出血。由于出血常累及内囊,且以内囊损害的体征为突出表现,故也称内囊区出血。按其出血与内囊的关系可分为:①外侧型出血:位于外囊、壳核和带状核附近;②内侧型出血:位于内囊内侧和丘脑附近,血液常破人第三脑室和侧脑室,可直接破坏下丘脑甚至中脑;③混合型出血:常为内侧型或外侧型扩延的结果,出血范围较大。内囊出血的临床表现可分为轻症和重症,部分轻症亦可发展为重症。轻症多属于外侧型出血,突然头痛、呕吐、意识清楚或轻度障碍,典型的内囊出血表现为“三偏征”,即病灶对侧的偏瘫、偏身感觉障碍和病灶对侧同相偏盲,头和眼向病灶侧凝视,呈“凝视病灶”状,在优势半球伴有失语。重症多属于内侧型或混合型,发病急、昏迷快而深、鼾声呼吸、呕吐、两侧瞳孔不等大;如呕吐咖啡样液体,多系丘脑下部受损产生的急性胃黏膜损伤引起的出血;瞳孔表现为出血侧瞳孔散大,或先缩小后散大,都是天幕疝的表现。

2.脑桥出血

脑桥出血占脑出血的 10%,多由基底动脉脑桥支破裂所致。出血往往先从一侧脑桥开始,表现为交叉性瘫痪,头和眼向病灶对侧凝视,呈“凝视瘫肢”状。大量出血(血肿＞10 mL)

常破入第四脑室或波及对侧，患者迅速进入昏迷，四肢瘫和去大脑强直发作，双侧病理反射阳性，两侧瞳孔“针尖样”大小，中枢性高热，呼吸不规则。病情常迅速恶化，多数在 24～48 小时内死亡。

3.小脑出血

小脑出血占脑出血的 10%，大多意识清楚或有轻度的意识障碍，后枕部头痛、眩晕、呕吐、一侧肢体共济失调，可有脑神经麻痹、眼球震颤，但无肢体瘫痪。如出血量大，病情迅速进展，12～24 小时内出现昏迷、中枢性呼吸衰竭，最后发生枕骨大孔疝死亡。

4.脑室出血

脑室出血占脑出血的 3%～5%，多数为继发性脑室出血，由于丘脑出血后破入侧脑室，或小脑出血、脑桥出血破入第四脑室。大量脑室出血发病急骤，头痛、立即昏迷、迅速出现去大脑强直、呕吐咖啡色残渣样液体、高热、多汗和瞳孔极度缩小，病程短，预后不良，多迅速死亡。

【诊断要点】

对于 50 岁以上有长期高血压史的患者，情绪激动或体力活动时突然发病，迅速出现不同程度的意识障碍、颅内压增高症状，伴偏瘫、失语等体征，血压明显升高，结合 CT 检查有助于明确诊断。

【治疗要点】

急性期治疗的主要原则是防止再出血、控制脑水肿、降低颅内压、调整血压、维持生命功能和防治并发症。

1.一般治疗

密切观察生命体征、瞳孔和意识变化，保持呼吸道通畅，必要时吸氧，有消化道出血宜禁食 24～48 小时。保证患者的水、电解质平衡和营养。患者卧床休息，减少探视，保持环境安静。

2.控制脑水肿、降低颅内压

是脑出血急性期处理的一个重要环节。由于脑出血后脑实质内突然出现了血肿的占位效应，可使颅内压急剧增高，引起脑疝而危及生命，因此应立即使用脱水剂。临床上最常用渗透性脱水剂，如 20%甘露醇 125～250 mL 在 30 分钟内快速静脉滴注，每天 2～3 次，并可用呋塞米交替注射，维持渗透压梯度。也可用 10%甘油果糖 250～500 mL 静脉滴注，每天 1～2 次，甘油脱水作用较甘露醇温和。一般认为，对脑出血有明显脑水肿、需快速脱水降低颅内压者，应首先使用 20%甘露醇，静脉快速点滴或推注，连用 3～5 天后，待颅内压增加有所缓解后再改用 10%甘油果糖静脉滴注。急性期短期使用肾上腺糖皮质激素有助于减轻脑水肿，但对高血压、动脉粥样硬化、溃疡病、糖尿病有不利作用，故应慎用，更不可长期使用。

3.控制高血压

一般不必使用降血压药物，因为颅内压增高时为了保证脑组织供血，血压会代偿性升高。当收缩压超过 26.7 kPa(200 mmHg)时，可适当给予作用温和的降压药物，如呋塞米、硫酸镁等。急性期后血压仍持续过高时可系统应用降压药。

4.止血药和凝血药的使用

一般不用止血药，但如合并消化道出血或有凝血障碍时，可使用止血药。常用的有氨基己酸(EACA)、氨甲苯酸(PAMBA)、氨甲环酸(止血环酸)、酚磺乙胺(止血敏)等，近年来用奥美拉唑、巴曲酶等治疗消化道出血效果亦好。

5.手术治疗

对脑叶或壳核出血在 40～50 mL 以上和小脑出血量在 10 mL 以上，均可考虑手术治疗。常用的手术方法有开颅清除血肿、钻孔扩大骨窗血肿清除术、锥孔血肿吸除术、立体定位血肿引流术、脑室引流术等。

【常见护理诊断/问题】

1.生活自理缺陷

与意识障碍、瘫痪有关。

2.语言沟通障碍

与脑出血部位、范围有关。

3.有受伤的危险

与脑出血导致脑功能损害、意识障碍有关。

4.有皮肤完整性受损的危险

与长期卧床、意识障碍、运动功能受损有关。

5.营养失调：低于机体需要量

与吞咽困难、意识障碍有关。

6.潜在并发症

脑水肿、脑疝、消化道出血、坠积性肺炎、泌尿系统感染。

【护理措施】

1.饮食护理

发病 24 小时内禁食。当意识清醒后，评估患者吞咽功能，给予患者适宜的饮食。如为普通饮食，一般在进餐前、后尽可能使患者保持一定时间的坐姿，以利食物下行。发病 3 天后，如神志仍不清楚者，予鼻饲流质。因颊肌麻痹导致食物由一侧口角流出者，应将食物送至口腔近舌根处。

2.病情观察

观察生命体征和神志、瞳孔的变化，并做好详细记录；观察有无剧烈头痛、呕吐、视盘水肿、血压升高、脉搏变慢、呼吸不规则、瞳孔改变、意识障碍加重等脑疝先兆。一旦出现，应及时通知医师，配合抢救。

3.避免使颅压增高的因素

急性期尽量避免不必要的搬动，减少病室声光刺激，限制探视，患者应绝对卧床休息。尽量避免如情绪激动、呼吸道阻塞、躁动挣扎、抽搐、剧烈咳嗽、用力排便、高压灌肠等一切有可能增加颅内压的因素。同时，各项护理操作如翻身、吸痰、鼻饲等动作均需轻慢，应集中完成各项诊疗操作。

4.预防压疮

每 1～2 小时翻身 1 次，保持床铺平整、干燥、无屑，防止压疮形成。

5.用药护理

遵医嘱使用止血、降低颅内压等药物，注意观察其疗效和不良反应。大剂量的甘露醇可以引起肾功能损害,甘油果糖可引起溶血和血红蛋白尿。

6.心理护理

脑出血经过治疗后都留下不同程度神经功能废损的症状,患者在心理上会产生抑郁和焦虑情绪。护士应评估社会支持系统,良好的社会支持有利于健康,并可以有效地减少抑郁症状,重视对患者的心理护理,使患者早日回归社会。

【健康指导】

指导患者避免情绪激动和不良刺激,戒烟、忌酒,给予低脂饮食,生活要有规律,要劳逸结合。指导脑出血患者应学会监测血压的方法,在专科医师的指导下规律地服用降压药,血压控制在 18.6/12kPa(140/90 mmHg)以下。告诉患者需要就诊的症状及就诊途径。

五、蛛网膜下隙出血患者的护理

蛛网膜下隙出血(SAH)是指颅内血管破裂后,血液直接流入蛛网膜下隙引起的一种临床综合征,可分为两种:①原发性 SAH:脑表面或脑底部的血管破裂,血液直接流入或主要流入蛛网膜下隙;②继发性 SAH:脑实质内出血,形成血肿,溃破后,血液穿过脑组织而流入脑室及蛛网膜下隙。蛛网膜下隙出血占急性脑卒中的 10%,占出血性脑卒中的 20%。其总体发病率约为 9/10 万,在不同国家存在很大差异,在某些国家可高达 20/10 万,发病最初数月内病死率为 50%～60%。

【病因和发病机制】

1.病因

根据发病的原因不同,将其分为外伤性和非外伤性两大类。此处主要介绍非外伤性(即自发性)SAH。颅内动脉瘤为最常见的病因,占 50%～80%,其中先天性粟粒样动脉瘤引起蛛网膜下隙出血约占 75%,其他包括脑血管畸形、环中脑非动脉瘤性 SAH、高血压脑动脉粥样硬化、血液疾病、脑底异常血管网病等。

2.发病机制

由于蛛网膜下隙出血的病因不同,其发病机制也不同。一般来说,动脉瘤好发于脑底动脉环交叉处,由于该处动脉内弹力层和肌层的先天性缺陷,在血液涡流的冲击下渐向外突出而形成动脉瘤;脑血管畸形的血管壁常常为先天性发育不全、变性、厚薄不一;脑动脉硬化时,脑动脉中纤维组织替代了肌层,内弹力层变性、断裂和胆固醇沉积于内膜,加上血流的冲击,逐渐扩张而形成动脉瘤。因此,在脑血管发生了上述病变的基础上,当重体力劳动、情绪改变、血压突然升高以及酗酒时,脑表面及脑底部血管发生破裂,血液流入蛛网膜下隙。

【临床表现】

SAH 的典型临床特点是突然发生剧烈头痛、呕吐、意识障碍、痫性发作、脑膜刺激征和血性脑脊液。发病前多有剧烈运动、劳累、情绪激动、酗酒、用力咳嗽和排便等诱因。半数患者有不同程度的意识障碍。

体征方面最具有特征性者为颈项强直等脑膜刺激征,多在发病后 30 分钟内出现。有时脑膜刺激征是 SAH 唯一的临床表现。一侧动眼神经麻痹是最常见的脑神经体征,提示该侧后交通支动脉瘤。眼底检查特征性表现为玻璃体下片状出血,但临床少见;约 10%的病例可见视盘水肿。局限性神经体征,如偏瘫、偏盲、失语等少见,多与出血破入脑实质,直接破坏和压迫脑组织或脑血管痉挛导致脑梗死有关。

老年患者临床表现常不典型，头痛、呕吐、脑膜刺激征都可不明显，精神障碍较明显。个别重症患者可很快进入深昏迷，出现去大脑强直，因脑疝形成而迅速死亡。

【诊断要点】

对于突然出现的剧烈头痛、呕吐、脑膜刺激征阳性的患者，常规CT检查多可确诊。对疑似患者可做脑脊液检查确立诊断，以防漏诊。

【治疗要点】

蛛网膜下隙出血的内科治疗原则是去除引起SAH的病因，防治继发性脑血管痉挛、脑积水，制止继续出血和预防复发。

1.一般处理

急性SAH的一般处理与高血压性脑出血相同，应绝对卧床休息4～6周，一切可能使患者的血压和颅内压增高的因素均应尽量避免。对头痛和躁动不安者应用足量的止痛、镇静剂，以保持患者安静休息，如索米痛片、异丙嗪、可待因，必要时可短期用布桂嗪30 mg口服或0.1g肌内注射。

2.止血药物的应用

为制止继续出血和预防再出血，一般主张在急性期使用止血药，对避免早期再出血确有帮助。常用氨基己酸(EACA)，抑制纤维蛋白溶酶原的形成，对因纤维蛋白溶解活性增高所致的出血有良好的效果，通常用量为18～24g加入5%葡萄糖液内静脉滴注，连续使用7～10天，改口服，逐渐减量，用药时间不宜少于3周。其他有氨甲苯酸、氨甲环酸等。

3.调控血压

去除疼痛等诱因后，若平均动脉压＞16kPa(120 mmHg)或收缩压＞24kPa(180 mmHg)，可在严密监测下应用短效降压药，使血压稳定在正常或发病前的水平。降压过程中应避免突然将血压降得过低。

4.防止迟发性脑血管痉挛

普遍认为凡降低细胞内Ca^{2+}水平的途径均能扩血管，解除SAH引起的血管痉挛。如应用尼莫地平24～48mg静脉滴注，每天1次，连续7～10天；或在出血后口服尼莫地平60 mg，每天6次，连续21天；异丙肾上腺素0.4～0.8mg加入5%葡萄糖150 mL静脉滴入，每天3次；利多卡因2g加入5%葡萄糖盐水500 mL中，由另一肢体静脉缓慢滴入，24小时一次。当病情稳定或好转后，可于1～2天后逐渐减量，共用2～9天。

5.脑积水的防治

轻度的急、慢性脑积水都应先行药物治疗，给予乙酰唑胺等药物减少脑脊液分泌，酌情选用甘露醇、呋塞米等；脑室穿刺脑脊液外引流术适用于SAH脑室积血扩张或形成铸型出现急性脑积水，经内科治疗后症状仍进行性加剧，不能耐受开颅手术者。紧急脑室穿刺外引流术可降低颅内压，改善脑脊液循环，能使50%～80%的患者症状改善。引流术后应尽快夹闭动脉瘤。

6.脑脊液置换

目前尚有争议。

7.手术和介入治疗

对颅内动脉瘤、动静脉畸形等进行手术和介入治疗是病因治疗的根本。

【常见护理诊断/问题】

1.疼痛：头痛

与 SAH 致颅内压增高以及感觉神经受刺激有关。

2.潜在并发症

再出血、脑疝。

【护理措施】

1.缓解头痛

用视觉模拟评分法(VAS)对患者进行头痛程度的评估，了解患者的头痛程度。遵医嘱使用脱水剂、镇痛药等缓解头痛，同时教会患者运用非侵袭性减轻疼痛的技巧，如缓慢地深呼吸、全身肌肉放松、意象法、分散注意力法等。在心理疏导的同时，每天常规两次按摩疼痛部位。观察患者头痛的缓解情况，及时调整护理措施。

2.预防再出血

嘱患者绝对卧床休息 4～6 周，减少探视人员。避免剧烈活动和用力排便，保持情绪稳定，多食水果、蔬菜，保持大便通畅，以免诱发再出血。应密切观察患者症状、体征好转后有无再次剧烈头痛、恶心、呕吐、意识障碍加重和原有体征出现等表现，若出现以上症状及时报告医师。

3.用药护理

快速滴入 20%甘露醇。缓慢静脉滴注氨甲苯酸，以免导致血压下降。尼莫地平治疗过程中可能出现头晕、头痛、胃肠不适、皮肤发红、多汗、心动过缓或过速等，应注意调节、控制好输液速度，并密切观察用药反应，如有异常及时报告医师处理。

4.预防脑疝发生

护理措施参见本节“脑出血患者的护理”。

【健康指导】

向患者和家属介绍疾病的病因、诱因、临床表现、相关检查、病程和预后、防治原则和自我护理的方法。避免情绪激动、用力等导致血压升高、诱发再出血的因素，保持稳定情绪，多吃蔬菜、水果，养成良好的排便习惯。女性患者 1～2 年内避免妊娠和分娩。必要时定期到医院复查。

第七节　重症肌无力

重症肌无力(MG)是乙酰胆碱受体抗体(AchR-Ab)介导、细胞免疫依赖及补体参与的一种神经-肌肉接头(NMJ)处传递障碍的自身免疫性疾病，病变主要累及 NMJ 突触后膜上的乙酰胆碱受体(AchR)。平均年发病率约为 7.40/百万人(女性 7.14/百万人，男性 7.66/百万人)，患病率约为 1/5000。临床特征为部分或全部骨骼肌易于疲劳，呈波动性无力，有活动后加重、休息后减轻和晨轻暮重等特点。

【病因与发病机制】

其发病原因包括自身免疫、被动免疫(暂时性新生儿 MG)、遗传性(先天性肌无力综合征)及药源性(D-青霉胺等)因素。MG 的患者中 70%以上有胸腺肥大、淋巴滤泡增生,10%~15%的患者合并胸腺肿瘤。切除胸腺后肌无力缓解,提示本病与自身免疫异常有关。正常的胸腺是 T 细胞成熟的场所,T 细胞可介导免疫耐受以免发生自身免疫反应,而 AchR-Ab 由 B 细胞在增生的胸腺中产生。在胸腺中还发现有"肌样细胞"的存在,这些细胞由于病毒或其他非特异因子感染胸腺后,导致"肌样细胞"上的 AchR 构型发生某些变化,刺激了机体的免疫系统而产生了 AchR 抗体。

发病机制可能为体内产生的 AchR-Ab,在补体参与下与 AchR 发生应答,足够的循环抗体能使 80%的肌肉 AchR 达到饱和,经由补体介导的细胞膜溶解作用使 AchR 大量破坏,导致突触后膜传递障碍而产生肌无力。

【临床表现】

任何年龄组均可发病,女性多于男性,40 岁前女性患病率为男性的 2~3 倍;患胸腺瘤者主要是 50~60 岁的中老年患者,以男性居多。感染、精神创伤、过劳为诱因。起病隐匿,首发症状多为一侧或双侧眼外肌麻痹、眼睑下垂、双眼复视,重者眼球运动明显受限,甚至眼球固定,双侧眼外肌受累时双眼症状多不对称。一般平滑肌、膀胱括约肌、瞳孔括约肌均不受累。主要临床特征是受累肌肉呈病态疲劳,连续收缩后发生无力甚至瘫痪,休息后又可好转;症状多于下午或傍晚劳累后加重,早晨和休息后减轻,呈较规律的晨轻暮重波动性变化。患者如发生延髓支配肌肉和呼吸肌严重无力,以致不能维持换气功能即为危象,又称重症肌无力危象,是 MG 死亡的主要原因。肺部感染或手术(如胸腺切除术)可诱发危象,情绪波动和系统性疾病可加重症状。

根据受累骨骼肌的解剖部位及受累程度,临床常采用 Osserman 分型,便于临床治疗分期和预后判断。

Ⅰ.单纯眼肌型(15%~20%):仅为单纯眼外肌受累,出现上睑下垂和复视。此型为良性,但对药物治疗的敏感性较差。

ⅡA.轻度全身型(30%):四肢肌肉轻度受累,可合并眼外肌受累,无咀嚼、吞咽及讲话困难,生活能自理。进展缓慢,无危象,对药物敏感。

ⅡB.中度全身型(25%):骨骼肌和延髓支配肌肉严重受累,通常有咀嚼、吞咽和构音困难,自理生活困难。无危象,药物敏感性欠佳。

Ⅲ,急性进展型(15%):发病急,进展快,多于发病后数周或数月内出现球麻痹(即延髓麻痹)、呼吸麻痹。常有眼外肌受累,生活不能自理,病死率高。

Ⅳ.迟发重症型(10%):起病隐匿,进展缓慢,多在发病 2 年内逐渐由Ⅰ、ⅡA、ⅡB 型发展到球麻痹和呼吸麻痹。常合并胸腺瘤,预后较差。

Ⅴ.肌萎缩型:较早伴有明显的肌萎缩表现。

【诊断要点】

根据受累肌肉呈病态疲劳、一天内症状波动、晨轻暮重的特点对本病诊断不难。若临床特征不典型,下列试验有助于进一步明确诊断:

1.疲劳试验(Jolly 试验)

让受累骨骼肌持续收缩而疲劳,如让患者连续睁闭眼观察眼裂大小,或连续咀嚼、讲话或两臂平举等,若发生困难即可确诊。

2.依酚氯铵试验

依酚氯铵 10 mg,用注射用水稀释至 1 mL,静脉注射 0.2 mL,若症状无明显变化,则将其余 0.8 mL 注入,症状迅速缓解为阳性,持续 10 分钟左右又恢复原状。

3.新斯的明试验

以新斯的明 0.5～1.0 mg 肌内注射,为防止新斯的明的毒蕈碱样作用,一般同时注射阿托品,比较注射前、后 30 分钟受累骨骼肌的肌力,若注射后肌无力显著改善者可明确诊断。

【治疗要点】

1.药物治疗

(1)抗胆碱酯酶药物:此类药物是治疗 MG 的基本药物,常用以下几种:溴化新斯的明 15 mg、溴吡斯的明 60 mg、美斯的明 5 mg,每天 3～4 次,药物的剂量因人而异,给药的时间和次数因病情而定。常用胆碱酯酶抑制药物及用法见表 2-1。

表 2-1 常用胆碱酯酶抑制药物及用法

药名	常用量	用药持续时间(小时)	等效剂量(mg)	用法
甲基硫酸新斯的明	1.0～1.5 mg/次	0.5～1	1.0	注射
溴吡斯的明	90～720 mg/天	2～8	120.0	口服
溴化新斯的明	22.5～180 mg/天	3～6	30.0	口服
安贝氯铵	60 mg/天	4～6	10.0	口服

(2)肾上腺皮质类固醇类:对所有年龄的中至重度 MG 患者,特别是 40 岁以上的成年人,不论其是否做过胸腺切除均有效,且较安全,常同时合用抗胆碱酯酶药。目前采用的治疗方法有 3 种:①大剂量递减隔日疗法:隔日服泼尼松 60～80 mg 开始,症状改善多在 1 个月内出现,常于数月后疗效达到高峰,此时可逐渐减少剂量,直至隔日服 20～40 mg 的维持量,维持量的选择标准是不引起症状恶化的最少剂量。②小剂量递增隔日疗法:隔日服泼尼松 20 mg 开始,每周递增 10 mg,直至隔日服 70～80 mg 或取得明显疗效为止。该法病情改善速度减慢,最大疗效常见于用药后 5 个月,使病情加重的概率较少,但病情恶化的日期可能推迟,使医师和患者的警惕性削弱,故较推崇大剂量隔日疗法。③大剂量冲击疗法:此法用于不能缓解或反复发生危象的病例,可试用甲泼尼龙每天 1000 mg,连用 3 天。1 个疗程常不能取得满意效果,隔 2 周再重复 1 个疗程,可治疗 2～3 个疗程。用药剂量、间隔时间及疗程次数等均应根据患者的具体情况做个体化处理。

(3)免疫抑制剂:激素治疗半年内无改善,应考虑选用硫唑嘌呤或环磷酰胺。使用免疫抑制剂时应定期检查肝、肾功能以及血常规和尿常规。

(4)免疫球蛋白:每天每千克体重 0.4 g 静脉滴注,连用 5 天,作用可持续 2 个月左右。主要用于病情急性进展的 MG 患者、各种类型危象、胸腺切除术前准备以及作为辅助用药。

2.血浆置换

常用于胸腺切除的术前处理，以避免或改善术后呼吸危象。也用于其他类型的危象，使绝大多数患者症状有程度不等的改善，疗效可持续数日或数月。其费用昂贵。

3.胸腺切除

全身型MG多适于做胸腺切除，约80%无胸腺瘤的患者术后症状可消失或缓解；症状严重患者一般不宜手术治疗，可增加死亡率；儿童或年龄大于65岁的患者，手术指征应个体化。尽管此手术较安全，但仍要慎重。

4.危象的处理

肌无力危象应及早诊断，积极抢救和治疗。患者如发生呼吸肌麻痹，应及时进行人工呼吸。如呼吸不能很快改善应立即进行气管切开，应用人工呼吸器辅助呼吸。在危象的处理过程中应及时给予吸氧、吸痰，保持呼吸道通畅，防治肺部感染等并发症发生。

(1)肌无力危象：为最常见的危象，通常由于抗胆碱酯酶药物用量不足所致。主要表现为全身肌肉极度无力、吞咽困难、瞳孔较大、肠鸣音正常或降低、消化道分泌正常、无肌束颤动等症状。明确诊断后立即给予足量抗胆碱酯酶药物。

(2)胆碱能危象：由于服用抗胆碱酯酶药物过量所引起，表现为患者肌无力加重、瞳孔缩小、全身肌束颤动、腹痛、肠鸣音亢进和分泌物质增多等症状。此时应停用抗胆碱酯酶药物，待药物排出后重新调整剂量，或改用糖皮质激素类药物。

(3)反拗危象：因患者对抗胆碱酯酶药物不敏感所致。患者出现呼吸肌麻痹后，应立即停用抗胆碱酯酶药物而用输液维持。停用一段时间后，出现对抗胆碱酯酶药物有效时，可再重新调整药物剂量，或改用其他方法治疗。

【常见护理诊断/问题】

1.营养失调：低于机体需要量

与肌无力致吞咽困难有关。

2.自理能力缺陷

与全身肌无力、不能行动有关。

3.潜在并发症

重症肌无力危象。

4.焦虑

与肌无力反复发作、担心预后有关。

【护理措施】

1.日常生活护理

协助生活护理，及时帮助患者解决问题。鼓励家属关心、爱护患者，共同协助患者做力所能及的事情，症状缓解期可鼓励患者尽量生活自理。

2.饮食护理

评估患者的饮食及营养状况。当患者吞咽能力较差时，在用抗胆碱酯酶药物后15～30分钟，药效较强时进餐。对咀嚼无力者注意进食宜缓慢，对有进食呛咳、吞咽困难、气管插管或气管切开患者可予以鼻饲流质。饮食原则以胃肠道营养支持为主，给予高维生素、高蛋白、高热量的营养饮食。

3.重症肌无力危象的护理

(1)避免诱因:应避免一切使肌无力危象发生的诱因,如妊娠、分娩、过度疲劳、创伤等。

(2)密切观察病情:突然出现肌无力加重,特别是肋间肌、膈肌和咽喉肌无力,可导致肺通气明显减少、呼吸困难、发绀、喉头分泌物增多、咳嗽无力、痰无法咳出,易造成缺氧、窒息而死亡。故一旦出现上述情况,应立即通知医师,配合抢救。

(3)保持呼吸道通畅:抬高患者床头,及时吸痰,清除呼吸道分泌物,遵医嘱吸氧,备好气管插管、气管切开包和呼吸机。必要时配合气管切开或人工呼吸机辅助呼吸。

(4)遵医嘱用药:在迅速判断3型重症肌无力危象的情况下,遵医嘱使用新斯的明、阿托品或停用新斯的明等药物。

4.用药护理

遵医嘱给予抗胆碱酯酶药及阿托品。吡啶斯的明最常用,不良反应较小,主要有唾液分泌增加、瞳孔缩小、腹痛、腹泻等,可使用阿托品对抗。使用免疫抑制剂需注意其骨髓抑制及感染,应定期检查血常规,一旦白细胞低于 $3\times10^9/L$ 即停用,还应注意肝、肾功能。向患者讲解与本病有关的禁忌药物,如奎尼丁、利多卡因、磺胺类、氨基糖苷类(链霉素、庆大霉素、卡拉霉素)、地西泮等。

5.心理护理

患者因病情反复发作,不能像正常人一样坚持工作、学习,且因面部表情、视力、吞咽变化等而产生自卑情绪,常为自己的病情担忧、焦虑。护士应主动向患者介绍环境,消除陌生感。保持环境安静,以便患者得到充分的休息。在护理工作中经常巡视,及时了解患者的心理状况,耐心向患者解释病情以消除心理紧张和顾虑,使患者能保持最佳状态。

【健康指导】

注意休息,保持情绪稳定。防止感冒,避免过度劳累、感染、外伤,育龄期妇女避免妊娠、人工流产。在专科医师的指导下合理使用抗胆碱酯酶的药物,患其他疾病时应及时与专科医师联系,避免使用禁忌药物。外出时要带上急救药物。

第三章　心内科护理

第一节　心肌炎

心肌炎常是全身性疾病在心肌上的炎症性表现，由于心肌病变范围大小及病变程度的不同，轻者可无临床症状，严重可致猝死，诊断及时并经适当治疗者，可完全治愈，迁延不愈者，可形成慢性心肌炎或导致心肌病。

一、病因与发病机制

(一)病因

细菌性白喉杆菌、溶血性链球菌、肺炎双球菌、伤寒杆菌等。病毒如柯萨奇病毒、艾柯病毒、肝炎病毒、流行性出血热病毒、流感病毒、腺病毒等，其他如真菌、原虫等均可致心肌炎。但目前以病毒性心肌炎较常见。

致病条件因素：①过度运动可致病毒在心肌内繁殖复制加剧，加重心肌炎症和坏死；②细菌和病毒混合感染时，可能起协同致病作用；③妊娠可以增强病毒在心肌内的繁殖，所谓围生期心肌病则可能是病毒感染所致；④其他如营养不良、高热寒冷、缺氧、过度饮酒等，均可诱发病毒性心肌炎。

(二)发病机制

从动物实验、临床与病毒学、病理观察，发现有以下 2 种机制。

1.病毒直接作用

实验中将病毒注入血循环后可致心肌炎。在急性期，主要在起病 9 天以内，患者或动物的心肌中可分离出病毒，病毒荧光抗体检查结果阳性，或在电镜检查时发现病毒颗粒。病毒感染心肌细胞后产生溶细胞物质，使细胞溶解心肌间质增生、水肿及充血。

2.免疫反应

病毒性心肌炎起病 9 天后心肌内已不能再找到病毒，但心肌炎病变仍继续；有些患者病毒感染的其他症状轻微而心肌炎表现颇为严重；还有些患者心肌炎的症状在病毒感染其他症状开始一段时间以后方出现；有些患者的心肌中可能发现抗原抗体复合体。以上都提示免疫机制的存在。

(三)病理改变

病变范围大小不一，可为弥散性或局限性。随病程发展可为急性或慢性。病变较重者肉眼见心肌非常松弛，呈灰色或黄色，心腔扩大。病变较轻者在大体检查时无发现，仅在显微镜下有所发现而赖以诊断，而病理学检查必须在多个部位切片，方使病变免于遗漏。在显微镜下，心肌纤维之间与血管四周的结缔组织中可发现细胞浸润，以单核细胞为主。心肌细胞可有变性、溶解或坏死。病变如在心包下区则可合并心包炎，成为病毒性心包心肌炎。病变可涉及心肌与间质,也可涉及心脏的起搏与传导系统如窦房结、房室结、房室束和束支,成为心律失常的发病基础。病毒的毒力越强,病变范围越广。在实验性心肌炎中,可见到心肌坏死之后由纤维组织替代。

二、临床表现

取决于病变的广泛程度与部位。重者可致猝死,轻者几无症状。老幼均可发病,但以年轻人较易发病,男多于女。

(一)症状

心肌炎的症状可能出现于原发的症状期或恢复期。如在原发病的症状期出现,其表现可被原发病掩盖。多数患者在发病前有发热、全身酸痛、咽痛、腹泻等症状,反映全身性病毒感染,但也有部分患者原发病症状轻而不显著,须仔细追问方被注意到,而心肌炎症状则比较显著。心肌炎患者常诉胸闷、心前区隐痛、心悸、乏力、恶心及头晕。临床上诊断的心肌炎中,90%左右以心律失常为主诉或首见症状,其中少数患者可由此而发生昏厥或阿-斯综合征。极少数患者起病后发展迅速,出现心力衰竭或心源性休克。

(二)体征

1.心脏扩大

轻者心脏不扩大,一般有暂时性扩大,不久即恢复。心脏扩大显著反映心肌炎广泛而严重。

2.心率改变

心率增速与体温不相称,或心率异常缓慢,均为心肌炎的可疑征象。

3.心音改变

心尖区第一音可减低或分裂。心音可呈胎心样。心包摩擦音的出现反映有心包炎存在。

4.杂音

可见与发垫程度不平行的心动过速,心尖区可能有收缩期吹风样杂音或舒张期杂音,前者为发热、贫血、心腔扩大所致,后者因左室扩大造成的相对性左房室瓣狭窄。杂音响度都不超过三级。心肌炎好转后即消失。

5.心律失常

极常见,各种心律失常都可出现,以房性与室性期前收缩最常见,其次为房室传导阻滞,此外,心房颤动、病态窦房结综合征均可出现。心律失常是造成猝死的原因之一。

6.心力衰竭

重症弥散性心肌炎患者可出现急性心力衰竭,属于心肌泵血功能衰竭,左右心同时发生衰竭,引起心排血量过低,故除一般心力衰竭表现外,易合并心源性休克。

三、辅助检查

(一)心电图

心电图异常的阳性率高,且为诊断的重要依据,起病后心电图由正常可突然变为异常,随感染的消退而消失。主要表现有 ST 段下移,T 波低平或倒置,特别是室性心律失常和房室传导阻滞等。

(二)X线检查

由于病变范围及病变严重程度不同,放射线检查亦有较大差别,1/3～1/2心脏扩大,多为轻中度扩大,明显扩大者多伴有心包积液,心影呈球形或烧瓶状,心搏动减弱。局限性心肌炎或病变较轻者,心界可完全正常。

(三)血液检查

白细胞计数在病毒性心肌炎可正常,偏高或降低,血沉大多正常,亦可稍增快,C反应蛋白大多增高,AST、ALT、LDH、CPK正常或升高,慢性心肌炎多在正常范围。有条件者可做病毒分离或抗体测定。

四、诊断

病毒性心肌炎的诊断必须建立在有心肌炎的证据和病毒感染的证据基础上。胸闷、心悸常可提示心脏波及,心脏扩大、心律失常或心力衰竭为心脏明显受损的表现,心电图上ST-T改变与异位心律或传导障碍反映心肌病变的存在。病毒感染的证据有以下各点:①有发热、腹泻或流感症状,发生后不久出现心脏症状或心电图变化;②血清病毒中和抗体测定阳性结果,由于柯萨奇AB病毒最为常见,通常检测此组病毒的中和抗体,一在起病早期和2～4周各取血标本1次,如2次抗体效价示4倍上升或其中1次≥1∶640,可作为近期感染该病毒的依据;③咽、肛拭病毒分离,如阳性有辅助意义,有些正常人也可阳性,其意义须与阳性中和抗体测定结果相结合;④用聚合酶链反应法从粪便、血清或心肌组织中检出病毒RNA;⑤心肌活检,从取得的活组织做病毒检测,病毒学检查对心肌炎的诊断有帮助。

五、治疗

应卧床休息,以减轻组织损伤,病变加速恢复。伴有心律失常,应卧床休息2～4周,然后逐渐增加活动量,严重心肌炎伴有心脏扩大者,应休息6个月1年,直到临床症状完全消失,心脏大小恢复正常。应用免疫抑制剂,激素的应用尚有争论,但重症心肌炎伴有房室传导阻滞,心源性休克心功能不全者均可应用激素。常用泼尼松40～60 mg/d,病情好转后逐渐减量,6周1个疗程。必要时亦可用氢化可的松或地塞米松,静脉给药。心肌炎对洋地黄耐受性差,慎用。心力衰竭者可用强心、利尿、血管扩张剂。心律失常者同一般心律失常的治疗。

六、病情观察

(1)定时测量体温、脉搏,其体温与脉率增速不成正比。

(2)密切观察患者呼吸频率、节律的变化,及早发现是否心功能不全。

(3)定时测量血压,观察记录尿量,以及早判断有无心源性休克的发生。

(4)急性期密切观察心率与心律,及早发现有无心律失常,如室性期前收缩、不同程度的房室传导阻滞等,严重者可出现急性心力衰竭、心律失常等。

七、对症护理

(一)心悸、胸闷

保证患者休息,急性期卧床。按医嘱及时使用改善心肌营养与代谢的药物。

(二)心律失常

当急性病毒性心肌炎患者引起四度房室传导阻滞或窦房结病变引起窦房传导阻滞、窦房停搏而致阿-斯综合征者,应就地进行心肺复苏,并积极配合医师进行药物治疗或紧急做临时心脏起搏处理。

(三)心力衰竭

按心力衰竭护理常规。

八、护理措施

(1)遵医嘱给予氧气吸入，药物治疗。注意心肌炎时心肌细胞对洋地黄的耐受性较差，应用洋地黄时应特别注意其毒性反应。

(2)休息与活动：反复向患者解释急性期卧床休息可减轻心脏负荷，减少心肌氧耗量，有利于心功能的恢复，防止病情恶化或转为慢性病程。患者急性期常需卧床2～3月，待症状、体征和实验室检查恢复后，方可逐渐增加活动量。

(3)心理护理：告诉患者体力恢复需要一段时间，不要急于求成。当活动耐力有所增加时，应及时给予鼓励。对不愿意活动或害怕活动的患者，应给予心理疏导，督促患者完成范围内的活动量，恢复期仍应限制活动3～6个月。

(4)病情观察：急性期严密监测患者的体温、心率、心律、血压的变化，发现心率突然变慢、血压偏低、频发期前收缩和房室传导阻滞及时报告。观察患者有无脉速、易疲劳、呼吸困难、烦躁及肺水肿的表现。

(5)活动中监测：病情稳定后，与患者及家属一起制订并实施每天活动计划，严密监测活动时心率、心律、血压变化，若活动后出现胸闷、心悸、呼吸困难、心律失常等，应停止活动，以此作为限制最大活动量的指征。

九、健康教育

(1)讲解充分休息的必要性及心肌营养药物的作用。指导患者进食高蛋白、高维生素、易消化饮食，尤其是补充富含维生素C的食物如新鲜蔬菜、水果，以促进心肌代谢与修复，戒烟酒。

(2)告诉患者经积极治疗后多数可以痊愈，少数可留有心律失常后遗症，极少数患者在急性期因严重心律失常、急性心力衰竭和心源性休克而死亡，有部分患者演变成慢性心肌炎。

(3)积极预防感冒，避免受凉及接触传染源，恢复期每天有一定时间的户外活动但不宜过多，以适应环境，增强体质注意保暖。

(4)积极治疗和消除细菌感染灶，如慢性扁桃体炎、慢性鼻窦炎、中耳炎等。

(5)遵医嘱按时服药，定期复查。

(6)教会患者及家属测脉搏、节律，发现异常或有胸闷、心悸等不适应证状及时复诊。

第二节　心绞痛

心绞痛是冠状动脉供血不足，心肌急剧的、暂时的缺血与缺氧所引起的临床综合征。其特点为阵发性的前胸压榨性疼痛感觉，主要位于胸骨后部，可放射至心前区和左上肢，常发生于劳动或情绪激动时，持续数分钟，休息或用硝酸酯制剂后消失。

一、病因和发病机制

本病多见于男性，多数患者在40岁以上，劳累、情绪激动、饱食、受寒、阴雨天气、急性循环衰竭等为常见诱因。除冠状动脉粥样硬化外，本病还可由主动脉瓣狭窄或关闭不全、梅毒性主动脉炎、原发性肥厚型心肌病、先天性冠状动脉畸形、风湿性冠状动脉炎等引起。

对心脏予以机械性刺激并不引起疼痛，但心肌缺血与缺氧则引起疼痛。当冠状动脉的供血与心肌的需血之间发生矛盾，冠状动脉血流量不能满足心肌代谢的需要，引起心肌急剧的、暂时的缺血与缺氧时，即产生心绞痛。

心肌氧耗的多少由心肌张力、心肌收缩强度和心率所决定。心肌张力＝左室收缩压（动脉收缩压）×心室半径。心肌收缩强度和心室半径经常不变，因此常用“心率×收缩压”（即二重乘积）作为估计心肌氧耗的指标。心肌能量的产生要求大量的氧供，心肌细胞摄取血液氧含量的65％～75％，而身体其他组织则仅摄取10％～25％，因此，心肌平时对血液中氧的吸收已接近于最大量，氧需要增加时已难以从血液中更多地摄取氧，只能依靠增加冠状动脉的血流量来提供。在正常情况下，冠状循环有很大的储备力，其血流量可增加到休息时的6～7倍。缺氧时，冠状动脉也扩张，能使其流量增加4～5倍。动脉粥样硬化而致冠状动脉狭窄或部分分支闭塞时，其扩张性减弱，血流量减少，且对心肌的供血量相对地比较稳定。心肌的血液供给如减低到尚能应付心脏平时的需要，则休息时可无症状。一旦心脏负荷突然增加，如劳累、激动、左心衰竭等，使心肌张力增加（心腔容积增加、心室舒张末期压力增高）、心肌收缩力增加（收缩压增高、心室压力曲线量大压力随时间变化率增加）和心率增快等而致心肌氧耗量增加时，心肌对血液的需求增加；或当冠状动脉发生痉挛（如吸烟过度或神经体液调节障碍）时，冠状动脉血流量进一步减少；或在突然发生循环血流量减少的情况下（如休克、极度心动过速等），心肌血液供求之间的矛盾加深，心肌血液供给不足，遂引起心绞痛。严重贫血的患者，在心肌供血量虽未减少的情况下，可由于红细胞减少，血液携氧量不足而引起心绞痛。

在多数情况下，劳累诱发的心绞痛常在同一“心率×收缩压”值的水平上发生。

产生疼痛的直接因素，可能是在缺血缺氧的情况下，心肌内积聚过多的代谢产物，如乳酸、丙酮酸、磷酸等酸性物质；或类似激肽的多肽类物质，刺激心脏内自主神经的传入纤维末梢，经第1～5胸交感神经节和相应的脊髓段，传至大脑，产生疼痛的感觉。这种痛觉反应在与自主神经进入水平相同脊髓的脊神经所分布的皮肤区域，即胸骨后及两臂的前内侧与小指，尤其是在左侧，而多不在心脏解剖位置处。有学者认为，在缺血区内富有神经供应的冠状血管的异常牵拉和收缩，可以直接产生疼痛冲动。

病理解剖检查显示心绞痛的患者，至少有一支冠状动脉的主支管腔显著狭窄达横切面的75％以上。有侧支循环形成者，则冠状动脉的主支有更严重的阻塞才会发生心绞痛。另一方面，冠状动脉造影发现5％～10％的心绞痛患者，其冠状动脉的主要分支无明显病变，提示这些患者的心肌血供和氧供不足，可能是冠状动脉痉挛、冠状循环的小动脉病变、血红蛋白和氧的离解异常、交感神经过度活动、儿茶酚胺分泌过多或心肌代谢异常等所致。

患者在心绞痛发作之前，常有血压增高、心率增快、肺动脉压增高和肺毛细血管压增高的变化，反映心脏和肺的顺应性减低，发作时可有左心室收缩力和收缩速度降低、喷血速度减慢、左心室收缩压下降、心搏量和心排血量降低、左心室舒张末期压和血容量增加等左心衰竭的病理生理变化。左心室壁可呈收缩不协调或部分心室壁有收缩减弱的现象。

二、临床表现

(一)症状

1.典型发作

突然发生的胸骨后上、中段可波及心前区压榨性、闷胀性或窒息性疼痛,可放射至左肩、左上肢前内侧及无名指和小指。重者有濒死的恐惧感和冷汗,往往迫使患者停止活动。疼痛历时1～5 分钟,很少超过 15 分钟,休息或含化硝酸甘油多在 1～2 分钟内(很少超过 5 分钟)缓解。

2.不典型发作

(1)疼痛部位可出现在上腹部、颈部、下颌、左肩胛部或右前胸、左大腿内侧等。

(2)疼痛轻微或无疼痛,而出现胸部闷感、胸骨后灼烧感等,称心绞痛的相当症状。上述症状亦应为发作型,休息或含化硝酸甘油可缓解。

心前区刺痛,手指能明确指出疼痛部位,以及持续性疼痛或胸闷,多不是心绞痛。

(二)体征

平时一般无异常体征。心绞痛发作时可出现心率增快、血压增高、表情焦虑、出汗,有时出现第四或第三心音奔马律,可有暂时性心尖区收缩期杂音(乳头肌功能不全)。

(三)心绞痛严重程度的分级

根据加拿大心血管学会分类分为四级。①Ⅰ级:一般体力活动(如步行和登楼)不受限,仅在强、快或长时间劳力时发生心绞痛;②Ⅱ级:一般体力活动轻度受限。快步、饭后、寒冷或刮风中、精神应激或醒后数小时内步行或登楼;步行两个街区以上、登楼一层以上和爬山,均引起心绞痛;③Ⅲ级:一般体力活动明显受限,步行 1～2 个街区,登楼一层引起心绞痛;④Ⅳ级:一切体力活动都引起不适,静息时可发生心绞痛。

三、分型

(一)劳累性心绞痛

由活动和其他可引起心肌耗氧增加的情况诱发。又可分为以下几种。

1.稳定型劳累性心绞痛特点

(1)病程>1 个月。

(2)胸痛发作与心肌氧耗量增加多有固定关系,即心绞痛阈值相对不变。

(3)诱发心绞痛的劳力强度相对固定,并可重复。

(4)胸痛发作在劳力当时,被迫停止活动,症状可缓解。

(5)心电图运动试验多呈阳性。

此型冠脉固定狭窄度超过管径 70%,多支病变居多,冠脉动力性阻塞多不明显,粥样斑块无急剧增大或破裂出血,故临床病情较稳定。

2.初发型劳力性心绞痛特点

(1)病程<1 个月。

(2)年龄较轻。

(3)男性居多。

(4)临床症状差异大。①轻型:中等度劳力时偶发;②重型:轻微用力或休息时频发;梗死前心绞痛为回顾性诊断。

此型单支冠脉病变多,侧支循环少,因冠脉痉挛或粥样硬化进展迅速,斑块破裂出血,血小板聚集,甚至有血栓形成,导致病情不稳定。

3.恶化型劳累性心绞痛特点

(1)心绞痛发作次数、持续时间、疼痛程度在短期内突然加重。

(2)活动耐量较以前明显降低。

(3)日常生活中轻微活动均可诱发,甚至安静睡眠时也可发作。

(4)休息或用硝酸甘油对缓解疼痛作用差。

(5)发作时心电图有明显的缺血性 ST-T 改变。

(6)血清心肌酶正常。

此型多属多支冠脉严重粥样硬化,并存在左主干病变,病情突然恶化可能因斑块脂质浸润急剧增大或破裂或出血,血小板凝聚血栓形成,使狭窄管腔更堵塞,致活动耐量减低。

(二)自发性心绞痛

心绞痛发作与心肌耗氧量增加无明显关系,而与冠状血流储备量减少有关,可单独发生或与劳累性心绞痛并存。与劳累性心绞痛相比,疼痛持续时间一般较长,程度较重,且不易为硝酸甘油所缓解。包括以下几种。

1.卧位型心绞痛特点

(1)有较长的劳累性心绞痛史。

(2)平卧时发作,多在午夜前,即入睡 1～2 小时内发作。

(3)发作时需坐起甚至需站立。

(4)疼痛较剧烈,持续时间较长。

(5)发作时 ST 段下降显著。

(6)预后差,可发展为急性心肌梗死或发生严重心律失常而死亡。

此型发生机制尚有争论,可能与夜梦、夜间血压降低或发生未被察觉的左心室衰竭,以致狭窄的冠状动脉远端心肌灌注不足;或平卧时静脉回流增加,心脏工作量增加,需氧增加等有关。

2.变异型心绞痛特点

(1)发病年龄较轻。

(2)发作与劳累或情绪多无关。

(3)易于午夜到凌晨时发作。

(4)几乎在同一时刻呈周期性发作。

(5)疼痛较重,历时较长。

(6)发作时心电图示有关导联的 ST 段抬高,与之相对应的导联则 ST 段可压低。

(7)含化硝酸甘油可使疼痛迅速缓解,抬高的 ST 段随之恢复。

(8)血清心肌酶正常。

本型心绞痛是由于在冠状动脉狭窄的基础上,该支血管发生痉挛,引起一片心肌缺血所致。冠状动脉造影正常的患者,也可由于该动脉痉挛而引起。冠状动脉痉挛可能与α肾上腺素能受体受到刺激有关,患者迟早会发生心肌梗死。

3.中间综合征特点

中间综合征亦称急性冠状动脉功能不全。

(1)心绞痛发作持续时间长,可达30分钟至1小时以上。

(2)常在休息或睡眠中发作。

(3)心电图、放射性核素和血清学检查无心肌坏死的表现。本型心绞痛性质介于心绞痛与心肌梗死之间,常是心肌梗死的前奏。

4.梗死后心绞痛

梗死后心绞痛是急性心肌梗死发生后1月内(不久或数周)又出现的心绞痛。由于供血的冠状动脉阻塞发生心肌梗死,但心肌尚未完全坏死,一部分未坏死的心肌处于严重缺血状态下又发生疼痛,随时有再发生梗死的可能。

(三)混合性心绞痛

混合性心绞痛的特点如下所示。

(1)劳累性与自发性心绞痛并存,如兼有大支冠状动脉痉挛,除劳累性心绞痛外可并存变异型心绞痛,如兼有中等大冠脉收缩则劳累性心绞痛可在通常能耐受的劳动强度以下发生。

(2)心绞痛阈值可变性大,临床表现为在当天不同时间、当年不同季节的心绞痛阈值有明显变化,如伴有ST段压低的心绞痛患者运动能力的昼夜变化,或一天中首次劳累性发作的心绞痛。劳累性心绞痛患者遇冷诱发及餐后发作的心绞痛多属此型。

此类心绞痛为一支或多支冠脉有临界固定狭窄病变限制了最大冠脉储备力,同时有冠脉痉挛收缩的动力性阻塞使血流减少,故心肌耗氧量增加与心肌供氧量减少两个因素均可诱发心绞痛。

近年“不稳定型心绞痛”一词在临床上被广泛应用,指介于稳定型劳累性心绞痛与急性心肌梗死和猝死之间的中间状态。它包括了除稳定型劳累性心绞痛外的上述所有类型的心绞痛,还包括冠状动脉成形术后心绞痛、冠状动脉旁路术后心绞痛等新近提出的心绞痛类型。其病理基础是在原有病变基础上发生冠状动脉内膜下出血、粥样硬化斑块破裂、血小板或纤维蛋白凝集、形成血栓、冠状动脉痉挛等。

四、辅助检查

(一)心电图

1.静息时心电图

约半数患者在正常范围,也可有非特异性ST-T异常或陈旧性心肌梗死图形,有时有房室或束支传导阻滞、期前收缩等。

2.心绞痛发作时心电图

绝大多数患者可出现暂时性心肌缺血引起的ST段移位;ST段水平或下斜压低≥1 mm,ST段抬高≥2 mm(变异型心绞痛);T波低平或倒置,平时T波倒置者发作时变直立(伪改善)。可出现各种心律失常。

3.心电图负荷试验

用于心电图正常或可疑时。有双倍二级梯运动试验（master 试验）、活动平板运动试验、蹬车试验、潘生丁试验、心房调搏和异丙肾上腺素静脉滴注试验等。

4.动态心电图

24 小时持续记录以证实胸痛时有无心电图缺血改变及无痛性禁忌缺血发作。

（二）放射性核素检查

1.^{201}铊（^{201}Tl）心肌显像或兼做负荷（运动）试验

休息时^{201}铊显像所示灌注缺损主要见于心肌梗死后瘢痕部位。而缺血心肌常在心脏负荷后显示灌注缺损，并在休息后复查出现缺损区再灌注现象。近年用^{99m}Tc-MIBI 做心肌灌注显像（静息或负荷）取得良好效果。

2.放射性核素心腔造影

静脉内注射焦磷酸亚锡被细胞吸附后，再注射^{99m}Tc，即可使红细胞被标记上放射性核素，得到心腔内血池显影。可测定左心室射血分数及显示室壁局部运动障碍。

（三）超声心动图

二维超声心动图可检出部分冠状动脉左主干病变，结合运动试验可观察到心室壁节段性运动异常，有助于心肌缺血的诊断，静息状态下心脏图像阴性，尚可通过负荷试验确定，近年三维、经食管、血管内和心内超声检查增加了其诊断的阳性率和准确性。

（四）心脏 X 线检查

无异常发现或见心影增大、肺充血等。

（五）冠状动脉造影

可直接观察冠状动脉解剖及病变程度与范围，是确诊冠心病的最可靠方法。但它是一种有一定危险的有创检查，不宜作为常规诊断手段。其主要指征为以下两点。

（1）胸痛疑似心绞痛不能确诊者。

（2）内科治疗无效的心绞痛，需明确冠状病变情况而考虑手术者。

（六）激发试验

用于诊断冠脉痉挛，常用冷加压、过度换气及麦角新碱做激发试验，前两种试验较安全，但敏感性差，麦角新碱可引起冠脉剧烈收缩，仅适用于造影时冠脉正常或固定狭窄病变$<50\%$的可疑冠脉痉挛患者。

五、诊断要点

根据典型的发作特点和体征，含用硝酸甘油后缓解，结合年龄和存在冠心病易患因素，除外其他原因所致的心绞痛，一般即可建立诊断。下列几方面有助于临床上判别心绞痛。

（一）性质

心绞痛应是压榨紧缩、压迫窒息、沉重闷胀性疼痛，而非刀割样尖锐痛或抓痛、短促的针刺样或触电样痛或昼夜不停的胸闷感觉。其实也并非“绞痛”。在少数患者可为灼烧感、紧张感或呼吸短促伴有咽喉或气管上方紧窄感。疼痛或不适感开始时较轻，逐渐增剧，然后逐渐消失，很少为体位改变或呼吸所影响。

(二)部位

疼痛或不适处常位于胸骨或其邻近,也可发生在上腹部至咽部之间的任何水平处,但极少在咽部以上。有时可位于左肩或左臂,偶尔也可位于右臂、下颌、下颈椎、上胸椎、左肩胛骨间或肩胛骨上区,然而位于左腋下或左胸下者很少。对于疼痛或不适感分布的范围,患者常需用整个手掌或拳头来指示,仅用一手指的指端来指示者极少。

(三)时限

为1~15分钟,多数3~5分钟,偶有达30分钟的(中间综合征除外)。疼痛持续仅数秒钟或不适感(多为闷感)持续整天或数天者均不似心绞痛。

(四)诱发因素

以体力劳累为主,其次为情绪激动,再次为寒冷环境、进冷饮及身体其他部位的疼痛。在体力活动后而不是在体力活动的当时发生的不适感,不似心绞痛。体力活动再加情绪激动,则更易诱发,自发性心绞痛可在无任何明显诱因下发生。

(五)硝酸甘油的效应

舌下含用硝酸甘油片如有效,心绞痛应于1~2分钟内缓解(也有需5分钟的,要考虑到患者可能对时间的估计不够准确),对卧位型的心绞痛,硝酸甘油可能无效。在评定硝酸甘油的效应时,还要注意患者所用的药物是否已经失效或接近失效。

(六)心电图

发作时心电图检查可见以R波为主的导联中,ST段压低,T波平坦或倒置(变异型心绞痛者则有关导联ST段抬高),发作过后数分钟内逐渐恢复。心电图无改变的患者可考虑做负荷试验。发作不典型者,诊断要依靠观察硝酸甘油的疗效和发作时心电图的改变;如仍不能确诊,可多次复查心电图、心电图负荷试验或24小时动态心电图连续监测,如心电图出现阳性变化或负荷试验诱致心绞痛发作时亦可确诊。

六、鉴别诊断

(一)X综合征

目前临床上被称为X综合征的有两种情况:一是Kemp所提出的原因未明的心绞痛;二是Keaven所提出的与胰岛素抵抗有关的代谢失常。心绞痛需与Kemp的X综合征相鉴别。X综合征(Kemp)目前被认为是小的冠状动脉舒缩功能障碍所致,以反复发作劳累性心绞痛为主要表现,疼痛亦可在休息时发生,发作时或负荷后心电图可示心肌缺血表现、核素心肌灌注可示灌注缺损、超声心动图可示节段性室壁运动异常。但本病多见于女性,冠心病的易患因素不明显,疼痛症状不甚典型,冠状动脉造影阴性,左心室无肥厚表现,麦角新碱试验阴性,治疗反应不稳定而预后良好则与冠心病心绞痛不同。

(二)心脏神经官能症

心脏神经官能症多发于青年或更年期的女性患者,心前区刺痛或经常性胸闷,与体力活动无关,常伴心悸及叹息样呼吸,手足麻木等。过度换气或自主神经功能紊乱时可有T波低平或倒置,但心电图普萘洛尔试验或氯化钾试验时T波多能恢复正常。

(三)急性心肌梗死

本病疼痛部位与心绞痛相仿,但程度更剧烈,持续时间多在半小时以上,硝酸甘油不能缓解。常伴有休克、心律失常及心衰；心电图面向梗死部位的导联 ST 段抬高，常有异常 Q 波；血清心肌酶增高。

(四)其他心血管病

如主动脉夹层形成、主动脉窦瘤破裂、主动脉瓣病变、肥厚型心肌病和急性心包炎等。

(五)颈胸疾病

如颈椎病、胸椎病、肋软骨炎、肩关节周围炎、胸肌劳损、肋间神经痛和带状疱疹等。

(六)消化系统疾病

如食管裂孔疝、贲门痉挛、胃及十二指肠溃疡、急性胰腺炎、急性胆囊炎及胆石症等。

七、治疗

预防主要是防止动脉粥样硬化的发生和发展。治疗原则是改善冠状动脉的供血和减轻心肌的耗氧，同时治疗动脉粥样硬化。

(一)发作时的治疗

1.休息

发作时立刻休息，一般患者在停止活动后症状即可消除。

2.药物治疗

较重的发作可使用作用快的硝酸酯制剂。这类药物除扩张冠状动脉、降低其阻力、增加其血流量外，还通过对周围血管的扩张作用，减少静脉回心血量，降低心室容量、心腔内压、心排血量和血压，减低心脏前后负荷和心肌需氧，从而缓解心绞痛。

(1)硝酸甘油：可用 0.3～0.6 mg 片剂，置于舌下含化，使其迅速为唾液所溶解而吸收，1～2 分钟即开始起作用，约半小时后作用消失，对约 92%的患者有效，其中 76%在 3 分钟内见效。延迟见效或完全无效时提示患者并非患冠心病或患严重的冠心病，也可能所含的药物已失效或未溶解，如属后者可嘱患者轻轻嚼碎之继续含化。长期反复应用可由于产生耐药性而效力减低，停用 10 天以上可恢复有效性。近年还有喷雾剂和胶囊制剂，能达到更迅速起效的目的。不良反应有头昏、头胀痛、头部跳动感、面红、心悸等，偶尔有血压下降，因此第 1 次用药时，患者宜取平卧位，必要时吸氧。

(2)硝酸异山梨酯(消心痛)：可用 5～10 mg，舌下含化，2～5 分钟见效，作用维持 2～3 小时。或用喷雾剂喷到口腔两侧黏膜上，每次 1.25 mg，1 分钟见效。

(3)亚硝酸异戊酯：为极易气化的液体，盛于小安瓿内，每安瓿 0.2 mL，用时以小手帕包裹敲碎，立即盖于鼻部吸入。作用快而短，在 10～15 秒内开始，几分钟即消失。本药作用与硝酸甘油相同，其降低血压的作用更明显，有引起晕厥的可能，目前多数学者不推荐使用。同类制剂还有亚硝酸辛酯。

在应用上述药物的同时，可考虑用镇静药。

(二)缓解期的治疗

宜尽量避免各种确知足以诱致发作的因素。调节饮食，特别是一次进食不应过饱，禁绝烟酒。调整日常生活与工作量；减轻精神负担；保持适当的体力活动，但以不致发生疼痛症状为度；有血脂质异常者积极调整血脂；一般不需卧床休息。初次发作(初发型)或发作增多、加重(恶化型)或卧位型、变异型、中间综合征、梗死后心绞痛等疑为心肌梗死前奏的患者，应予休息一段时间。

使用作用持久的抗心绞痛药物，应防止心绞痛发作，可单独选用、交替应用或联合应用下列作用持久的药物。

1.硝酸酯制剂

(1)硝酸异山梨酯。①硝酸异山梨酯：口服后半小时起作用，持续 3～5 小时，常用量为 10～20 mg/4～6 h，初服时常有头痛反应，可将单剂改为 5 mg，以后逐渐加量。②单硝酸异山梨酯(异乐定)：口服后吸收完全，解离缓慢，药效达 8 小时，常用量为 20～40 mg/8～12 h。近年倾向于应用缓释制剂减少服药次数，硝酸异山梨酯的缓释制剂 1 次口服作用持续 8 小时，可用20～60 mg/8 h；单硝酸异山梨酯的缓释制剂用量为 50 mg，每天 1～2 次。

(2)长效硝酸甘油制剂。①硝酸甘油缓释制剂：口服后使硝酸甘油部分药物得以逃逸肝脏代谢，进入体循环而发挥其药理作用。一般服后半小时起作用，时间可长达 8～12 小时，常用剂量为2.5 mg，每天2 次。②硝酸甘油软膏和贴片制剂：前者为 2%软膏，均匀涂于皮肤上，每次直径 2～5 cm，涂药 60～90 分钟起作用，维持 4～6 小时；后者每贴含药 20 mg，贴于皮肤上后 1 小时起作用，维持 12～24 小时。胸前或上臂皮肤为最合适于涂或贴药的部位。患青光眼、颅内压增高、低血压或休克者不宜选用本类药物。

2.β肾上腺素能受体阻滞剂(β受体阻滞剂)

β受体有 β_1 和 β_2 两个亚型。心肌组织中 β_1 受体占主导地位而支气管和血管平滑肌中以 β_2 受体为主。所有β受体阻滞剂对两型β受体都能抑制，但对心脏有些制剂有选择性作用。它们具有阻断拟交感胺类对心率和心收缩力受体的刺激作用，减慢心率，降低血压，减低心肌收缩力和氧耗量，从而缓解心绞痛的发作。此外，还减低运动时血流动力的反应，使在同一运动量水平上心肌耗氧量减少；使不缺血的心肌区小动脉(阻力血管)缩小，从而使更多的血液通过极度扩张的侧支循环(输送血管)流入缺血区。国外学者建议用量要大。不良反应有心室射血时间延长和心脏容积增加，这虽可能使心肌缺血加重或引起心力衰竭，但其使心肌耗氧量减少的作用远超过其不良反应。常用制剂如下。

(1)普萘洛尔(心得安)：每天 3～4 次，开始时每次 10 mg，逐步增加剂量，达每天 80～200 mg；其缓释制剂用 160 mg，1 次/天。

(2)氧烯洛尔(心得平)：每天 3～4 次，每次 20～40 mg。

(3)阿普洛尔(心得舒)：每天 2～3 次，每次 25～50 mg。

(4)吲哚洛尔(心得静)：每天 3～4 次，每次 5 mg，逐步增至 60 mg/d。

(5)索他洛尔(心得怡)：每天 2～3 次，每次 20 mg，逐步增至 200 mg/d。

(6)美托洛尔(美多心安)：每天 2 次，每次 25～100 mg；其缓释制剂用 200 mg，1 次/天。

(7)阿替洛尔(氨酰心安)：每天 2 次，每次 12.5～75 mg。

(8)醋丁洛尔(醋丁酰心安)：每天 200～400 mg，分 2～3 次服。

(9)纳多洛尔(康加多尔)：每天 1 次，每次 40～80 mg。

(10)噻吗洛尔(噻吗心安)：每天 2 次，每次 5～15 mg。

本类药物有引起心动过缓、降低血压、抑制心肌收缩力、引起支气管痉挛等作用，长期应用有些可以引起血脂增高，故选用药物时和用药过程中要加以注意和观察。新的一代制剂中赛利洛尔具有心脏选择性 β_1 受体阻滞作用，同时部分的激动 β_2 受体。其减缓心率的作用较轻，甚至可使夜间心率增快；有轻度兴奋心脏的作用；有轻度扩张支气管平滑肌的作用；使血胆固醇、低密度脂蛋白和甘油三酯降低而高密度脂蛋白胆固醇增高；使纤维蛋白降低而纤维蛋白原增高；长期应用对血糖无影响，因而更适用于老年冠心病患者，剂量为 200～400 mg，每天 1 次。我国患者对降受体阻滞剂的耐受性较差宜用低剂量。

β受体阻滞剂可与硝酸酯合用，但要注意：①β受体阻滞剂可与硝酸酯有协同作用，因而剂量应偏小，开始剂量尤其要注意减小，以免引起直立性低血压等不良反应；②停用β受体阻滞剂时应逐步减量，如突然停用有诱发心肌梗死的可能；③心功能不全，支气管哮喘以及心动过缓者不宜用。由于其有减慢心律的不良反应，因而限制了剂量的加大。

3.钙通道阻滞剂

此类药物抑制钙离子进入细胞内，也抑制心肌细胞兴奋、收缩耦联中钙离子的利用。因而抑制心肌收缩，减少心肌氧耗；扩张冠状动脉，解除冠状动脉痉挛，改善心内膜下心肌的血供；扩张周围血管，降低动脉压，减轻心脏负荷；还降低血液黏度，抗血小板聚集，改善心肌的微循环。常用制剂如下。

(1)苯烷胺衍生物：最常用的是维拉帕米(异搏定)80～120 mg，每天 3 次；其缓释制剂 240～480 mg，每天 1 次。不良反应有头晕、恶心、呕吐、便秘、心动过缓、PR 间期延长、血压下降等。

(2)二氢吡啶衍生物。①硝苯地平(心痛定)：10～20 mg，每 4～8 小时 1 次口服；舌下含用 3～5 分钟后起效；其缓释制剂用量为 20～40 mg，每天 1～2 次；②氨氯地平(络活喜)：5～10 mg，每天 1 次；③尼卡地平：10～30 mg，每天 3～4 次；④尼索地平：10～20 mg，每天2～3 次；⑤非洛地平(波依定)：5～20 mg，每天 1 次；⑥伊拉地平：2.5～10 mg，每 12 小时 1 次。

本类药物的不良反应有头痛、头晕、乏力、面部潮红、血压下降、心率增快及下肢水肿等，也可有胃肠道反应。

(3)苯噻氮唑衍生物：最常用的是地尔硫䓬(恬尔心、合心爽)，30～90 mg，每天 3 次，其缓释制剂用量为 45～90 mg，每天 2 次。

不良反应有头痛、头晕、皮肤潮红、下肢水肿、心率减慢、血压下降及胃肠道不适等。

以钙通道阻滞剂治疗变异型心绞痛的疗效最好。本类药可与硝酸酯同服，其中二氢吡啶衍生物类如硝苯地平尚可与β受体阻滞剂同服，但维拉帕米和地尔硫䓬与β受体阻滞剂合用时则有过度抑制心脏的危险。停用本类药时也宜逐渐减量然后停服，以免发生冠状动脉痉挛。

4.冠状动脉扩张剂

冠状动脉扩张剂为能扩张冠状动脉的血管扩张剂，从理论上说将能增加冠状动脉的血流，改善心肌的血供，缓解心绞痛。但由于冠心病时冠状动脉病变情况复杂，有些血管扩张剂如双嘧达莫，可能扩张无病变或轻度病变的动脉较扩张重度病变的动脉远为显著，减少侧支循环的血流量，引起所谓“冠状动脉窃血”，增加了正常心肌的供血量，使缺血心肌的供血量反而更减少，因而不再用于治疗心绞痛。目前仍用的有如下几种。

(1)吗多明：1～2 mg，每天 2～3 次，不良反应有头痛、面红、胃肠道不适等。

(2)胺碘酮：100～200 mg，每天 3 次，也用于治疗快速心律失常，不良反应有胃肠道不适、药疹、角膜色素沉着、心动过缓、甲状腺功能障碍等。

(3)乙氧黄酮:30～60 mg,每天 2～3 次。

(4)卡波罗孟:75～150 mg,每天 3 次。

(5)奥昔非君:8～16 mg,每天 3～4 次。

(6)氨茶碱:100～200 mg,每天 3～4 次。

(7)罂粟碱:30～60 mg,每天 3 次等。

(三)中医中药治疗

根据祖国医学辨证论治,采用治标和治本两法。治标,主要在疼痛期应用,以“通”为主,有活血、化瘀、理气、通阳、化痰等法;治本,一般在缓解期应用,以调整阴阳、脏腑、气血为主,有补阳、滋阴、补气血、调理脏腑等法。其中以“活血化瘀”法(常用丹参、红花、川芎、蒲黄、郁金等)和“芳香温通”法(常用苏合香丸、苏冰滴丸、宽胸丸、保心丸、麝香保心丸等)最为常用。此外,针刺或穴位按摩治疗也有一定疗效。

(四)其他药物和非药物治疗

右旋糖酐-40 或羟乙基淀粉注射液:250～500 mL/d,静脉滴注 14～30 天为 1 个疗程,作用为改善微循环的灌流,可能改善心肌的血流灌注,可用于心绞痛的频繁发作。高压氧治疗增加全身的氧供应,可使顽固的心绞痛得到改善,但疗效不易巩固。体外反搏治疗可能增加冠状动脉的血供,也可考虑应用。兼有早期心力衰竭者,治疗心绞痛的同时宜用快速作用的洋地黄类制剂。鉴于不稳定型心绞痛的病理基础是在原有冠状动脉粥样硬化病变上发生冠状动脉内膜下出血、斑块破裂、血小板或纤维蛋白凝集形成血栓,近年对其采用抗凝血、溶血栓和抗血小板药物治疗,收到较好的效果。

(五)冠状动脉介入性治疗

1.经皮冠状动脉腔内成形术(PTCA)

用带球囊的心导管经周围动脉送到冠状动脉,在导引钢丝的引导下进入狭窄部位,向球囊内注入造影剂使之扩张,在有指征的患者中可收到与外科手术治疗同样的效果。过去认为理想的指征如下。

(1)心绞痛病程(<1 年)药物治疗效果不佳,患者失健。

(2)1 支冠状动脉病变,且病变在近端,无钙化或痉挛。

(3)有心肌缺血的客观证据。

(4)患者有较好的左心室功能和侧支循环。施行本术如不成功需做紧急主动脉-冠状动脉旁路移植手术。

近年随着技术的改进,经验的累积,手术指征已扩展到:①治疗多支或单支多发病变。②治疗近期完全闭塞的病变,包括发病 6 小时内的急性心肌梗死;③治疗病情初步稳定 2～3 周后的不稳定型心绞痛;④治疗主动脉-冠状动脉旁路移植术后血管狭窄。无血供保护的左冠状动脉主干病变为用本手术治疗的禁忌。本手术即时成功率在 90%左右,但术后 3～6 个月内,25%～35%患者可再发生狭窄。

2.冠状动脉内支架安置术(ISI)

以不锈钢、钴合金或钽等金属和高分子聚合物制成的筛网状、含槽的管状和环绕状的支架，通过心导管置入冠状动脉，由于支架自行扩张或借球囊膨胀作用使其扩张，支撑在血管壁上，从而维持血管内血流畅通。其适应证如下。

(1)改善 PTCA 的疗效，降低再狭窄的发生率，尤其适用于 PTCA 扩张效果不理想者。

(2)PTCA 术时由于冠状动脉内膜撕脱、血管弹性而回缩、冠状动脉痉挛或血栓形成而出现急性血管闭塞者。

(3)慢性病变冠状动脉近于完全阻塞者。

(4)旁路移植血管段狭窄者。

(5)急性心肌梗死者。术后使用抗血小板治疗预防支架内血栓形成，目前认为新一代的抗血小板制剂-血小板 GPⅡb/Ⅲ受体阻滞剂有较好效果，可用阿昔单抗静脉注射，0.25 mg/kg，然后静脉滴注10 μg/(kg·h)，共 12 小时；或依替巴肽静脉注射，180 μg/kg，然后静脉滴注每分钟2 μg/kg，共 96 小时；或替罗非班，静脉滴注每分钟 0.4 μg/kg，共 30 分钟，然后每分钟 0.1 μg/kg，滴注 48 小时。口服制剂有 xemilofiban，5～20 mg，每天 2 次等。也可口服常用的抗血小板药物如阿司匹林、双嘧达莫、噻氯吡啶或较新的氯吡格雷等。

3.其他介入性治疗

尚有冠状动脉斑块旋切术、冠状动脉斑块旋切吸引术、冠状动脉斑块旋磨术、冠状动脉激光成形术等，这些在 PTCA 的基础上发展的方法，期望使冠状动脉再通更好，使再狭窄的发生率降低。近年还有用冠状动脉内超声、冠状动脉内放射治疗的介入性方法，其结果有待观察。

(六)运动锻炼疗法

谨慎安排进度适宜的运动锻炼有助于促进侧支循环的发展，提高体力活动的耐受量，改善症状。

(七)不稳定型心绞痛的处理

各种不稳定型心绞痛的患者均应住院卧床休息，在密切监护下，进行积极的内科治疗，尽快控制症状和防止发生心肌梗死。需取血测血清心肌酶和观察心电图变化以除外急性心肌梗死，并注意胸痛发作时的 ST 段改变。胸痛时可先含硝酸甘油 0.3～0.6 mg，如反复发作可舌下含硝酸异山梨酯 5～10 mg，每2 小时 1 次，必要时加大剂量，以收缩压不过于下降为度，症状缓解后改为口服。如无心力衰竭可加用β受体阻滞剂和(或)钙通道阻滞剂，剂量可偏大些。胸痛严重而频繁或难以控制者，可静脉内滴注硝酸甘油，以1 mg溶于 5%葡萄糖液 50～100 mL中，开始时 10～20 μg/min，需要时逐步增加至 100～200 μg/min；也可用硝酸异山梨酯 10 mg 溶于 5%葡萄糖 100 mL 中，以 30～100 μg/min 静脉滴注。对发作时 ST 段抬高或有其他证据提示其发作主要由冠状动脉痉挛引起者，宜用钙通道阻滞剂取代β受体阻滞剂。鉴于本型患者常有冠状动脉内粥样斑块破裂、血栓形成、血管痉挛以及血小板聚集等病变基础，近年主张用阿司匹林口服和肝素或低分子肝素皮下或静脉内注射以预防血栓形成。情况稳定后行选择性冠状动脉造影，考虑介入或手术治疗。

八、护理

(一)护理评估

1.病史

询问有无高血压、高脂血症、吸烟、糖尿病、肥胖等危险因素，及劳累、情绪激动、饱食、寒冷、吸烟、心动过速、休克等诱因。

2.身体状况

主要评估胸痛的特征，包括诱因、部位、性质、持续时间、缓解方式及心理感受等。典型心绞痛的特征如下：①发作在劳力等诱因的当时；②疼痛部位在胸骨体上段或中段之后，可波及心前区约手掌大小范围，甚至横贯前胸，界限不很清楚，常放射至左肩臂内侧达无名指和小指，或至颈、咽、下颌部；③疼痛性质为压迫、紧缩性闷痛或灼烧感，偶伴濒死感，迫使患者立即停止原来的活动，直至症状缓解；④疼痛一般持续3～5分钟，经休息或舌下含化硝酸甘油，几分钟内缓解，可数天或数周发作1次，或一天发作多次；⑤发作时多有紧张或恐惧，发作后有焦虑、多梦。

发作时体检常有心率加快、血压升高、面色苍白、冷汗，部分患者有暂时性心尖部收缩期杂音、舒张期奔马律、交替脉。

3.实验室及其他检查

(1)心电图检查：主要是在R波为主的导联上，ST段压低，T波平坦或倒置等。

(2)心电图负荷试验：通过增加心脏负荷及心肌氧耗量，激发心肌缺血性ST-T改变，有助于临床诊断和疗效评定等。常用的方法有饱餐试验、双倍阶梯运动试验及次极量运动试验(蹬车运动试验、活动平板运动试验)等。

(3)动态心电图：可以连续24小时记录心电图，观察缺血时的ST-T改变，有助于诊断、观察药物治疗效果以及有无心律失常。

(4)超声波检查：二维超声显示左主冠状动脉及分支管腔可能变窄，管壁不规则增厚及回声增强。心绞痛发作时或运动后局部心肌运动幅度减低或无运动及心功能减低。超声多普勒于二尖瓣上取样，可测出舒张早期血液速度减低，舒张末期流速增加，表示舒张早期心肌顺应性减低。

(5)X线检查：冠心病患者在合并有高血压病或心功能不全时，可有心影扩大、主动脉弓屈曲延长；心衰重时，可合并肺充血改变；有陈旧心肌梗死合并室壁瘤时，X线下可见心室反向搏动(记波摄影)。

(6)放射性核素检查：静脉注射^{201}铊，心肌缺血区不显像。^{201}铊运动试验以运动诱发心肌缺血，可使休息时无异常表现的冠心病患者呈现不显像的缺血区。

(7)冠状动脉造影：可发现中动脉粥样硬化引起的狭窄性病变及其确切部位、范围和程度，并能估计狭窄处远端的管腔情况。

(二)护理目标

(1)患者主诉疼痛次数减少，程度减轻。

(2)患者能够掌握活动规律并保持最佳活动水平，表现为活动后不出现心律失常和缺氧表现。心率、血压、呼吸维持在预定范围。

(3)患者能够运用有效的应对机制减轻或控制焦虑。

(4)患者能了解本病防治常识，说出所服用药物的名称、用法、作用和不良反应。

(5)无并发症发生。

(三)护理措施

1.一般护理

(1)患者应卧床休息,嘱患者避免突然用力的动作,饭后不宜进行体力活动,防止精神紧张、情绪激动、受寒、饱餐及吸烟酗酒,宜少量多餐,用清淡饮食,不宜进含动物脂肪及高胆固醇的食物。

对有恐惧和焦虑心理的患者,应向患者解释冠心病的性质,只要注意生活保健,坚持治疗,可以防止病情的发展;对情绪不稳者,可适当应用镇静剂。

(2)保持大小便通畅,做好皮肤及口腔的护理。

2.病情观察与护理

(1)不稳定型心绞痛患者应放监护室予以监护,密切观察病情和心电图变化,观察胸痛持续的时间、次数,并注意观察硝酸盐类等药物的不良反应。发现异常,及时报告医师,并协助相应的处理。

(2)患者心绞痛发作时,嘱其安静卧床休息,做心电图检查观察其ST-T的改变,并给予舌下含化硝酸甘油0.6 mg,吸氧。对有频繁发作的心绞痛或属自发型心绞痛的患者,需提高警惕,用心电监护观察有无发展为心肌梗死。如有上述变化,应及时报告医师。

(四)健康教育

(1)患者及家属讲解有关疾病的病因及诱发因素,防止过度脑力劳动,适当参加体力活动;合理搭配饮食结构;肥胖者需限制饮食;戒烟酒。积极防治高血压、高脂血症和糖尿病。有上述疾病家族史的青年,应早期注意血压及血脂变化,争取早期发现,及时治疗。

(2)心绞痛症状控制后,应坚持服药治疗。避免导致心绞痛发作的诱因。对不经常发作者,需鼓励进行适当的体育锻炼如散步、打太极拳等,这样有利于冠状动脉侧支循环的建立。随身携带硝酸甘油片或亚硝酸异戊酯等药物,以备心绞痛发作时自用。

(3)出院时指导患者根据病情调整饮食结构,坚持医师、护士建议的合理化饮食。教会家属正确测量血压、脉搏、体温的方法。教会患者及家属识别与自身有关的诱发因素,如吸烟,情绪激动等。

(4)出院带药,给患者提供有关的书面材料,指导患者正确用药。

(5)教会患者门诊随访知识。

第三节　急性心肌梗死

急性心肌梗死(AMI)是急性心肌缺血性坏死,是在冠状动脉病变的基础上,发生冠状动脉血供急剧减少或中断,使相应的心肌严重而持久地急性缺血所致。通常是在冠状动脉样硬化病变的基础上继发血栓形成所致。非动脉粥样硬化所导致的心肌梗死可由感染性心内膜炎、血栓脱落、主动脉夹层形成、动脉炎等引起。

本病在欧美国家常见,20世纪50年代,美国本病死亡率＞300/10万人口,20世纪70年代以后,降到＜200/10万人口。美国35～84岁人群中年发病率男性为71‰,女性为22‰;每年约有 80 万人发生心肌梗死,45 万人再梗死。在我国本病远不如欧美国家多见,70 年代和 80 年代北京、河北、黑龙江、上海和广东广州等省市年发病率仅 0.2‰~0.6‰,其中以华北地区最高。

一、病因和发病机制

急性心肌梗死绝大多数(90%以上)是由于冠状动脉粥样硬化所致。由于冠状动脉有弥漫而广泛的粥样硬化病变,使管腔有>75%的狭窄。侧支循环尚未充分建立。一旦由于管腔内血栓形成、劳力、情绪激动、休克、外科手术或血压剧升等诱因而导致血供进一步急剧减少或中断,使心肌严重而持久急性缺血达 1 小时以上,即可发生心肌梗死。

冠状动脉闭塞后约半小时心肌开始坏死,1 小时后心肌凝固性坏死,心肌间质充血、水肿、炎性细胞浸润。以后坏死心肌逐渐溶解,形成肌溶灶,随后渐有肉芽组织形成,坏死组织有 1~2周后开始吸收,逐渐纤维化,在 6~8 周形成瘢痕而愈合,即为陈旧性心肌梗死。坏死心肌波及心包可引起心包炎。心肌全层坏死,可产生心室壁破裂,游离壁破裂或室间隔穿孔,也可引起乳头肌断裂。若仅有心内膜下心肌坏死,在心室腔压力的冲击下,外膜下层向外膨出,形成室壁膨胀瘤,造成室壁运动障碍甚至矛盾运动,严重影响左心室射血功能。冠状动脉可有一支或几支闭塞而引起所供血区部位的梗死。

急性心肌梗死时,心脏收缩力减弱,顺应性减低,心肌收缩不协调,心排血量下降,严重时发生泵衰竭、心源性休克及各种心律失常,病死率高。

二、病理生理

主要出现左心室舒张和收缩功能障碍的一些血流动力学变化,其严重度和持续时间取决于梗死的部位、程度和范围。心脏收缩力减弱、顺应性减低、心肌收缩不协调,左心室压力曲线最大上升速度(dp/dt)减低,左心室舒张末期压增高、舒张和收缩末期容量增多。射血分数减低,心搏量和心排血量下降,心率增快或有心律失常,血压下降,静脉血氧含量降低。心室重构出现心壁厚度改变、心脏扩大和心力衰竭(先左心衰竭然后全心衰竭),可发生心源性休克。右心室梗死在心肌梗死患者中少见,其主要病理生理改变是右心衰竭的血流动力学变化,右心房压力增高,高于左心室舒张末期压,心排血量减低,血压下降。

急性心肌梗死引起的心力衰竭称为泵衰竭,按 Killip 分级法可分为:Ⅰ级尚无明显心力衰竭;Ⅱ级有左心衰竭;Ⅲ级有急性肺水肿;Ⅳ级有心源性休克等不同程度或阶段的血流动力学变化。心源性休克是泵衰竭的严重阶段。但如兼有肺水肿和心源性休克则情况最严重。

三、临床表现

(一)病史

发病前常有明显诱因,如精神紧张、情绪激动、过度体力活动、饱餐、高脂饮食、糖尿病未控制、感染、手术、大出血、休克等。少数在睡眠中发病。约有半数的患者过去有高血压及心绞痛史。部分患者则无明确病史及先兆表现,首次发展即是急性心肌梗死。

(二)症状

1.先兆症状

急性心肌梗死多突然发病,少数患者起病症状轻微。1/2~2/3 的患者起病前 1~2 天至 1~2 周或更长时间有先兆症状,其中最常见的是稳定型心绞痛转变为不稳定型;或既往无心绞痛,突然出现心绞痛,且发作频繁,程度较重,用硝酸甘油难以缓解,持续时间较长。伴恶心、呕吐、血压剧烈波动。心电图显示ST段一时性明显上升或降低,T波倒置或增高。这些先兆症状如诊断及时,治疗得当,约半数患者可免于发生心肌梗死;即使发生,症状也较轻,预后较好。

2.胸痛

胸痛为最早出现而突出的症状。其性质和部位多与心绞痛相似,但程度更为剧烈,呈难以忍受的压榨、窒息,甚至“濒死感”,伴有大汗淋漓及烦躁不安。持续时间可长达1～2小时甚至10小时以上,或时重时轻达数天之久。用硝酸甘油无效,需用麻醉性镇痛药才能减轻。疼痛部位多在胸骨后,但范围较为广泛,常波及整个心前区,约10%的病例波及剑突下及上腹部或颈、背部,偶尔到下颌、咽部及牙齿处。约25%病例无明显的疼痛,多见于老年、糖尿病(由于感觉迟钝)或神志不清患者,或有急性循环衰竭者,疼痛被其他严重症状所掩盖。15%～20%病例在急性期无症状。

3.心律失常

心律失常见于75%～95%的患者,多发生于起病后1～2周内,而以24小时内最多见。经心电图观察可出现各种心律失常,可伴乏力、头晕、晕厥等症状,且为急性期引起死亡的主要原因之一。其中最严重的心律失常是室性异位心律(包括频发性期前收缩、阵发性心动过速和颤动)。频发(>5次/分),多源,成对出现,或R波落在T波上的室性早搏可能为心室颤动的先兆。房室传导阻滞和束支传导阻滞也较多见,严重者可出现完全性房室传导阻滞。室上性心律失常则较少见,多发生于心力衰竭患者。前壁心肌梗死易发生室性心律失常。下壁(膈面)梗死易发生房室传导阻滞。

4.心力衰竭

主要是急性左心衰竭,为心肌梗死后收缩力减弱或不协调所致,可出现呼吸困难、咳嗽、烦躁及发绀等症状。严重时两肺满布湿啰音,形成肺水肿,进一步则导致右心衰竭。右心室心肌梗死者可一开始就出现右心衰竭。

5.低血压和休克

仅于疼痛剧烈时血压下降,未必是休克。但如疼痛缓解而收缩压仍低于10.7 kPa(80 mmHg),伴有烦躁不安、大汗淋漓、脉搏细快、尿量减少(<20 mL/h)、神志恍惚甚至晕厥时,则为休克,主要为心源性,由于心肌广泛坏死、心排血量急剧下降所致。而神经反射引起的血管扩张尚属次要,有些患者还有血容量不足的因素参与。

6.胃肠道症状

疼痛剧烈时,伴有频繁的恶心呕吐、上腹胀痛、肠胀气等,与迷走神经张力增高有关。

7.坏死物质吸收引起的症状

主要是发热,一般在发病后1～3天出现,体温38 ℃左右,持续约1周。

(三)体征

(1)半数患者心浊音界轻度至中度增大,有心力衰竭时较显著。

(2)心率多增快,少数可减慢。

(3)心尖区第一心音减弱,有时伴有奔马律。

(4)10%～20%的患者在病后2～3天出现心包摩擦音,多数在几天内又消失,是坏死波及心包面引起的反应性纤维蛋白性心包炎所致。

(5)心尖区可出现粗糙的收缩期杂音或收缩中晚期喀喇音,为二尖瓣乳头肌功能失调或断裂所致。

(6)可听到各种心律失常的心音改变。

(7)常见到血压下降到正常以下(病前高血压者血压可降至正常),且可能不再恢复到起病前水平。

(8)还可有休克、心力衰竭的相应体征。

(四)并发症

心肌梗死除可并发心力衰竭及心律失常外,还可有下列并发症。

1.动脉栓塞

动脉栓塞主要为左室壁血栓脱落所引起。根据栓塞的部位,可能产生脑部或其他部位的相应症状,常在起病后1～2周发生。

2.心室膨胀瘤

梗死部位在心脏内压的作用下,显著膨出。心电图常示持久的ST段抬高。

3.心肌破裂

少见。可在发病1周内出现,患者常突然休克甚至造成死亡。

4.乳头肌功能不全

乳头肌功能不全的病变可分为坏死性与纤维性2种,在发生心肌梗死后,心尖区突然出现响亮的全收缩期杂音,第一心音减低。

5.心肌梗死后综合征

发生率约10%,于心肌梗死后数周至数月内出现,可反复发生,表现为发热、胸痛、心包炎、胸膜炎或肺炎等症状、体征,可能为机体对坏死物质的变态反应。

四、诊断要点

(一)诊断标准

诊断AMI必须至少具备以下标准中的两条。

(1)缺血性胸痛的临床病史,疼痛常持续30分钟以上。

(2)心电图的特征性改变和动态演变。

(3)心肌坏死的血清心肌标记物浓度升高和动态变化。

(二)诊断步骤

对疑为AMI的患者,应争取在10分钟内完成。

(1)临床检查:问清缺血性胸痛病史,如疼痛性质、部位、持续时间、缓解方式、伴随症状;查明心、肺、血管等的体征。

(2)描记18导联心电图(常规12导联加V_7～V_9,V_{3R}～V_{5R}),并立即进行分析、判断。

(3)迅速进行简明的临床鉴别诊断后做出初步诊断(老年人突发原因不明的休克、心力衰竭、上腹部疼痛伴胃肠道症状、严重心律失常或较重而持续性胸痛或胸闷,应慎重考虑有无本病的可能)。

(4)对病情做出基本评价并确定即刻处理方案。

(5)继之尽快进行相关的诊断性检查和监测，如血清心肌标记物浓度的检测，结合缺血性胸痛的临床病史、心电图的特征性改变，做出AMI的最终诊断。此外，尚应进行血常规、血脂、血糖、凝血时间、电解质等检测，二维超声心动图检查，床旁心电监护等。

(三)危险性评估

(1)伴下列任一项者，如高龄(＞70岁)、既往有心肌梗死史、心房颤动、前壁心肌梗死、心源性休克、急性肺水肿或持续低血压等可确定为高危患者。

(2)病死率随心电图ST段抬高的导联数的增加而增加。

(3)血清心肌标记物浓度与心肌损害范围呈正相关，可助估计梗死面积和患者预后。

五、鉴别诊断

(一)不稳定型心绞痛

疼痛的性质、部位与心肌梗死相似，但发作持续时间短、次数频繁、含服硝酸甘油有效。心电图的改变及酶学检查是与心肌梗死鉴别的主要依据。

(二)急性肺动脉栓塞

大块的栓塞可引起胸痛、呼吸困难、咯血、休克，但多出现右心负荷急剧增加的表现如有心室增大，P_2亢进、分裂和有心衰体征。无心肌梗死时的典型心电图改变和血清心肌酶的变化。

(三)主动脉夹层

该病也具有剧烈的胸痛，有时出现休克，其疼痛常为撕裂样，一开始即达高峰，多放射至背部、腹部、腰部及下肢。两上肢的血压和脉搏常不一致是本病的重要体征。可出现主动脉瓣关闭不全的体征，心电图和血清心肌酶学检查无AMI时的变化。X线和超声检查可出现主动脉明显增宽。

(四)急腹症

急性胆囊炎、胆石症、急性坏死性胰腺炎、溃疡病穿孔等常出现上腹痛及休克的表现，但应有相应的腹部体征，心电图及酶学检查有助于鉴别。

(五)急性心包炎

尤其是非特异性急性心包炎，也可出现严重胸痛、心电图ST段抬高，但该病发病前常有上呼吸道感染，呼吸和咳嗽时疼痛加重，早期即有心包摩擦音。无心电图的演变及酶学异常。

六、处理

(一)治疗原则

改善冠状动脉血液供给，减少心肌耗氧，保护心脏功能，挽救因缺血而濒死的心肌，防止梗死面积扩大，缩小心肌缺血范围，及时发现、处理、防治严重心律失常、泵衰竭和各种并发症，防止猝死。

(二)院前急救

流行病学调查发现，50%的患者发病后1小时在院外猝死，死因主要是可救治的心律失常。因此，院前急救的重点是尽可能缩短患者就诊延误的时间和院前检查、处理、转运所用的时间；尽量帮助患者安全、迅速地转送到医院；尽可能及时给予相关急救措施，如嘱患者停止任何主动性活动和运动，舌下含化硝酸甘油，高流量吸氧，镇静止痛(吗啡或哌替啶)，必要时静脉注射或滴注利多卡因，或给予除颤治疗和心肺复苏；缓慢性心律失常给予阿托品肌内注射或静脉注射；及时将患者情况通知急救中心或医院，在严密观察、治疗下迅速将患者送至医院。

（三）住院治疗

急诊室医师应力争在10～20分钟内完成病史、临床检数记录18导联心电图，尽快明确诊断。对ST段抬高者应在30分钟内收住冠心病监护病房（CCU）并开始溶栓，或在90分钟内开始行急诊PTCA治疗。

1.休息

患者应卧床休息，保持环境安静，减少探视，防止不良刺激。

2.监测

在冠心病监护室进行心电图、血压和呼吸的监测5～7天，必要时进行床旁血流动力学监测，以便于观察病情和指导治疗。

3.护理

第1周完全卧床，加强护理，对进食、漱洗、大小便、翻身等，都需要别人帮助。第二周可从床上坐起，第3至4周可逐步离床和室内缓步走动。但病重或有并发症者，卧床时间宜适当延长。食物以易消化的流质或半流质为主，病情稳定后逐渐改为软食。便秘3天者可服轻泻剂或用甘油栓等，必须防止用力大便造成病情突变。焦虑、不安患者可用地西泮等镇静剂。禁止吸烟。

4.吸氧

在急性心肌梗死早期，即便未合并有左侧心力衰竭或肺疾病，也常有不同程度的动脉低氧血症。可能由于细支气管周围水肿，使小气道狭窄，增加小气道阻力，气流量降低，局部换气量减少，特别是两肺底部最为明显。有些患者虽未测出动脉低氧血症，由于增加肺间质液体，肺顺应性一过性降低，而有气短症状。因此，应给予吸氧，通常在发病早期用鼻塞给氧24～48小时，3～5 L/min。有利于氧气运送到心肌，可能减轻气短、疼痛或焦虑症状。在严重左侧心力衰竭、肺水肿和并有机械并发症的患者，多伴有严重低氧血症，需面罩加压给氧或气管插管并机械通气。

5.补充血容量

心肌梗死患者由于发病后出汗、呕吐或进食少，以及应用利尿药等因素，引起血容量不足和血液浓缩，从而加重缺血和血栓形成，有导致心肌梗死面积扩大的危险。因此，如每天摄入量不足，应适当补液，以保持出入量的平衡。一般可用极化液。

6.缓解疼痛

AMI时，剧烈胸痛使患者交感神经过度兴奋，产生心动过速、血压升高和心肌收缩力增强，从而增加心肌耗氧量，并易诱发快速性室性心律失常，应迅速给予有效镇痛药。本病早期疼痛是难以区分坏死心肌疼痛和可逆性心肌缺血疼痛，二者常混杂在一起。先予含服硝酸甘油，随后静脉点滴硝酸甘油，如疼痛不能迅速缓解，应即用强的镇痛药，吗啡和派替啶最为常用。吗啡是解除急性心肌梗死后疼痛最有效的药物。其作用于中枢阿片受体而发挥镇痛作用，并阻滞中枢交感神经冲动的传出，导致外周动、静脉扩张，从而降低心脏前后负荷及心肌氧耗量。通过镇痛减轻疼痛引起的应激反应，使心率减慢。1次给药后10～20分钟发挥镇痛作用，1～2小时作用最强，持续4～6小时。通常静脉注射吗啡3 mg，必要时每5分钟重复1次，总量不宜超过15 mg。吗啡治疗剂量时即可发生不良反应，随剂量增加，发生率增加。不良反应有恶心、呕吐、低血压和呼吸抑制。其他不良反应有眩晕，嗜睡，表情淡漠，注意力分散等。一旦出现呼吸抑制，可每隔3 分钟静脉注射纳洛酮有拮抗吗啡的作用，剂量为 0.4 mg，总量不超过 1.2 mg。一般用药后呼吸抑制症状可很快消除，必要时采用人工辅助呼吸。哌替啶有消除迷走神经作用和镇痛作用，其血流动力学作用与吗啡相似，75 mg 哌替啶相当于 10 mg 吗啡，不良反应有致心动过速和呕吐作用，但较吗啡轻。可用阿托品 0.5 mg 对抗之。临床上可肌内注射 25～75 mg，必要时2～3 小时重复，过量出现麻醉作用和呼吸抑制，当引起呼吸抑制时，也可应用纳洛酮治疗。对重度烦躁者可应用冬眠疗法，经肌内注射哌替啶25 mg，异丙嗪(非那根)12.5 mg，必要时 4～6 小时重复 1 次。

中药可用复方丹参滴丸，麝香保心丸口服，或复方丹参注射液 16 mL 加入 5%葡萄糖液 250～500 mL中静脉滴注。

(四)再灌注心肌

起病 3～6 小时内，使闭塞的冠状动脉再通，心肌得到再灌注，濒临坏死的心肌可能得以存活或使坏死范围缩小，预后改善，是一种积极的治疗措施。

1.急诊溶栓治疗

溶栓治疗是 20 世纪 80 年代初兴起的一项新技术，其治疗原理是针对急性心肌梗死发病的基础，即大部分穿壁性心肌梗死是由于冠状动脉血栓性闭塞引起的。血栓是由于凝血酶原在异常刺激下被激活，形成凝血酶，使纤维蛋白原转化为纤维蛋白，然后与其他有形成分如红细胞、血小板一起形成的。机体内存在一个纤维蛋白溶解系统，它是由纤维蛋白溶解原和内源性或外源性激活物组成的。在激活物的作用下，纤维蛋白溶酶原被激活，形成纤维蛋白溶酶，它可以溶解稳定的纤维蛋白血栓，还可以降解纤维蛋白原，促使纤维蛋白裂解、使血栓溶解。但是纤维蛋白溶酶的半衰期很短，要想获得持续的溶栓效果，只有依靠连续输入外源性补给激活物的办法。现在临床常用的纤溶激活物有两大类，一类为非选择性纤溶剂，如链激酶、尿激酶。它们除了激活与血栓相关的纤维蛋白溶酶原外，还激活循环中的纤溶酶原，导致全身的纤溶状态，因此可以引起出血并发症。另一类为选择性纤溶剂，有重组组织型纤溶酶原激活剂，单链尿激酶型纤溶酶原激活剂(SCUPA)及乙酰纤溶酶原-链激酶激活剂复合物(APSAC)。它们选择性地激活与血栓有关的纤溶酶原，而对循环中的纤溶酶原仅有中等度的作用。这样可以避免或减少出血并发症的发生。

(1)溶栓疗法的适应证：①持续性胸痛超过半小时，含服硝酸甘油片后症状不能缓解；②相邻两个或更多导联 ST 段抬高＞0.2 mV；③发病 6 小时内，或虽超过 6 小时，患者仍有严重胸痛，并且 ST 段抬高的导联有 R 波者，也可考虑溶栓治疗。

(2)溶栓治疗的禁忌证：①近 10 天内施行过外科手术者，包括活检、胸腔或腹腔穿刺和心脏体外按压术等；②10 天内进行过动脉穿刺术者；③颅内病变，包括出血、梗死或肿瘤等；④有明显出血或潜在的出血性病变，如溃疡性结肠炎、胃十二指肠溃疡或有空洞形成的肺部病变；⑤有出血性或脑栓塞倾向的疾病，如各种出血性疾病、肝肾疾病、心房纤颤、感染性心内膜炎、收缩压＞24.0 kPa(180 mmHg)，舒张压＞14.7 kPa(110 mmHg)等；⑥妊娠期和分娩后头 10 天；⑦在半年至 1 年内进行过链激酶治疗者；⑧年龄＞65 岁，因为高龄患者溶栓疗法引起颅内出血者多,而且冠脉再通率低于中年。

链激酶(SK):SK是C类乙型链球菌产生的酶,在体内将前活化素转变为活化素,后者将纤溶酶原转变为纤溶酶。有抗原性,用前需做皮肤过敏试验。静脉滴注常用量为(50～100)×10^4 U加入5%葡萄糖液100 mL内,30～60分钟滴完,后每小时给予10×10^4 U,滴注24小时。治疗前半小时肌内注射异丙嗪25 mg,加少量(2.5～5 mg)地塞米松同时滴注可减少变态反应的发生。用药前后进行凝血方面的化验检查,用量大时尤应注意出血倾向。冠脉内注射时先做冠脉造影,经导管向闭塞的冠状动脉内注入硝酸甘油0.2～0.5 mg,后注入SK 2×10^4 U,继之每分钟2 000～4 000 U,共30～90分钟,至再通后继用每分钟2 000 U,共30～60分钟。患者胸痛突然消失,ST段恢复正常,心肌酶峰值提前出现为再通征象,可每分钟注入1次造影剂观察是否再通。

尿激酶(UK):作用于纤溶酶原使之转变为纤溶酶。本品无抗原性,作用较SK弱。(50～100)×10^4 U静脉滴注,60分钟滴完。冠状动脉内应用时每分钟6 000 U持续1小时以上至溶栓后再维持0.5～1小时。

组织型重组纤维蛋白溶酶原激活剂(rt-PA):本品对血凝块有选择性,故疗效高于SK。冠脉内滴注0.375 mg/kg,持续45分钟。静脉滴注用量为0.75 mg/kg,持续90分钟。

其他制剂还有单链尿激酶型纤维蛋白溶酶原激活剂(SCUPA),异化纤维蛋白溶酶原链激酶激活剂复合物(APSAC)等。

(3)以上溶栓剂的选择:文献资料显示,用药2～3小时的开通率rt-PA为65%～80%,SK为65%～75%,UK为50%～68%,APSAC为68%～70%。究竟选用哪一种溶栓剂,不能根据以上的数据武断地选择,而应根据患者的病变范围、部位、年龄、起病时间的长短以及经济情况等因素选择。比较而言,如患者年轻(年龄<45岁)、大面积前壁AMI、到达医院时间较早(2小时内)、无高血压,应首选rt-PA。如果年龄较大(>70岁)、下壁AMI、有高血压,应选SK或UK。由于APSAC的半衰期最长(70～120分钟),因此,它可在患者家中或救护车上一次性快速静脉注射;rt-PA的半衰期最短(3～4分钟),需静脉持续滴注90～180分钟;SK的半衰期为18分钟,给药持续时间为60分钟;UK半衰期为40分钟,给药时间为30分钟。SK与APSAC可引起低血压和变态反应,UK与rt-PA无这些不良反应。rt-PA需要联合使用肝素,SK、UK、APSAC除具有纤溶作用外,还有明显的抗凝作用,不需要积极使用静脉肝素。另外,rt-PA价格较贵,SK、UK较低廉。以上这些因素在临床选用溶栓剂时应予以考虑。

(4)溶栓治疗的并发症。

1)出血。①轻度出血:皮肤、黏膜、肉眼及显微镜下血尿、或小量咯血、呕血等(穿刺或注射部位少量瘀斑不作为并发症);②重度出血:大量咯血或消化道大出血,腹膜后出血等引起失血性休克或低血压,需要输血者;③危及生命部位的出血:颅内、蛛网膜下隙、纵隔内或心包出血。

2)再灌注心律失常,注意其对血流动力学的影响。

3)一过性低血压及其他的变态反应。

溶栓治疗急性心梗的价值是肯定的。加速血管再通,减少和避免冠脉早期血栓性再堵塞,可望进一步增加疗效。已证实有效的抗凝治疗可加速血管再通和有助于保持血管通畅。今后研究应着重于改进治疗方法或使用特异性溶栓剂,以减少纤维蛋白分解、防止促凝血活动和纤溶酶原偷窃;研制合理的联合使用的药物和方法。如此,可望使现已明显降低的急性心梗死亡率进一步下降。

2.经皮腔内冠状动脉成形术(PTCA)

(1)直接 PTCA(PTCA):急性心肌梗死发病后直接做 PTCA。指征:静脉溶栓治疗有禁忌证者;合并心源性休克者(急诊 PTCA 挽救生命是作为首选治疗);诊断不明患者,如急性心肌梗死病史不典型或左束支传导阻滞(LBBB)者,可从直接冠状动脉造影和 PTCA 中受益;有条件在发病后数小时内行 PTCA 者。

(2)补救性 PTCA(PTCA):在发病 24 小时内,静脉溶栓治疗失败,患者胸痛症状不缓解时,行急诊 PTCA,以挽救存活的心肌,限制梗死面积进一步扩大。

(3)半择期 PTCA(PTCA):溶栓成功患者在梗死后 7～10 天内,有心肌缺血指征或冠脉再闭塞者。

(4)择期 PTCA(PTCA):在急性心肌梗死后 4～6 周,用于再发心绞痛或有心肌缺血客观指征,如运动试验、动态心电图、^{201}Tl 运动心肌断层显像等证实有心肌缺血。

(5)冠状动脉旁路移植术(CABG):适用于溶栓疗法及 PTCA 无效,而仍有持续性心肌缺血;急性心肌梗死合并有左房室瓣关闭不全或室间隔穿孔等机械性障碍需要手术矫正和修补,同时进行 CABG;多支冠状动脉狭窄或左冠状动脉主干狭窄。

(五)缩小梗死面积

AMI 是心肌氧供/氧需的严重失衡,纠正这种失衡,就能挽救濒死的心肌,限制梗死的扩大,有效地减少并发症和改善患者的预后。控制心律失常,适当补充血容量和治疗心力衰竭,均有利于减少梗死区。目前多主张采用以下药物。

1.扩血管药物

扩血管药物必须应用于梗死初期的发展阶段,即起病后 4～6 小时之内。一般首选硝酸甘油静脉滴注或异山梨酯舌下含化,也可在皮肤上用硝酸甘油贴片或软膏。使用时应注意:静脉给药时,最好有血流动力学监测,当肺动脉楔嵌压<2.0～2.4 kPa,动脉压正常或增高时,其疗效较好,反之,则可使病情恶化;应从小剂量开始,在应用过程中保持肺动脉楔嵌压不低于 2.0 kPa(2.0～2.4 kPa之间),且动脉压不低于正常低限,以保证必需的冠状动脉灌注。

2.β受体阻滞剂

大量临床资料表明,在 AMI 发生后的 4～12 小时内,给普萘洛尔或阿普洛尔、阿替洛尔、美托洛尔等药治疗(最好是早期静脉内给药),常能达到明显降低患者的最高血清酶(CPK, CK-MB 等)水平,提示有限制梗死范围扩大的作用。但因这些药的负性肌力、负性频率作用,临床应用时,当心率低于每分钟 60 次,收缩压≤14.6 kPa,有心衰及下壁心梗者应慎用。

3.低分子右旋糖酐及复方丹参等活血化瘀药物

一般可选用低分子右旋糖酐每天静脉滴注 250～500 mL,7～14 天为 1 个疗程。在低分子右旋糖酐内加入活血化瘀药物如血栓通 4～6 mL、川芎嗪 80～160 mg 或复方丹参注射液 12～30 mL,疗效更佳。心功能不全者低分子右旋糖酐者慎用。

4.极化液(GIK)

可减少心肌坏死,加速缺血心肌的恢复。但近几年因其效果不显著,已趋向不用,仅用于

AMI伴有低血容量者。其他改善心肌代谢的药物有维生素C(3～4 g)、辅酶A(50～100 U)、肌苷(0.2～0.6 g)、维生素B_6(50～100 mg),每天1次静脉滴注。

5.其他

有学者提出用大量激素(氢化可的松150 mg/kg)或透明质酸酶(每次500 U/kg,每6小时1次,每天4次),或用钙通道阻滞剂(硝苯地平20 mg,每4小时1次)治疗AMI,但对此分歧较大,尚无统一结论。

(六)严密观察,及时处理并发症

1.左心功能不全

AMI时左心功能不全因病理生理改变的程度不同,可表现轻度肺淤血、急性左心衰(肺水肿)、心源性休克。

(1)急性左心衰(肺水肿)的治疗:可选用吗啡、利尿剂(呋塞米等)、硝酸甘油(静脉滴注),尽早口服ACEI制剂(以短效制剂为宜)。肺水肿合并严重高血压时应静脉滴注硝普钠,由小剂量(10 μg/min)开始,据血压调整剂量。伴严重低氧血症者可行人工机械通气治疗。洋地黄制剂在AMI发病24小时内不主张使用。

(2)心源性休克:在严重低血压时应静脉滴注多巴胺5～15 μg/(kg·min),一旦血压升至12.0 kPa(90 mmHg)以上,则可同时静脉滴注多巴酚丁胺3～10 μg/(kg·min),以减少多巴胺用量。如血压不升应使用大剂量多巴胺[≥15 μg/(kg·min)]。大剂量多巴胺无效时,可静脉滴注去甲肾上腺素2～8 μg/min。轻度低血压时,可用多巴胺或与多巴酚丁胺合用。药物治疗无效者,应使用主动脉内球囊反搏(IABP)。AMI合并心源性休克提倡PTCA再灌注治疗。中药可酌情选用独参汤、参附汤、生脉散等。

2.抗心律失常

急性心肌梗死有90%以上出现心律失常,绝大多数发生在梗死后72小时内,不论是快速性或缓慢性心律失常,对急性心肌梗死患者均可引起严重后果。因此,及早发现心律失常,特别是严重的心律失常前驱症状,并给予积极的治疗。

(1)对出现室性早搏的急性心肌梗死患者,均应严密心电监护及处理。频发的室性早搏或室速,应以利多卡因50～100 mg静脉注射,无效时5～10分钟可重复,控制后以每分钟1～3 mg静脉滴注维持,情况稳定后可改为药物口服;美西律150～200 mg,普鲁卡因胺250～500 mg,溴苄胺100～200 mg等,6小时1次维持。

(2)对已发生室颤应立即行心肺复苏术,在进行心脏按压和人工呼吸的同时争取尽快实行电除颤,一般首次即采取较大能量(200～300 J)争取1次成功。

(3)对窦性心动过缓如心率小于每分钟50次,或心率在每分钟50～60次但合并低血压或室性心律失常,可以阿托品每次0.3～0.5 mg静脉注射,无效时5～10分钟重复,但总量不超过2 mg。也可以氨茶碱0.25 g或异丙基肾上腺素1 mg分别加入300～500 mL液体中静脉滴注,但这些药物有可能增加心肌氧耗或诱发室性心律失常,故均应慎用。以上治疗无效症状严重时可采用临时起搏措施。

(4)对房室传导阻滞一度和二度量型者,可应用肾上腺皮质激素、阿托品、异丙肾上腺素治疗,但应注意其不良反应。对三度及二度受体Ⅱ型者宜行临时心脏起搏。

(5)对室上性快速心律失常可选用β阻滞剂、洋地黄类(24 小时内尽量不用)、维拉帕米、胺碘酮、奎尼丁、普鲁卡因胺等治疗,对阵发性室上性、房颤及房扑药物治疗无效可考虑直流同步电转复或人工心脏起搏器复律。

3.机械性并发症的处理

(1)心室游离壁破裂:可引起急性心脏压塞致突然死亡,临床表现为电-机械分离或心脏停搏,常因难以即时救治而死亡。亚急性心脏破裂应积极争取冠状动脉造影后行手术修补及血管重建术。

(2)室间隔穿孔:伴血流动力学失代偿者,提倡在血管扩张剂和利尿剂治疗及 IABP 支持下,早期或急诊手术治疗。如穿孔较小,无充血性心衰,血流动力学稳定,可保守治疗,6 周后择期手术。

(3)急性二尖瓣关闭不全:急性乳头肌断裂时突发左心衰和(或)低血压,主张用血管扩张剂、利尿剂及 IABP 治疗,在血流动力学稳定的情况下急诊手术。因左心室扩大或乳头肌功能不全者,应积极应用药物治疗心衰,改善心肌缺血并行血管重建术。

(七)恢复期处理

住院 3～4 周后,如病情稳定,体力增进,可考虑出院。近年主张出院前做症状限制性运动负荷心电图、放射性核素和(或)超声显像检查,如显示心肌缺血或心功能较差,宜行冠状动脉造影检查考虑进一步处理。心室晚电位检查有助于预测发生严重室性心律失常的可能性。

七、护理

(一)护理评估

1.病史

发病前常有明显诱因,如精神紧张、情绪激动、过度体力活动、饱餐、高脂饮食、糖尿病未控制、感染、手术、大出血、休克等。少数在睡眠中发病。约有半数的患者过去有高血压及心绞痛史。部分患者则无明确病史及先兆表现,首次发展即是急性心肌梗死。

2.身体状况

(1)先兆:约半数患者在梗死前数天至数周,有乏力、胸部不适、活动时心悸、气急和心绞痛等,最突出为心绞痛发作频繁,持续时间较长,疼痛较剧烈,甚至伴恶心、呕吐、大汗及心动过缓,硝酸甘油疗效差等,特称为梗前先兆。应警惕近期内发生心肌梗死的可能,要及时住院治疗。

(2)症状:急性心肌梗死的临床表现与梗死的大小、部位、发展速度及原来心脏的功能情况等有关。

1)疼痛:是最常见的起始症状。典型的疼痛部位和性质与心绞痛相似,但疼痛更剧烈,诱因多不明显,持续时间较长,多在 30 分钟以上,也可达数小时或更长,休息和含服硝酸甘油多不能缓解。患者常烦躁不安、出汗、恐惧,或有濒死感。老年人、糖尿病患者以及脱水、休克患者常无疼痛。少数患者以休克、急性心力衰竭、突然晕厥为始发症状。部分患者疼痛位于上腹部,或者疼痛放射至下颌、颈部、背部上方,易被误诊,应与相关疾病鉴别。

2)全身症状:有发热和心动过速等。发热由坏死物质吸收所引起,一般在疼痛后 24～48 小时出现,体温一般在 38 ℃左右,持续约 1 周。

3)胃肠道症状:常伴有恶心、呕吐、肠胀气和消化不良,特别是下后壁梗死者。重症者可发生呃逆。

4)心律失常:见于75%～95%的患者,以发病24小时内最多见,可伴心悸、乏力、头晕和晕厥等症状。其中以室性心律失常居多,可出现室性期前收缩、室性心动过速、心室颤动或加速性心室自主心律。如出现频发的、成对的、多源的和R落在T的室性期前收缩,或室性心动过速,常为心室颤动的先兆。室颤是急性心肌梗死早期主要的死因。室上性心律失常则较少,多发生在心力衰竭者中。缓慢型心律失常中以房室传导阻滞最为常见,束支传导阻滞和窦性心动过缓也较多见。

5)低血压和休克:见于20%～30%的患者。疼痛期的血压下降未必是休克。如疼痛缓解后收缩压仍低于10.7 kPa(80 mmHg),伴有烦躁不安、面色苍白、皮肤湿冷、大汗淋漓、脉细而快、少尿、精神迟钝甚或昏迷者,则为休克表现。休克多在起病后数小时至1周内发生,主要是心源性,为心肌收缩力减弱、心排血量急剧下降所致,尚有血容量不足、严重心律失常、周围血管舒缩功能障碍和酸中毒等因素参与。

6)心力衰竭:主要为急性左心衰竭。可在发病最初的几天内发生,或在疼痛、休克好转阶段出现。是因为心肌梗死后心脏收缩力显著减弱或不协调所致。患者可突然出现呼吸困难、咳泡沫痰、发绀等,严重时可发生急性肺水肿,也可继而出现全心衰竭。

(3)体征。①一般情况:患者常呈焦虑不安或恐惧,手抚胸部,面色苍白,皮肤潮湿,呼吸增快;如左心功能不全时呼吸困难,常采半卧位或咯粉红色泡沫痰;发生休克时四肢厥冷,皮肤有蓝色斑纹。多数患者于发病第2天体温升高,一般在38 ℃左右,1周内退至正常;②心脏:心脏浊音界可轻至中度增大;心率增快或减慢;可有各种心律失常;心尖部第一心音常减弱,可出现第三或第四音奔马律;一般听不到心脏杂音,二尖瓣乳头肌功能不全或腱索断裂时心尖部可听到明显的收缩期杂音;室间隔穿孔时,胸骨左缘可闻及响亮的全收缩期杂音;发生严重的左心衰竭时,心尖部也可闻及收缩期杂音;1%～20%的患者可在发病1～3天内出现心包摩擦音,持续数天,少数可持续1周以上;③肺部:发病早期肺底可闻及少数湿啰音,常在1～2天内消失,啰音持续存在或增多常提示左心衰竭。

3.实验室及其他检查

(1)心电图:可起到定性、定位、定期的作用。透壁性心肌梗死典型改变是出现异常、持久的Q波或QS波。损伤型ST段的抬高,弓背向上与T波融合形成单向曲线,起病数小时之后出现,数天至数周回到基线。T波改变:起病数小时内异常增高,数天至2周左右变为平坦,继而倒置。但有5%～15%病例心电图表现不典型,其原因如下:小灶梗死,多处或对应性梗死,再发梗死,心内膜下梗死以及伴室内传导阻滞,心室肥厚或预激综合征等。以上情况可不出现坏死性Q波,只表现为QRS波群高度、ST段、T波的动态改变。另外,右心梗死,真后壁和局限性高侧壁心肌梗死,常规导联中不显示梗死图形,应加做特殊导联以明确诊断。

(2)心向量图:当心电图不能肯定诊断为心肌梗死时,往往可通过心向量图得到证实。

(3)超声心动图:超声心动图并不用来诊断急性心肌梗死,但对探查心肌梗死的各种并发症极有价值,尤其是室间隔穿孔破裂,乳头肌或腱索断裂或功能不全造成的二尖瓣关闭不全、脱垂、室壁瘤和心包积液。

(4)放射性核素检查:放射性核素心肌显影及心室造影^{99m}锝及^{131}碘等形成热点成像或^{201}铊^{42}钾等冷点成像可判断梗死的部位和范围。用门电路控制γ闪烁照相法进行放射性核素血池显像,可观察壁动作及测定心室功能。

(5)心室晚电位(LPs):心肌梗死时LPs阳性率28%～58%,其出现不似陈旧性心梗稳定,但与室速与室颤有关,阳性者应进行心电监护及予以有效治疗。

(6)磁共振成像(MRI技术):易获得清晰的空间隔像,故对发现间隔段运动障碍、间隔心肌梗死并发症较其他方法优越。

(7)实验室检查。

1)血常规:白细胞计数上升,达(10～20)×10^9/L,中性粒细胞增至75%～90%。

2)红细胞沉降率:增快,可持续1～3周。

3)血清酶学检查:心肌细胞内含有大量的酶,受损时这些酶进入血液,测定血中心肌酶谱对诊断及估计心肌损害程度有十分重要的价值。①血清肌酸磷酸激酶(CPK):发病4～6小时在血中出现,24小时达峰值,后很快下降,2～3天消失;②乳酸脱氢酶(LDH):在起病8～10小时后升高,达到高峰时间在2～3天,持续1～2周恢复正常。其中CPK的同工酶CPK-MB和LDH的同工酶CDH,诊断的特异性最高,其增高程度还能更准确地反映梗死的范围。

4)肌红蛋白测定:血清肌红蛋白升高出现时间比CPK略早,在4小时左右,多数24小时即恢复正常;尿肌红蛋白在发病后5～40小时开始排泄,持续时间平均达83小时。

(二)护理目标

(1)患者疼痛减轻。

(2)患者能遵医嘱服药,说出治疗的重要性。

(3)患者的活动量增加、心率正常。

(4)生命体征维持在正常范围。

(5)患者看起来放松。

(三)护理措施

1.一般护理

(1)安置患者于冠心病监护病房(CCU),连续监测心电图、血压、呼吸5～7天,对行漂浮导管检查者做好相应护理,询问患者有无心悸、胸闷、胸痛、气短、乏力、头晕等不适。

(2)病室保持安静、舒适,限制探视,有计划地护理患者,减少对患者的干扰,保证患者充足的休息和睡眠时间,防止任何不良刺激。据病情安置患者于半卧位或平卧位。第1～3天绝对卧床休息,翻身、进食、洗漱、排便等均由护理人员帮助料理;第4～6天可在床上活动肢体,无并发症者可在床上坐起,逐渐过渡到坐在床边或椅子上,每次20分钟,每天3～5次,鼓励患者深呼吸;第1～2周后开始在室内走动,逐步过渡到室外行走;第3～4周可试着上下楼梯或出院。病情严重或有并发症者应适当延长卧床时间。

(3)介绍本病知识和监护室的环境。关心、尊重、鼓励、安慰患者,以和善的态度回答患者提出的问题,帮助其树立战胜疾病的信心。

(4)给予低钠、低脂、低胆固醇、无刺激、易消化的饮食,少量多餐,避免进食过饱。

(5)心肌梗死患者由于卧床休息、消化功能减退、哌替啶或吗啡等止痛药物的应用,使胃肠功能和膀胱收缩无力抑制，易发生便秘和尿潴留。应予以足够的重视，酌情给予轻泻剂，嘱患者排便时勿屏气，避免增加心脏负担和导致附壁血栓脱落。排便不畅时宜加用开塞露，对5天无大便者可保留灌肠或给低压盐水灌肠。对排尿不畅者，可采用物理或诱导法，协助排尿，必要时行导尿。

(6)吸氧：氧治疗可提高改善低氧血症，有利于心肌梗死的康复。急性期给患者高流量吸氧，持续48小时。氧流量在每分钟3～5 L，病情变化可延长吸氧时间。待疼痛减轻，休克解除，可减低氧流量。注意鼻导管的通畅，24小时更换1次。如果合并急性左心衰竭，出现重度低氧血症时。死亡率较高，可采用加压吸氧或酒精除泡沫吸氧。

(7)防止血栓性静脉炎或深部静脉血栓形成：血栓性静脉炎表现为受累静脉局部红、肿、痛，可延伸呈条索状，多因反复静脉穿刺输液和多种药物输注所致。所以行静脉穿刺时应严格无菌操作，患者感觉输液局部皮肤疼痛或红肿，应及时更换穿刺部位，并予以热敷或理疗。下肢静脉血栓形成一般在血栓较大引起阻塞时才出现患肢肤色改变，皮肤温度升高和可凹性水肿。应注意每天协助患者做被动下肢活动2～3次，注意下肢皮肤温度和颜色的变化避免选用下肢静脉输液。

2.病情观察与护理

急性心肌梗死系危重疾病、应早期发现危及患者生命的先兆表现，如能得到及时处理，可使病情转危为安。故需严密观察以下情况。

(1)血压：始发病时应0.5～1小时测量一次血压，随血压恢复情况逐步减少测量次数为每天4～6次，基本稳定后每天1～2次。若收缩压在12.0 kPa(90 mmHg)以下，脉压减小，且音调低落，要注意患者的神志状态、脉搏、面色、皮肤色泽及尿量等，是否有心源性休克的发生。此时，在通知医师的同时，对休克者采取抗休克措施，如补充血容量，应用升压药、血管扩张剂以及纠正酸中毒，避免脑缺氧，保护肾功能等。有条件者应准备好中心静脉压测定装登或漂浮导管测定肺微血管楔嵌压设备，以正确应用输液量及调节液体滴速。

(2)心率、心律：在冠心病监护病房(CCU)进行连续的心电、呼吸监测，在心电监测示波屏上，应注意观察心率及心律变化。及时检出可能作为恶性心动过速先兆的任何室性期前收缩，以及室颤或完全性房室传导阻滞，严重的窦性心动过缓，房性心律失常等，如发现室性早搏为每分钟5次以上，呈二、三联律，多原性期前收缩，室性早搏的R波落在前一次主搏的T波之上，均为转变阵发性室性心动过速及心室颤动的先兆，易造成心搏骤停。遇有上述情况，在立即通知医师的同时，需应用相应的抗心律失常药物，并准备好除颤器和人工心脏起搏器，协同医师抢救处理。

(3)胸痛：急性心肌梗死患者常伴有持续剧烈的胸痛，因此，应注意观察患者的胸痛程度，因剧烈胸痛可导致低血压，加重心肌缺氧，扩大梗死面积，引起心力衰竭、休克及心律失常。常用的止痛剂有罂粟碱肌内注射或静脉滴注，硝酸甘油0.6 mg含服，疼痛较重者可用哌替啶或吗啡。在护理中应注意可能出现的药物不良反应，同时注意观察血压、尿量、呼吸及一般状态，确保用药的安全。

(4)呼吸急促：注意观察患者的呼吸状态，对有呼吸急促的患者应注意观察血压，皮肤黏膜的血循环情况，肺部体征的变化以及血流动力学和尿量的变化。发现患者有呼吸急促，不能平卧，烦躁不安，咳嗽，咯泡沫样血痰时，立即取半坐位，给予吸氧，准备好快速强心、利尿剂，配合医师按急性心力衰竭处理。

(5)体温：急性心肌梗死患者可有低热，体温在 37～38.5 ℃，多持续 3 天左右。如体温持续升高，1 周后仍不下降，应疑有继发肺部或其他部位感染，及时向医师报告。

(6)意识变化：如发现患者意识恍惚，烦躁不安，应注意观察血流动力学及尿量的变化。警惕心源性休克的发生。

(7)器官栓塞：在急性心肌梗死第 1、2 周内，注意观察组织或脏器有无发生栓塞现象。因左心室内附壁血栓可脱落，而引起脑、肾、四肢、肠系膜等动脉栓塞，应及时向医师报告。

(8)心室膨胀瘤：在心肌梗死恢复过程中，心电图表现虽有好转，但患者仍有顽固性心力衰竭或心绞痛发作，应疑有心室膨胀瘤的发生。这是由于在心肌梗死区愈合过程中，心肌被结缔组织所替代，成为无收缩力的薄弱纤维瘢痕区。该区内受心腔内的压力而向外呈囊状膨出，造成心室膨胀瘤。应配合医师进行 X 线检查以确诊。

(9)心肌梗死后综合征：需注意在急性心肌梗死后 2 周、数月甚至 2 年内，可并发心肌梗死后综合征。表现为肺炎、胸膜炎和心包炎征象，同时也有发热、胸痛、血沉和白细胞计数升高现象，酷似急性心肌梗死的再发。这是由于坏死心肌引起机体自身免疫变态反应所致。如心肌梗死的特征性心电图变化有好转现象又有上述表现时，应做好 X 线检查的准备，配合医师做出鉴别诊断。因本病应用激素治疗效果良好，若因误诊而用抗凝药物，可导致心腔内出血而发生急性心脏压塞。故应严密观察病情，在确诊为本病后，应向患者及家属做好解释工作，解除顾虑，必要时给患者应用镇痛及镇静剂；做好休息、饮食等生活护理。

（四）健康教育

(1)注意劳逸结合，根据心功能进行适当的康复锻炼。

(2)避免紧张、劳累、情绪激动、饱餐、便秘等诱发因素。

(3)节制饮食，禁忌烟酒、咖啡、酸辣刺激性食物，多吃蔬菜、蛋白质类食物，少食动物脂肪、胆固醇含量较高的食物。

(4)按医嘱服药，随身常备硝酸甘油等扩张冠状动脉药物，定期复查。

(5)指导患者及家属，病情突变时，采取简易应急措施。

第四节　慢性肺源性心脏病

慢性肺源性心脏病简称肺心病，是由于肺、胸廓或肺动脉的慢性病变所致的肺循环阻力增加、肺动脉高压，进而引起右心室肥厚、扩大甚或右心衰竭的心脏病。

一、常见病因

按原发病在支气管与肺组织、胸廓和肺血管的不同，可分为三大类：①支气管、肺疾病，以慢支并发阻塞性肺气肿最常见，占 80%～90%，其次为哮喘、支气管扩张、重症肺结核、尘肺。其他如慢性弥漫性肺间质纤维化、结节病、农民肺（蘑菇孢子吸入）和恶性肿瘤等则较少见；②胸廓运动障碍性疾病，较少见，包括严重的脊柱后凸、侧凸、脊椎结核、类风湿性关节炎、胸膜广泛粘连及胸廓成形术后等造成的严重胸廓或脊柱畸形，以及神经肌肉疾病如脊髓灰质炎等；③肺血管疾病，甚少见，如原发性肺动脉高压、反复多发性小动脉栓塞和结节性多动脉炎等。

二、临床表现

(一)临床特点

首先具有原发病灶慢性支气管炎、肺气肿或其他肺胸疾病的历史和临床表现，如长期或间断性咳嗽、咳痰、喘息、发热等症状。

(二)体征

剑突下出现收缩期搏动，肺动脉瓣区第二音亢进，三尖瓣区心音较心尖部明显增强或出现收缩期杂音。

(三)X 线表现

除有肺、胸基础疾病及急性肺部感染的特征外，尚可有肺动脉高压症，如右下肺动脉干扩张，其横径≥15 mm；其横径与气管横径之比值≥1.07；肺动脉段明显突出或其高度≥7 mm；右心室增大征，皆为诊断肺心病的主要依据。

(四)心电图表现

主要有右心室肥大和肺动脉高压表现：电轴右偏、额面平均电轴≥90°，重度顺钟向转位，$Rv_1+Sv_5 \geq 1.05$ mV及肺型 P 波，均为诊断肺心病主要条件。也可右束支传导阻滞及肢体导联低电压，可作为诊断肺心病的参考条件。在 V_1、V_2 甚至 V_3，可出现酷似陈旧性前间壁心肌梗死的 QS 波，应注意鉴别。其他尚可有心律失常图形。

(五)超声表现

二维超声：①右室大，右室前壁明显肥厚，＞5 mm(正常右室前壁厚度≤4 mm)，右室前壁搏动强；②右房大，右室流出道增宽；③主肺动脉增宽＞20 mm，右肺动脉增宽＞18 mm；④肺动脉瓣出现肺动脉高压征象；⑤室间隔右室面增厚＞11 mm，与左室后壁呈同向运动。

通过测定右心室流出道内径(≥30 mm)，右心室内径(≥20 mm)，右心室前壁的厚度(≥5 mm)，左、右室内径的比值(＜2)，右肺动脉内径(≥18 mm)或肺动脉干(≥20 mm)及右心房增大(≥25 mm)等指标，以诊断肺心病。

三、护理

(一)护理要点

解除气道阻塞，合理用氧，减轻呼吸困难；给以心理支持；维持体液及酸碱平衡；并发症的预防及护理；遵医嘱及时合理用药；注意观察病情变化。

(二)护理措施

1.解除气道阻塞，改善肺泡通气

及时清除痰液，神志清醒患者应鼓励咳嗽，痰稠不易咳出时，可有效湿化分泌物，危重体弱患者，定时更换体位，叩击背部使痰易于咳出。对神志不清者，可进行机械吸痰，需注意无菌操作，抽吸压力要适当，动作轻柔，每次抽吸时间不超过 15 秒，以免加重缺氧。

2.合理用氧，减轻呼吸困难

根据缺氧和二氧化碳潴留的程度不同，合理用氧，一般给予低流量、低浓度持续吸氧。如病情需要提高氧浓度，应辅以呼吸兴奋剂刺激通气或使用呼吸机改善通气。吸氧后如呼吸困难缓解、呼吸频率减慢、节律正常、血压上升、心率减慢、心律正常、发绀减轻、皮肤转暖、神经转清和尿量增加等，表示氧疗有效，若呼吸过缓意识障碍加深，需考虑二氧化碳潴留加重，必要时采取增加通气量措施。

3.心理护理

肺心病是一种慢性病，患者常感力不从心、精神苦闷，应关心体贴患者，多与患者沟通，给以心理安慰，增强抗病信心。生活上给予照顾、细心护理，解除因不能自理带来的多种不便，缓解病痛不适。

4.维持体液及酸碱平衡

正确记录24小时出入液量及观察体重变化，及时采集血清标本测定电解质，并按医嘱完成输液计划，当呼吸性酸中毒合并代谢性酸中毒时，应观察患者有无乏力，头痛、气促、嗜睡，呼吸深快及意识不清等，如出现上述症状及时与医师联系，切忌随意用镇静剂，造成呼吸抑制。

5.并发症的预防及护理

常见的并发症有上消化道出血、弥散性血管内凝血、心律失常和休克。

(1)上消化道出血：注意患者恶心呕吐症状，呕出物颜色、性状及粪便色、质、量，观察心率、血压，检查肠鸣音，给予患者精神安慰，避免紧张，做好饮食护理等。改善缺氧和二氧化碳潴留，使胃黏膜应激性溃疡得到愈合。迅速控制出血。

(2)弥散性血管内凝血：早期发现皮肤黏膜有无出血点，注射部位有无渗血、出血或上消化道出血倾向，及时控制感染，按医嘱早期应用抗凝治疗。

(3)心律失常：发现患者脉搏强弱不等、节律不规则时，应同时进行心脏听诊并及时与医师联系。

(4)休克：观察患者体温、脉搏、呼吸、神志、血压、肢体温度、尿量，及早发现诱因，做好休克患者的相应护理。

(三)用药及注意事项

1.控制感染

根据痰培养和药物敏感试验选择抗菌药物。院外感染以革兰氏阳性菌为主，院内感染以革兰氏阴性菌占多数。一般主张联合应用抗菌药物。

2.保持呼吸道畅通，改善呼吸功能

给予祛痰、解痉、平喘药物，低浓度持续给氧，纠正缺氧和二氧化碳潴留。

3.控制心力衰竭

可适当选用利尿、强心或血管扩张药物。

(1)利尿剂：以作用轻、剂量小、疗程短、间歇和交替用药为原则。根据病情选用氢氯噻嗪、氨苯蝶啶、呋塞米等。用药后需密切观察精神神经症状，痰液黏稠度，有无腹胀，四肢无力，抽搐等，准确记录出液量与体重，及时补充电解质。

(2)强心剂：由于长期缺氧，患者对洋地黄类药物耐受性降低，故疗效差，易中毒，使用要慎重，以选用剂量小、作用快、排泄快药物为原则，一般为常用剂量的1/2或2/3。用药后须严密观察疗效和有无不良反应。

(3)血管扩张剂：可降低肺动脉高压，减轻心脏前、后负荷，降低心肌耗氧量，对部分顽固性心衰有作用,但同时降低体循环血压,反射性引起心率增快,血氧分压降低、二氧化碳分压升高等不良反应,限制了其临床使用。

4.控制心律失常

经抗感染、纠正缺氧等治疗后,心律失常一般可消失,如不消失可酌情对症使用抗心律失常药。

5.呼吸兴奋剂

使用应在保持呼吸道通畅的前提下,可配合吸氧解痉、祛痰等措施,不能长期和大剂量应用。严重呼衰时,因脑缺氧和脑水肿未纠正而出现频繁抽搐者,应慎用呼吸兴奋剂,用药过程中如出现呕吐或肢体抽搐提示药物过量,应及时与医师联系。

(四)健康教育

(1)增强体质:病情缓解期应根据心肺功能情况与体力强弱适当进行体育锻炼,如散步、气功、太极拳、腹式呼吸运动等,以增强体质,改善心肺功能,也可进行缩唇呼吸,增加潮气量,提高肺泡氧分压,鼓励患者进行耐寒锻炼,增加机体抵抗力和免疫力,防止受凉感冒。

(2)消除呼吸道不良刺激:耐心劝告患者戒烟,说明烟可刺激呼吸道黏液组织,使腺体大量增生,导致气道阻塞。居室需适宜的温度、湿度,保持空气清新,定时开窗、通风,防止忽冷忽热的温差刺激。

(3)合理选择食谱,宜选用高热量、高蛋白、低盐,易消化食物,补充机体消耗,增加抗病能力。

(4)积极防治慢性呼吸道疾病,避免各种诱发因素:预防慢性支气管炎反复发作,感染时应及早选用抗生素,有效地控制呼吸道继发细菌感染,指导患者取适当卧位,注意口腔卫生,多饮水稀释痰液或指导患者家属帮助翻身拍背,保持呼吸道通畅。

(5)注意病情变化,定期门诊随访:患者如感呼吸困难加重,咳嗽加剧,咳痰不畅,尿量减少,水肿明显或亲属发现患者神志淡漠、嗜睡或兴奋躁动,口唇青紫加重,大便色泽及咳痰声音改变,均提示病情变化或加重,需及时就医诊治。

第五节　感染性心内膜炎

感染性心内膜炎是指病原微生物经血液直接侵犯心内膜、瓣膜或大动脉内膜而引起的感染性炎症,常伴有赘生物形成。根据病情和病程,分为急性感染性心内膜炎和亚急性感染性心内膜炎,其中亚急性心内膜炎较多见。根据瓣膜类型可分为自体瓣膜心内膜炎、人工瓣膜心内膜炎和静脉药瘾者的心内膜炎。

一、护理评估

(一)致病因素

急性感染性心内膜炎发病机制尚不清楚,主要累及正常瓣膜,病原菌来自皮肤、肌肉、骨骼或肺等部位的活动感染灶;而亚急性病例至少占 2/3,主要发生于器质性心脏病基础上,其中以风湿性心脏瓣膜病的二尖瓣关闭不全和主动脉瓣关闭不全最常见,其次是先天性心脏病的室间隔缺损、法洛四联症等。

1.病原体

亚急性感染性心内膜炎致病菌以草绿色链球菌最常见，而急性感染性心内膜炎则以金黄色葡萄球菌最常见；其他病原微生物有肠球菌、表皮葡萄球菌、溶血性链球菌、大肠埃希菌、真菌及立克次体等。

2.感染途径

可因上呼吸道感染、咽峡炎、扁桃体炎及扁桃体切除术、拔牙、流产、导尿、泌尿道器械检查及心脏手术等途径侵入血流。静脉药瘾者，通过静脉将皮肤致病微生物带入血流而感染心内膜。

3.发病机制

由于心脏瓣膜原有病变或先天性血管畸形的存在，异常的高速血流冲击心脏或大血管内膜，导致内膜损伤，有利于血小板、纤维蛋白及病原微生物在该部位聚集和沉积，形成赘生物和心内膜炎症。

(二)身体状况

1.症状和体征

(1)发热：是最常见的症状。亚急性者多低于 39 ℃，呈弛张热，可有乏力、食欲缺乏、体重减轻等非特异性症状，头痛、背痛和肌肉关节痛常见。急性者有高热寒战，突发心力衰竭者较为常见。

(2)心脏杂音：绝大多数患者可闻及心脏杂音，可由基础心脏病和(或)心内膜炎导致瓣膜损害所致。急性者比亚急性更易出现杂音强度和性质的变化，或出现新的杂音。

(3)周围血管体征：系细菌性微栓塞和免疫介导系统激活引起的微血管炎所致，多为非特异性。①瘀点，以锁骨以上皮肤、口腔黏膜和睑结膜最常见；②指(趾)甲下线状出血；③Osier 结节，为指和趾垫出现的豌豆大的红或紫色痛性结节；④Janeway 损害，是位于手掌或足底直径1～4 cm 无压痛出血红斑；⑤Roth 斑，为视网膜的卵圆形出血斑，其中心呈白色。

(4)动脉栓塞：赘生物引起动脉栓塞占 20%～30%，栓塞可发生在机体的任何部位，如脑栓塞、脾栓塞、肾栓塞、肠系膜动脉栓塞、四肢动脉栓塞和肺栓塞等，并出现相应的临床表现。

(5)其他：出现轻、中度贫血，病程超过 6 周者有脾大。

2.并发症

可出现心力衰竭、细菌性动脉瘤、迁移性脓肿、神经系统受累及肾脏受累的表现。

3.急性与亚急性感染性心内膜炎的比较

急性与亚急性感染性心内膜炎的比较见表 3-1。

表 3-1　急性与亚急性感染性心内膜炎的比较

表现	急性	亚急性
病原体	金黄色葡萄球菌	草绿色链球菌
中毒症状	明显	轻
病程	进展迅速，数周或数月引起瓣膜破坏	进展缓慢，病程较长
感染迁移	多见	少见

(三)心理社会状况

由于症状逐渐加重,患者烦躁、焦虑;当病情进展且疗效不佳时,往往出现精神紧张、悲观、绝望等心理反应。

(四)实验室及其他检查

1.血液检查

亚急性心内膜炎多呈进行性贫血;白细胞计数正常或升高、血沉增快;50%以上的患者血清类风湿因子阳性。

2.尿液检查

常有镜下血尿和轻度蛋白尿,肉眼血尿提示肾梗死。

3.血培养

血培养是诊断感染性心内膜炎的最重要方法,血培养阳性是诊断本病最直接的证据,药物敏感试验可为治疗提供依据。

4.超声心动图

可探测赘生物,观察瓣叶、瓣环、室间隔及心肌脓肿等。

二、护理诊断及医护合作性问题

(1)体温过高:与感染有关。

(2)营养失调,低于机体需要量,与食欲下降、长期发热导致机体消耗过多有关。

(3)焦虑:与发热、疗程长或病情反复有关。

(4)潜在并发症:栓塞、心力衰竭。

三、治疗及护理措施

(一)治疗要点

1.抗生素治疗

(1)治疗原则:①早期用药;②选用敏感的杀菌药;③剂量充足,疗程长;④联合用药;⑤以静脉给药为主。

(2)常用药物:首选青霉素。本病大多数致病菌对其敏感,且青霉素毒性小,常用剂量为$(2\sim4)\times10^7$ U/d,青霉素过敏者可用万古霉素;青霉素与氨基糖苷类抗生素如链霉素、庆大霉素、阿米卡星等联合应用可以增加杀菌能力。也可根据细菌培养结果和药物敏感试验针对性选择抗生素。

(3)治愈标准:①自觉症状消失,体温恢复正常;②脾脏缩小;③未再发生出血点和栓塞;④抗生素治疗结束后的第1、2、6周分别做血培养阴性。

2.对症治疗

加强营养,纠正贫血,积极治疗各种并发症等。

3.手术治疗

如对抗生素治疗无效,有严重心内并发症者应考虑手术治疗。

(二)护理措施

1.病情观察

密切观察患者的体温变化情况,每4~6小时测量体温1次并记录;注意观察皮肤瘀点、甲床下出血、Osler结节、Janeway结节等皮肤黏膜病损及消退情况;观察有无脑、肾、脾、肺、冠状动脉、肠系膜动脉及肢体动脉栓塞,一旦发现立即报告医师并协助处理。

2.生活护理

根据患者病情适当调节活动,严重者避免剧烈运动和情绪激动;饮食宜高热量、高蛋白、高维生素、低胆固醇、清淡、易消化的半流食或软食,以补充发热引起的机体消耗;有心力衰竭者按心力衰竭患者饮食进行指导。

3.药物治疗护理

长期、大剂量静脉应用抗生素时,应严格遵医嘱用药,以确保维持有效的血液浓度。注意保护静脉,避免多次穿刺增加患者的痛苦,同时用药过程中,注意观察药物疗效及毒性反应。

4.发热的护理

高热患者给予物理降温如冰袋、温水擦浴等,及时记录体温变化。患者出汗多要及时更换衣服,以增加舒适感,鼓励患者多饮水,同时做好口腔护理。

5.正确采集血培养标本

告知患者暂时停用抗生素和反复多次采集血培养的必要性,以取得患者的理解与配合。

(1)对未经治疗的亚急性患者,应在第1天间隔1小时采血1次,共3次;如次日未见细菌生长,重复采血3次后,开始抗生素治疗。

(2)已用抗生素者,停药2～7天后采血。

(3)急性患者应在入院后立即安排采血,在3小时内每隔1小时采血1次,共取3次血标本后,按医嘱开始治疗。

(4)本病的菌血症为持续性,无须在体温升高时采血。

(5)每次采血10～20 mL,同时做需氧和厌氧菌培养。

6.心理护理

关心患者,耐心解释治疗目的与意义,避免精神紧张,积极配合治疗与护理。

7.健康指导

嘱患者平时注意保暖、避免感冒、增强机体抵抗力;避免挤压痤疮等感染病灶,减少病原体入侵的机会;教会患者自我监测病情变化,如有异常及时就医。

第六节　继发性高血压

继发性高血压也称症状性高血压,是指由一定的基础疾病引起的高血压,占所有高血压患者的1%～5%。由于继发性高血压的出现与某些确定的疾病和原因有关,一旦这些原发疾病(如原发性醛固酮增多症、嗜铬细胞瘤、肾动脉狭窄等)治愈后,高血压即可消失。所以临床上,对一个高血压患者(尤其是初发病例),应给予全面详细评估,以发现有可能的继发性高血压的病因,以利于进一步治疗。

一、继发性高血压的基础疾病

（一）肾性高血压

(1)肾实质性:急、慢性肾小球肾炎,多囊肾,糖尿病肾病,肾积水。

(2)肾血管性:肾动脉狭窄、肾内血管炎。

(3)肾素分泌性肿瘤。

(4)原发性钠潴留(Liddle′s 综合征)。

（二）内分泌性高血压

(1)肢端肥大症。

(2)甲状腺功能亢进。

(3)甲状腺功能减退。

(4)甲状旁腺功能亢进。

(5)肾上腺皮质:库欣综合征、原发性醛固酮增多症、嗜铬细胞瘤。

(6)女性长期口服避孕药。

(7)绝经期综合征等等。

（三）血管病变

主动脉缩窄、多发性大动脉炎。

（四）颅脑病变

脑肿瘤、颅内压增高、脑外伤、脑干感染等。

（五）药物

如糖皮质激素、拟交感神经药、甘草等。

（六）其他

高原病、红细胞增多症、高血钙等。

二、常见的继发性高血压几种类型的特点

（一）肾实质性疾病所致的高血压

1.急性肾小球肾炎

(1)多见于青少年。

(2)起病急。

(3)有链球菌感染史。

(4)发热、血尿,水肿等表现。

2.慢性肾小球肾炎

应注意与高血压病引起的肾脏损害相鉴别。

(1)反复水肿史。

(2)贫血明显。

(3)血浆蛋白低。

(4)蛋白尿出现早而血压升高相对轻。

(5)眼底病变不明显。

3.糖尿病肾病

无论是胰岛素依赖型糖尿病(1 型)或非胰岛素依赖型糖尿病(2 型),均可发生肾损害而有

高血压，肾小球硬化、肾小球毛细血管基膜增厚为主要的病理改变，早期肾功能正常，仅有微量蛋白尿，血压也可能正常；病情发展，出现明显蛋白尿及肾功能不全时血压升高。

对于肾实质病变引起的高血压，可以应用 ACEI 治疗，对肾脏有保护作用，除降低血压外，还可减少蛋白尿，延缓肾功能恶化。

(二)嗜铬细胞瘤

肾上腺髓质或交感神经节等嗜铬细胞肿瘤，间歇或持续分泌过多的肾上腺素和去甲肾上腺素，出现阵发性或持续性血压升高。其临床特点包括以下几个方面。

(1)有剧烈头痛，心动过速、出汗、面色苍白、血糖增高、代谢亢进等特征。

(2)对一般降压药物无效。

(3)血压增高期测定血或尿中儿茶酚胺及其代谢产物香草基杏仁酸(VMA)，显著增高。

(4)超声、放射性核素、CT、磁共振显像可显示肿瘤的部位。

(5)大多数肿瘤为良性，可作手术切除。

(三)原发性醛固酮增多症

此病系肾上腺皮质增生或肿瘤分泌过多醛固酮所致。其特征包括以下几点。

(1)长期高血压伴顽固的低血钾。

(2)肌无力、周期性麻痹、烦渴、多尿等。

(3)血压多为轻、中度增高。

(4)实验室检查：有低血钾、高血钠、代谢性碱中毒、血浆肾素活性降低、尿醛固酮排泄增多。

(5)螺内酯(安体舒通)试验(+)具有诊断价值。

(6)超声、放射性核素、CT 可作定位诊断。

(7)大多数原发性醛固酮增多症是由单一肾上腺皮质腺瘤所致，手术切除是最好的治疗方法。

(8)螺内酯是醛固酮拮抗剂，可使血压降低，血钾升高，症状减轻。

(四)皮质醇增多症(库欣综合征)

由于肾上腺皮质肿瘤或增生，导致皮质醇分泌过多。其临床特点表现为以下几点。

(1)水钠潴留，高血压。

(2)向心性肥胖、满月脸，多毛、皮肤纹、血糖升高。

(3)24 小时尿中 17-羟类固醇或 17-酮类固醇增多。

(4)肾上腺皮质激素兴奋者试验阳性。

(5)地塞米松抑制试验阳性。

(6)颅内蝶鞍 X 线检查、肾上腺 CT 扫描以及放射性碘化胆固醇肾上腺扫描可用于病变定位。

(五)肾动脉狭窄

(1)可为单侧或双侧。

(2)青少年患者的病变性质多为先天性或炎症性，老年患者多为动脉粥样硬化性。

(3)高血压进展迅速或高血压突然加重，呈恶性高血压表现。

(4)舒张压中、重度升高。

(5)四肢血压多不对称,差别大,有时呈无脉症。

(6)体检时可在上腹部或背部肋脊角处闻及血管杂音。

(7)眼底呈缺血性进行性改变。

(8)对各类降压药物疗效较差。

(9)大剂量断层静脉肾盂造影,放射性核素肾图有助诊断。

(10)肾动脉造影可明确诊断。

(11)药物治疗可选用 ACEI 或钙拮抗剂,但双侧肾动脉狭窄者不宜应用,以避免可能使肾小球滤过率进一步降低,肾功能恶化。

(12)经皮肾动脉成形术(PTRA)手术简便,疗效好,为首选治疗。

(13)必要时,可行血流重建术、肾移植术、肾切除术。

(六)主动脉缩窄

为先天性血管畸形,少数为多发性大动脉炎引起。其临床特点表现为以下几点。

(1)上肢血压增高而下肢血压不高或降低,呈上肢血压高于下肢的反常现象。

(2)肩胛间区、胸骨旁、腋部可有侧支循环动脉的搏动和杂音或腹部听诊有血管杂音。

(3)胸部 X 线摄影可显示肋骨受侧支动脉侵蚀引起的切迹。

(4)主动脉造影可确定诊断。

第四章　肾内科护理

第一节　慢性肾小球肾炎

一、概念

慢性肾小球肾炎(CGN)简称慢性肾炎，是一组以血尿、蛋白尿、高血压和水肿为基本临床表现的肾小球疾病。其临床特点为病情迁延，病变缓慢进展，可伴不同程度的肾功能减退，最终将发展为慢性肾衰竭。

二、病理生理

慢性肾炎可由多种病理类型引起，常见类型有系膜增生性肾炎、系膜毛细血管性肾炎、局灶性节段性肾小球硬化性、膜性肾病等。病变发展到后期，以上不同类型病理变化均可转化为不同程度的肾小球硬化，相应肾单位的肾小管萎缩、肾间质纤维化，肾脏体积缩小、皮质变薄。

三、病因与诱因

病因尚不明确，多由各种原发性肾小球疾病发展而成，仅少数由急性肾炎发展所致。起始因素多为免疫介导炎症。

感染、劳累、妊娠、应用肾毒性药物、预防接种以及高蛋白、高磷、高脂饮食可引起肾损害，加快病情进展。

四、临床表现

以青中年男性多见，多数起病隐匿，临床表现差异较大。蛋白尿和血尿出现较早且多较轻；早期水肿可有可无，多为眼睑或下肢的轻中度水肿，晚期可持续存在；90%以上患者有不同程度高血压；随着病情的发展逐渐出现夜尿增加，肾功能减退，最后发展为慢性肾衰竭而出现相应的临床表现。

五、辅助检查

(1)实验室检查：尿常规可检测是否出现尿异常(蛋白尿、血尿、管型尿)等；血常规可帮助对贫血及其程度的判断；肾功能检查可了解氮质血症、内生肌酐清除率的情况，有助于对肾功能损害程度的判断。

(2)B超检查：晚期双肾脏缩小，皮质变薄。

六、治疗

(一)治疗原则

防止或延缓肾功能减退、改善或缓解临床症状及防治严重并发症。药物治疗一般不宜用激素及细胞毒药物。

(二)药物治疗

1.降压药

应选择对肾脏有保护作用的降压药，首选血管紧张素转换酶抑制剂(ACEI)(如卡托普利、贝那普利)和血管紧张素Ⅱ受体阻滞剂(ARB)(如氯沙坦),两药在降压的同时,还可减轻肾小球高滤过、高灌注、高压力状态。

2.血小板解聚药

常用双嘧达莫 300～400 mg/d 或小剂量阿司匹林 50～300 mg/d,口服。

3.利尿剂

噻嗪类常用氢氯噻嗪 25 mg,每天 3 次;保钾利尿剂常用氨苯蝶啶 50 mg,每天 3 次;袢利尿药有呋塞米,20～120 mg/d,口服或静脉注射。

七、护理评估

(一)一般评估

1.生命体征(T、P、R、BP)

大部分患者可有不同程度的高血压。

2.患者主诉

有无尿量减少、泡沫尿和血尿;水肿的发生时间、部位、特点、程度和消长情况;血压是否升高,有无头晕头痛;有无气促、胸闷、腹胀等腹腔、胸腔和心包积液的表现;有无发热、咳嗽、皮肤感染和尿路刺激征等。

3.相关记录

身高、体重、饮食、睡眠及排便情况等。

(二)身体评估

1.视诊

面部颜色(贫血);有无水肿(肾炎性水肿多从颜面部开始,肾病性水肿多从下肢开始);皮肤黏膜有无破损;腹部有无膨隆或蛙状腹。

2.触诊

(1)测量腹围:观察有无腹水征象。

(2)颜面、下肢水肿的情况:根据每天水肿的部位记录情况与患者尿量情况做动态的综合分析,判断水肿是否减轻,治疗是否有效。

3.叩诊

肾区有无叩击痛;腹部有无移动性杂音;肺下界移动范围有无变小;心界有无扩大。

4.听诊

两肺有无湿啰音和哮鸣音。

(三)心理-社会评估

了解患者的心理反应状况及社会支持情况,如医疗费用来源是否充足、家庭成员的关心程度等。

(四)辅助检查结果评估

1.尿液检查

有无血尿、蛋白尿,各种管型尿。

2.血液检查

注意有无红细胞和血红蛋白的异常;Scr 和 BUN 升高和 Ccr 下降的程度。

3.B超

双侧肾脏是否为对称性缩小、皮质变薄。

4.肾活组织检查

可根据肾小球病变的病理类型，了解治疗效果及预后。

(五)主要用药的评估

1.利尿剂

尤其注意有无电解质紊乱，有无出现嗜睡、精神萎靡、呕吐、厌食、心音低钝、肌张力低或惊厥等症状。

2.降压药

理想的血压控制水平视蛋白尿程度而定，尿蛋白>1 g/d者，血压最好控制在16.7/10.0 kPa(125/75 mmHg)以下；尿蛋白<1 g/d者，最好控制在17.3/10.7 kPa(130/80 mmHg)以下。

3.血小板解聚药

注意有无皮肤黏膜出血情况、血尿等出血征象。

八、主要护理诊断/问题

(1)体液过多：与肾小球滤过率下降、水钠潴留和低蛋白血症有关。

(2)营养失调：营养低于机体需要量与摄入量减少及肠道吸收减少有关。

(3)知识缺乏：缺乏本病防治知识。

九、护理措施

(一)休息与活动

注意多卧床休息，待血压稳定、水肿消退后增加活动量，以次日不觉疲劳为度。

(二)饮食护理

予优质低蛋白、低磷、高热量饮食，每天蛋白质入量控制在0.6～0.8 g/kg，其中60%以上为动物蛋白质；少尿者应限制水的摄入，每天入量约为前一天24小时的尿量加上500 mL；明显水肿、高血压者予低盐饮食。

(三)用药护理

严格按医嘱用药，并注意观察常用药的不良反应，发现问题及时处理，控制输液总量及速度等。

(四)健康教育

1.活动与休息指导

制订个体化的活动计划，注意休息，避免过度劳累。适当活动，增强抵抗力，预防各种感染。

2.饮食指导

解释优质低蛋白、低磷、低盐、高热量饮食的重要性，指导患者根据病情选择合适的食物和量。

3.用药指导

按医嘱用药，避免使用肾毒性药物。

4.病情监测

指导患者或家属学会自我监测血压及观察水肿程度和尿液的变化，定时复诊。

5.就诊的指标

告诉患者如果出现下列任何一种情况，请速到医院就诊。

(1)恶心、呕吐；头痛、头晕。

(2)面部、腹部、下肢肿胀。

(3)血尿、大量泡沫尿。

十、护理效果评估

(1)患者血压控制在良好状态。

(2)患者水肿减轻或消退。

(3)患者皮肤无损伤或感染。

(4)患者认识到饮食治疗的重要性，遵守饮食计划。

第二节　急性肾小球肾炎

急性肾小球肾炎(AGN)简称急性肾炎，是以急性肾炎综合征为主要临床表现的一组疾病，起病急，以血尿、蛋白尿、水肿和高血压为主要表现，可伴有一过性氮质血症。本病常有前驱感染，多见于链球菌感染后，其他细菌、病毒和寄生虫感染后也可引起。

【病因与发病机制】

本病常因β-溶血性链球菌“致肾炎菌株”感染所致，常见于上呼吸道感染(如急性扁桃体炎、咽炎)、猩红热或皮肤感染(脓疱疮)后，感染导致机体产生免疫反应而引起双侧肾脏弥漫性炎症反应。

【lI 留床表现】

本病好发于儿童，男性多见。前驱感染后常有1～3周(平均10天)的潜伏期，相当于致病抗原初次免疫后诱导机体产生免疫复合物所需的时间，呼吸道感染的潜伏期较皮肤感染者短。本病起病较急，病情轻重不一，轻者呈亚临床型(仅尿常规及血清补体 C_3 异常)，典型者呈急性肾炎综合征表现，重者可出现急性肾衰竭。本病大多预后良好，常在数月内临床自愈。

1.血尿

血尿常为患者起病的首发症状和就诊的原因，几乎所有患者均有肾小球源性血尿，约30％出现肉眼血尿。尿液呈洗肉水样，一般于数天内消失，也可持续数周转为镜下血尿。

2.水肿

80％以上患者可出现水肿，多表现为晨起眼睑水肿，面部肿胀感，呈“肾性面容”，可伴有下肢轻度凹陷性水肿，少数严重者出现全身性水肿、胸腔积液、腹水等。

3.高血压

约80％患者患病初期水、钠潴留时，出现一过性的轻、中度高血压，常为以舒张压升高为主，经利尿后血压可逐渐恢复正常。少数出现严重高血压，甚至高血压脑病。

4.肾功能异常

大部分患者起病时尿量减少(每天 400～700 mL),少数为少尿(每天<400 mL),可出现一过性的轻度氮质血症。一般于 1～2 周后尿量逐渐增加,肾功能于利尿后数天恢复正常,极少数出现急性肾衰竭。

【诊断要点】

链球菌感染 1～3 周后出现血尿、蛋白尿、水肿、高血压,甚至少尿及氮质血症等急性肾炎综合征表现,伴血清 C。降低,发病 8 周内病情减轻或完全恢复正常,即可临床诊断为急性肾小球肾炎。如肾小球滤过率进行性下降或病情于 2 月内未见全面好转应及时做肾活检,以明确诊断。

【治疗要点】

以休息、对症处理为主。急性肾衰竭患者应予短期透析,待其自然恢复。本病为自限性疾病,不宜用激素及细胞毒药物。

1.一般治疗

具体参见本节护理部分。

2.对症治疗

利尿消肿、降血压、预防心脑并发症如高血压脑病和急性左心衰竭等的发生,通常利尿治疗有效。经休息、低盐饮食和利尿后高血压控制不满意时,可加用降压药物。

3.控制感染灶

反复发作的慢性扁桃体炎,待肾炎病情稳定后,可做扁桃体摘除术,手术前后两周应注射青霉素或其他抗生素。

4.透析治疗

少数发生急性肾衰竭有透析指征时,及时予以透析治疗。本病具有自愈倾向,肾功能多可逐渐恢复,一般不需长期维持透析。

5.中医药治疗

病变发展期有外感表证及水肿、尿少、血尿,治则为祛风利水、清热解毒、凉血止血等。恢复期主要为余邪未尽,正气虽有耗损,但临床表现虚证不明显,治疗仍以祛邪为主。

【常见护理诊断/问题】

1.体液过多:水肿

与肾小球滤过率下降,水、钠潴留有关。

2.活动无耐力

与疾病处于急性发作期、水肿、高血压有关。

3.有皮肤完整性受损的危险

与机体抵抗力下降、皮肤水肿有关。

【护理措施】

1.休息和活动

①急性期患者绝对卧床休息 4～6 周,待水肿消退、肉眼血尿消失、血压平稳、尿常规及其他检查基本正常后,方可逐步增加活动量。卧床时宜抬高下肢,增加静脉回流,以减轻水肿,增

加肾血流量和尿量，改善肾功能，减少血尿、蛋白尿。②指导患者经常变换体位，协助年幼体弱者翻身，用合适的软垫支撑受压部位，并予以适当按摩和被动运动。阴囊水肿者，可用吊带托起。③病情稳定后逐渐做一些轻体力活动，避免劳累和剧烈活动，坚持 1～2 年，待完全康复后才能恢复正常的体力劳动。

2.饮食护理

(1)钠盐：急性期有水肿、高血压时严格限制钠盐摄入(每天＜3 g)，特别严重者禁盐，以减轻水肿和心脏负担。当病情好转、血压下降、水肿消退、尿蛋白减轻后，由低盐饮食逐渐过渡到普通饮食，防止长期低钠饮食及应用利尿剂引起水、电解质紊乱或其他并发症。

(2)水和钾：严格记录 24 小时的出入水量。每天入水量为不显性失水量(约 500 mL)加上 24 小时尿量，入水量包括饮食、饮水、服药和输液等所含水的总量，注意见尿补钾。

(3)蛋白质：肾功能正常时，给予正常量的蛋白质摄入(每天每千克体重 1 g)，出现氮质血症时，限制蛋白质的摄入，优质动物蛋白占 50%以上，如牛奶、鸡蛋、鱼等，以防增加血中含氮代谢产物的潴留。此外，注意饮食热量充足、易于消化和吸收。

3.皮肤护理

(1)水肿较严重的患者应着宽松、柔软的棉质衣裤、鞋袜。协助患者做好全身皮肤、黏膜的清洁，指导患者注意保护好水肿的皮肤，如清洗时注意水温适当、勿过分用力，平时避免擦伤、撞伤、跌伤、烫伤。

(2)注射时严格无菌操作，采用 5～6 号针头，保证药物准确、及时输入，注射完拔针后，用无菌干棉球按压穿刺部位直至无液体从针口渗漏。严重水肿者尽量避免肌内和皮下注射。

4.病情观察

①定期测量患者体重，观察体重变化和水肿的部位、分布、程度和消长情况，注意有无胸腔、腹腔、心包积液的表现；观察皮肤有无红肿、破损、化脓等情况发生。②监测生命体征，尤其血压的变化，注意有无剧烈头痛、恶心、呕吐、视力模糊，甚至神志不清、抽搐等高血压脑病的表现；测量体温注意有无发热，发现问题及时给予处理。③监测尿量的变化，如经治疗尿量没有恢复正常，反而进一步减少，提示严重的肾实质损害。同时密切监测、追踪尿常规、肾小球滤过率、BUN、Scr、血浆蛋白、血清电解质等变化。

5.用药护理

遵医嘱使用利尿剂，观察药物的疗效及可能出现的不良反应，如低钾、低氯等电解质紊乱。呋塞米等强效利尿剂有耳鸣、眩晕、听力丧失等暂时性耳毒性，也可发生永久性耳聋。

6.心理护理

血尿可让患者感到恐惧，限制患者的活动可使其产生焦虑、烦躁、抑郁等心理，鼓励其说出自己的感受和心理压力，使其充分理解急性期卧床休息及恢复期限制运动的重要性。患者卧床期间，护士尽量多关心、巡视，及时询问患者需要并给予解决。

【健康指导】

1.休息与活动

急性期注意休息，限制活动量；平时适当加强体育锻炼，增强体质。

2.预防感染和交叉感染

及时治疗感冒、咽炎、扁桃体炎、皮肤感染，及时添减衣被和清洁皮肤，防止受冻、潮湿和过劳；尽量少去人员集中的公共场所，做好消毒隔离工作。

3.定期随访

急性肾炎临床症状消失后，蛋白尿、血尿等可能仍存在，需1～2年方可恢复。

第三节　慢性肾衰竭

慢性肾衰竭(CRF)见于各种慢性肾脏疾病的晚期，为各种原发和继发性慢性肾脏疾病持续进展的共同结局，是以代谢产物潴留，水、电解质紊乱、酸碱平衡失调和全身各系统症状为主要表现的一种临床综合征。

我国目前慢性肾脏病患病率为10.8%，慢性肾衰竭发病率约100/1000000人口，40～45岁为高发年龄。

各种原因引起的肾脏结构和功能障碍≥3个月，包括肾小球滤过率(GFR)正常和不正常的病理损伤、血液或尿液成分异常；或不明原因的GFR下降(<60 mL/min)超过3个月，称为慢性肾脏病(CKD)。目前国际公认依据美国肾脏基金会制定的指南将CKD分为5期，见表4-1。

表4-1　慢性肾脏病分期及建议

分期	特征	GFR[ml/(min·1.73m^2)]	治疗计划
1	GFR正常或升高	≥90	CKD诊治；缓解症状；保护肾功能
2	GFR轻度降低	60～89	评估、延缓CKD进展；降低CVD(心血管病)风险
3a	GFR轻到中度降低	45～59	
3b	GFR中到重度降低	30～44	延缓CKD进展；评估、治疗并发症
4	GFR严重降低	15～29	综合治疗；透析治疗前准备
5	肾衰竭	<15或透析	如发现尿毒症，及时替代治疗

【病因与发病机制】

(一)病因

任何能破坏肾的正常结构和功能的泌尿系统疾病，均可引起肾衰竭。近年发达国家最常见的病因依次为糖尿病肾病、高血压肾病、肾小球肾炎、多囊肾等；在我国则为原发性慢性肾炎、梗阻性肾病、狼疮肾炎、高血压肾病、多囊肾等。

(二)发病机制

本病发病机制未完全明了，有以下几种主要学说：

1.慢性肾衰竭进行性恶化的机制

肾实质疾病导致部分肾单位破坏，残余"健存"肾单位代谢废物排泄负荷增加.代偿性发生肾小球内“三高”(肾小球毛细血管的高灌注、高压力和高滤过)而引起:①肾小球上皮细胞足突融合,系膜细胞和基质显著增生,肾小球肥大,继而硬化;②肾小球内皮细胞损伤,诱发血小板聚集,致微血栓形成,损害肾小球而促进硬化;③肾小球通透性增加,使蛋白尿增加而损伤肾小管实质。随着上述过程不断进行,恶性循环,肾功能不断进一步恶化,便会出现肾衰竭的症状。

2.尿毒症各种症状的机制

①有些症状与水、电解质和酸碱平衡失调有关;②有些症状与尿毒症毒素有关,因残存肾单位不能充分排出代谢废物和不能降解某些内分泌激素,致使其蓄积体内引起某些尿毒症症状;③肾的内分泌功能障碍(如不能产生红细胞生成素、骨化三醇等),也可产生某些尿毒症症状。

【临床表现】

在慢性肾脏病和慢性肾衰竭的不同阶段,临床表现各异。CKD1～3 期可无任何症状,或仅有乏力、腰酸、夜尿增多等不适;少数患者有食欲减退、代谢性酸中毒及轻度贫血。进入 CKD4 期后,上述症状更趋明显。到 CKD5 期时,可有急性左心衰竭、严重高钾血症、消化道出血等,甚至危及生命。

(一)各系统症状

1.心血管系统

心血管疾病是肾衰竭患者最常见的死因。

(1)高血压:大部分患者存在不同程度的高血压,少数发生恶性高血压。高血压主要由水钠潴留引起,也与肾素-血管紧张素增高和(或)某些舒张血管因子产生不足等有关。高血压可致左心室扩大、心力衰竭、动脉硬化以及加重肾损害。

(2)心力衰竭:心力衰竭是尿毒症患者最常见死亡原因,其原因大多与水钠潴留、高血压及尿毒症性心肌病有关。尿毒症性心肌病的病因可能与代谢废物的潴留和贫血等有关。

(3)心包炎:心包炎主要见于透析不充分者(透析相关性心包炎),临床表现与一般心包炎相同,但心包积液多为血性,可能与毛细血管破裂有关。严重者有心脏压塞征。尿毒症性心包炎是病情危重的征兆。

(4)动脉粥样硬化:常有高三酰甘油血症及轻度胆固醇升高,动脉粥样硬化发展迅速,冠心病是主要的死亡原因之一。

2.消化系统

食欲不振是常见的最早期表现。晚期患者呼气常有氨味,初有厌食、上腹饱胀、恶心、呕吐、腹胀、腹泻、舌和口腔黏膜溃疡。上消化道出血在尿毒症患者中也很常见,主要与胃黏膜糜烂和消化性溃疡有关,尤以前者常见。慢性肾衰竭患者的消化性溃疡发生率较正常人高。

3.血液系统

(1)贫血:为正细胞正色素性贫血,主要原因:①肾脏产生红细胞生成激素(EPO)减少;②铁摄入不足;③失血,如血透时失血、抽血检查频繁;④红细胞生存时间缩短;⑤体内叶酸、蛋白质缺乏;⑥血中有抑制血细胞生成的物质。

(2)出血倾向:常表现为皮下出血、鼻出血、月经过多、外伤后严重出血、消化道出血等。出血倾向与外周血小板破坏增多、出血时间延长、血小板聚集和黏附能力异常等有关。透析能迅速纠正出血倾向。

(3)白细胞异常:部分患者白细胞减少,中性粒细胞趋化、吞噬和杀菌能力减弱,容易发生感染。

4.呼吸系统

酸中毒时呼吸深而长,体液过多时可引起肺水肿,后期可出现尿毒症性支气管炎、肺炎、胸膜炎甚至胸腔积液等。

5.神经、肌肉系统

早期常有疲乏、失眠、头昏、头痛、注意力不集中等精神症状,后期可出现性格改变、抑郁、记忆力下降、判断失误,并可有神经肌肉兴奋性增加。尿毒症时有精神失常、谵妄、幻觉、昏迷等。晚期患者常有周围神经病变,出现肢体麻木、烧灼感或疼痛感、深腱反射迟钝或消失、肌无力、感觉障碍等。

6.皮肤症状

常见皮肤瘙痒,有时难以忍受。面色较深而萎黄,轻度水肿,呈"尿毒症"面容,与贫血、尿素霜的沉积有关。

7.肾性骨营养不良

可出现纤维性骨炎、尿毒症骨软化症、骨质疏松症和肾性骨硬化症,骨病有症状者少见,早期诊断主要靠骨活组织检查。肾性骨病可致骨痛、行走不便和自发性骨折,发生与活性维生素D3不足、营养不良、继发性甲状旁腺功能亢进等有关。

8.内分泌失调

血浆活性维生素 D、红细胞生成激素(EPO)降低。常有性功能障碍,女性出现闭经、不孕等;男性性欲缺乏或阳痿;小儿性成熟延迟。

9.感染

以肺部和尿路感染常见,与机体免疫力低下、白细胞功能异常等有关。血透患者易发生动静脉造口感染或腹膜导管出口处感染、肝炎病毒感染等。

10.其他

体温过低、糖类代谢异常、高尿酸血症、脂代谢异常等。

(二)水、电解质和酸碱平衡失调

1.低钠血症

水潴留易致稀释性低钠血症;长期低盐饮食、呕吐、腹泻、利尿致低钠血症,表现为极度乏力、表情淡漠、恶心、呕吐、肌肉痉挛、抽搐、昏迷等。

2.高钾血症

可致严重心律失常,有时可无症状而突然心搏骤停。

3.高磷血症和低钙血症

出现肌肉痉挛或抽搐。

4.代谢性酸中毒

表现为乏力、嗜睡、恶心、呕吐、虚弱无力、头痛、烦躁不安、呼吸深而长、呼气带有氨味。

5.其他

高镁血症、水肿或脱水等。

【诊断要点】

根据慢性肾衰竭的系统表现,贫血、尿毒症面容、高磷血症、低钙血症、内生肌酐清除率下降、血肌酐升高、B超示双肾缩小,即可诊断为慢性肾衰竭。必要时行肾活检,尽可能查明原发病。

【治疗要点】

早期诊断、有效治疗原发病和去除导致肾功能恶化的因素,是慢性肾衰竭防治的基础,也是保护肾功能和延缓慢性肾脏病进展的关键。

(一)治疗基础疾病和加重肾衰竭的因素

纠正水、电解质紊乱,控制感染,解除尿路梗阻,治疗心力衰竭,停用肾毒性药物等,是防止肾功能进一步恶化、促使肾功能不同程度恢复的关键。

(二)延缓慢性肾衰竭的发展

饮食治疗和必需氨基酸的应用见本节护理部分。

(三)并发症的治疗

1.水、电解质和酸碱平衡失调

(1)水、钠平衡失调:一般失水可通过口服补充,重度失水者可静脉滴注5%葡萄糖液。水过多时,应严格限制摄入水量,最好透析治疗。低钠时补充钠盐,低钠血症出现惊厥、昏迷等精神症状时,可用5%氯化钠溶液静脉滴注。钠过多常伴有水肿,应限制水、钠的摄入,使用利尿剂等。

(2)高血钾:尿毒症患者易发生高钾血症,应定期监测血钾,积极预防感染,纠正代谢性酸中毒,禁输库血。高钾血症可致严重心律失常,甚至心脏停搏,部分患者有肌无力或麻痹,原因可为尿少、酸中毒、药物、摄入过多等。血钾中度升高时,首要治疗引起高钾的原因和限制高钾食物和药物摄入,同时利尿、导泻加速钾排泄。血 $K^+>6.5$ mmol/L,可出现症状,心电图有明显高钾变化,须紧急处理:①10%葡萄糖酸钙 10～20 mL 稀释后缓慢静脉注射;②5% $NaHCO_3$ 或乳酸钠 100～200 mL 静脉滴注;③50%葡萄糖 50～100 mL 加普通胰岛素 10 U 静脉滴注。经上述处理后如效果仍不理想,需立即做透析。

(3)钙、磷失调:限磷饮食。活性维生素 D_3(骨化三醇)有助于纠正低钙血症。进餐时口服碳酸钙既供给机体钙,又可减少肠道内磷的吸收,同时有利于纠正酸中毒。

(4)代谢性酸中毒:一般口服碳酸氢钠,严重者静脉补碱。透析疗法能纠正各种水、电解质、酸碱平衡失调。

2.心血管系统

(1)高脂血症:治疗原则同其他高脂血症,但是否用调节血脂药仍未有定论。使用氯贝丁酯或胆固醇合成抑制剂时剂量按 GFR 调节。高尿酸血症通常不需治疗。

(2)高血压:通过减少血容量,消除水钠潴留,患者的血压多可恢复正常。可选用利尿剂,如口服或静脉滴注呋塞米。利尿效果不理想时,可透析脱水。另外,可选用降压药如 ACEI(如卡托普利)、钙通道阻滞剂(如硝苯地平)、β-受体阻滞剂(如普萘洛尔)、血管扩张剂(如肼屈嗪)等。

(3)心力衰竭:同一般心力衰竭治疗,如限制水钠摄入、利尿、洋地黄强心、扩血管等,但疗效较差。肾衰竭中的心力衰竭主要因水钠潴留引起,可用透析脱水。

(4)心包炎:透析可改善心包炎的症状,当出现心脏压塞时,应紧急心包穿刺或切开引流。

3.血液系统

主要治疗贫血,用重组人类红细胞生成激素(EPO)疗效显著,应注意同时补充造血原料如铁、叶酸等,也可小量多次输血。

4.肾性骨病

可口服骨化三醇、行甲状旁腺次全切除术等。在慢性肾衰竭早期应注意纠正钙、磷平衡失调,防止患者发生肾性骨病和继发性甲旁亢。

5.消化系统

上消化道出血按常规处理。

(四)并发感染的治疗

疗效相同时,应尽量选择对肾毒性小的抗生素。

(五)透析疗法

透析疗法是替代肾功能的治疗方法,可代替肾的排泄功能,但无法代替其内分泌和代谢功能。血液透析和腹膜透析的疗效相近,各有优缺点,应综合考虑患者的具体情况来选用。

(六)肾移植

成功的肾移植可使肾功能(包括内分泌和代谢功能)得以恢复,可使患者完全恢复。应选择 ABO 血型配型和 HLA 配型合适的供肾者,并在移植后长期使用免疫抑制剂以防排斥反应。

【护理评估】

(一)健康史

1.患病及治疗经过

本病一般有多年的原发性或继发性慢性肾病史,需详细询问自首次起病以来的患病经过,有无明显诱因,疾病类型、病程长短,主要症状及其性质、部位、程度、持续时间及症状缓解或加重的原因与经过;目前有何主要不适及特点,如有无出现厌食、恶心、呕吐、口臭、舌炎、腹胀、腹痛、血便,头晕、胸闷、气促,皮肤瘙痒、鼻出血、牙龈出血、皮下出血、女性患者月经过多,下肢水肿、少尿,兴奋、淡漠、嗜睡等精神症状;有无其他伴随症状及其特点;病情发作的频率以及以往症状演变发展的经过;患者接受过哪些治疗,是否遵从医嘱治疗;以往用药情况(药物名称、种类、剂量、用法、疗程、对患者的疗效及不良反应等),有无长期使用对肾有损害的药物,如解热镇痛药、两性霉素 B、氨基糖苷类抗生素、磺胺类、第一或第二代头孢类抗生素等;有无食物或药物过敏史。

2.遗传史

患者家族中有无同样和类似疾病的患者,某些肾脏疾病如遗传性肾炎、多囊肾等。

(二)身体评估

慢性肾衰竭可累及患者的全身各脏器,需做好全身检查,包括生命体征、精神、意识状态,有无贫血貌,皮肤、黏膜有无出血点、瘀斑、尿素霜沉积等;有无体温升高;有无皮肤水肿,水肿的部位、分布、程度、特点，有无胸腔、心包积液或腹水征；有无心率增快、肺底部湿性啰音、颈静脉怒张、肝大等心力衰竭的征象；有无血压下降、脉压差变小、末梢循环不良、颈静脉压力增高等心脏压塞征；神经反射有无异常；肾区有无叩击痛等。

（三）心理-社会状况

（1）评估患者对疾病的性质、进展、防治及预后知识的了解程度。

（2）评估患者的性格特点、人际关系与环境适应能力：此病预后不佳，治疗费用昂贵，尤其是需要长期透析或做肾移植手术的患者及其家人心理压力较大，注意评估有无抑郁、自卑、恐惧，甚至绝望等情绪反应。

（3）护士应了解患者的家庭组成、经济状况、文化教育背景；其他家庭成员对患者的关心、支持以及对疾病的认识程度；患者的工作单位或社会保障机构所能提供的支持情况；患者出院后继续就医的条件，社区保健设施及继续康复治疗的可能性。

【常见护理诊断/问题】

1.营养失调：低于机体需要量

与长期限制蛋白质摄入，消化功能紊乱，水、电解质紊乱，贫血等因素有关。

2.体液过多

与肾小球滤过功能降低导致水钠潴留、多饮水或补液不当等有关。

3.活动无耐力

与贫血、多系统功能受损有关。

4.有感染的危险

与白细胞功能降低、透析等有关。

5.预感性悲哀

与预知疾病预后不良、身体功能衰退、生活和经济负担过重有关。

【护理目标】

（1）患者能保证摄入足够合适的营养物质，身体营养状况有所改善；

（2）体液平衡，水肿减轻或消退；

（3）自诉活动耐力增强；

（4）住院期间不发生感染；

（5）能积极地生活。

【护理措施】

1.休息和活动

（1）能起床者：鼓励适当活动，以不出现心慌、气喘、疲乏、胸痛、呼吸困难、头晕眼花、血压改变等为宜，必要时护士或家属予以陪同或协助，一旦有不适，暂停活动，卧床休息。如活动后心率比静止状态增加 20 次/分以上，活动停止 3 分钟后心率不能恢复到活动前水平，提示活动量过大。教导患者尽量避免去人多的公共场所。贫血严重者，卧床、起床、下床时动作要缓慢，以免头晕；有出血倾向者注意安全，选择适当的活动内容，防止皮肤、黏膜受损。

（2）病情较重、心力衰竭者：绝对卧床并吸氧。①提供安静的休息环境，协助患者做好各项生活护理；②皮肤瘙痒时：勤用温水清洗，勤换衣裤床被，保持清洁、平整、柔软，必要时可遵医嘱使用止痒剂，忌用肥皂水或酒精溶液擦身，避免用力搔抓；③指导和帮助其定期翻身，屈伸肢体，按摩四肢肌肉，定时进行被动肢体活动，避免静脉血栓形成或肌萎缩；④指导有效的深呼吸和咳痰技巧，防止坠积性肺炎等。

2.合理饮食

(1)蛋白质：非糖尿病肾病患者在 CKD 1～2 期推荐蛋白入量为每天每千克体重 0.8 g；CKD3 期应开始低蛋白饮食，推荐蛋白入量为每天每千克体重 0.6 g。糖尿病肾病患者出现显性蛋白尿就应限制蛋白质的摄入量，推荐蛋白入量为每天每千克体重 0.8 g；一旦 GFR 下降，蛋白入量降至每天每千克体重 0.6 g 以下。低蛋白饮食要求其中 50%以上蛋白质是高生物价优质蛋白(富含必需氨基酸)，如鸡蛋、牛奶、鱼和瘦肉等。如有条件，在低蛋白饮食的基础上，同时补充必需氨基酸或 α-酮酸(每天每千克体重 0.1～0.2 g)。必需氨基酸的补充可使尿毒症患者长期维持较好的营养状态，并降低尿素氮，减慢肾功能的恶化过程。能口服者以口服为佳，静脉输入时应缓慢。输液过程中如有恶心、呕吐、头晕应给予止吐剂，同时减慢输液速度。切勿在氨基酸内加入其他药物，以免引起不良反应。

(2)高热量：供给患者足量的糖类和脂肪，以获得充足的热量，减少体内蛋白质消耗。糖类占总热量 2/3，其余由植物油中脂肪供给。伴高分解代谢或长期热量摄入不足者，需经胃肠道外补充营养。每天供应热量每千克体重 125.5～146.5 kJ(每千克体重 30～50 kcal)，消瘦或肥胖者酌情予以加减。饥饿时可食芋头、马铃薯、苹果、马蹄粉、莲藕粉等。

(3)限制水钠：①失水者：补液不宜过快过多，入液量一般为前 1 天尿量加上 500～600 mL，可用含冰块或湿棉签涂抹嘴唇减轻患者的烦渴现象；②尿量在 1000 mL 以上而无水肿者：不限饮水量；③严重高血压、少尿、水肿、心力衰竭者：严格控制饮水和输液量，准确记录 24 小时出入量，患者行动方便时按时测体重，以体重、血压、尿量、血清钠等指标作为水钠摄入依据。

(4)保持钾平衡：多尿或使用排钾利尿剂致低血钾时，增加含钾高的食物或谨慎补钾；无尿时可引起高钾血症，重度酸中毒、发热、钾摄入过多可加重高钾血症。GFR＜25 mL/min 时，应适当限制钾摄入，同时注意及时纠正酸中毒，并适当利尿(用呋塞米、布美他尼等)增加尿钾排出，停用含钾高的药物和限制香蕉、橘子、白菜、萝卜、梨、桃、葡萄、西瓜等含钾高的食物。如血钾＞6.5 mmol/L，心电图出现高钾表现，及时给予血液透析治疗。

(5)改善患者食欲：改进烹调方法，尽量使食物色、香、味俱全，清淡、易消化，富含 B 族维生素、维生素 C、钙和叶酸；提供整洁、舒适的进餐环境，少食多餐。口气较重者，应加强口腔护理。

3.病情观察及护理

(1)感染：呼吸道感染和尿路感染最常见，其次为皮肤感染、消化道感染。①病室定期通风并消毒空气，严格无菌操作，注意防寒保暖，减少探视，避免与呼吸道感染者接触；②定时测量生命体征，发现体温升高、寒战、疲乏无力、食欲下降、咳嗽、咳脓痰、尿路刺激征、白细胞增高等情况，及时处理；③准确留取各种标本如痰液、尿液、血液等，及时送检。

(2)液体量过多：每天定时测量体重，准确记录出入水量。观察有无短期内体重迅速增加、出现水肿或水肿加重、血压升高、意识改变、心率加快、肺底湿性啰音、颈静脉怒张等。

(3)电解质紊乱：监测血钾、钠、钙、磷等血清电解质的变化，如发现异常及时通知医师给予及时、有效的处理。①高钾血症：密切注意有无脉搏不规则、肌无力、心电图改变等征象。有高钾血症者，限制含钾高食物的摄入。另外要积极预防和控制感染，及时纠正代谢性酸中毒，禁止输入库存血，并遵医嘱予10%葡萄糖酸钙20 mL，缓慢静脉推注；5%碳酸氢钠100 mL，5分钟内缓慢静脉推注完。②低钙血症：出现手指麻木、易激惹、腱反射亢进、抽搐等症状，可摄入含钙高的食物如牛奶，遵医嘱使用钙剂等。

(4)肾功能和营养状况：定期监测血BUN、Scr、血清清蛋白、血红蛋白等变化。

4.用药护理

积极纠正贫血，如遵医嘱用红细胞生成激素，观察用药后反应，如头痛、高血压、癫痫发作等，定期查血红蛋白和血细胞比容等。遵医嘱用降压药和强心药。

5.其他

指导患者恶心时张口呼吸可减轻恶心感受；加强生活护理，尤其口腔及会阴部护理。接种乙肝疫苗，尽量减少血液制品的输入。护士应细心观察，及时捕捉到患者的负性情绪，及时动员相关力量协同给予心理疏导，增强患者对疾病治疗和生活的信心。

【评价】

(1)患者贫血状况有所好转，血红蛋白、血清清蛋白在正常范围；

(2)机体的水肿程度减轻或消退；

(3)自诉活动耐力增强；

(4)体温正常，白细胞未增高，未发生感染；

(5)情绪和心理状况稳定，配合治疗与护理。

【健康指导】

1.合理饮食

强调合理饮食对病情的重要性，教会制订及选用适量蛋白质、低磷、高热量食谱的方法，严格遵从饮食治疗原则。

2.增强自我保健意识

酌情参加活动和体育锻炼，以增强机体抵抗力；根据气候和天气及时添减衣被，注意保暖防寒；讲究个人卫生，避免交叉感染；避免劳累和重体力活动。积极治疗原发病，观察药物疗效和不良反应，去除或避免加重肾衰竭的诱因。

3.保护和有计划地使用血管

尽量保留前臂、肘等部位大静脉，以备血透治疗。已行血透者保护好动静脉造口，行腹膜透析者保护好腹膜透析管道。

4.定期复查

定期复查血、尿常规，肾功能和血清电解质等，准确记录每天的尿量、血压、体重。

5.积极乐观

增强对疾病治疗和生活的信心，提高生活质量。

第四节　急性肾衰竭

一、概述

急性肾衰竭(ARF)是由各种原因引起的肾功能在短时间内(数小时至数周)突然下降而出现的氮质废物滞留和尿量减少综合征。肾功能下降可发生在原来无肾脏病的患者,也可发生在慢性肾脏病(CKD)患者。ARF 主要表现为氮质废物血肌酐(Cr)和尿素氮(BUN)升高,水、电解质和酸碱平衡紊乱,及全身各系统并发症。常伴有少尿,但也可以无少尿表现。

二、病理生理

由于病因及病变的严重程度不同,病理改变可有显著差异,肉眼见肾脏体积增大,质软,切面肾皮质苍白、缺血,髓质呈暗红色。典型的缺血性急性肾衰竭镜下见肾小管上皮细胞变性坏死、从基膜上脱落,管腔内有管型堵塞,基膜常有破坏。肾毒性急性肾衰竭上皮细胞的坏死及基膜的破坏不如缺血性急性肾衰竭明显。如基膜完整性破坏,则肾小管上皮细胞多不能再生。

三、主要病因与诱因

(一)肾前性

肾实质的结构无异常变化,是有效血容量下降引起肾血流灌注不足,导致了肾小球滤过率下降。常见病因如下:①各种原因的液体丢失、出血导致的血容量不足;②各种心脏病导致的心排血量减少;③各种原因引起的肾内血流动力学改变,如使用降压药等。

(二)肾实质性

由于肾实质损伤所致,最常见的是肾缺血或肾毒性物质损伤肾小管上皮细胞。常见的肾性因素如下:①急性肾小管坏死;②急性肾间质病变;③肾小球和肾小管病变。

(三)肾后性

由于各种原因的急性尿路梗阻所致。常见病因有尿路结石、双侧肾盂积液、前列腺增生和肿瘤等。如及时解除病因,肾功能常得以恢复。

四、临床表现

(一)起始期的临床表现

此期有严重的肾缺血,但未发生明显的肾实质性损伤,主要是原发病的症状体征,若及时治疗,肾损害可逆转。

(二)维持期的临床表现

此期又称少尿期,肾小球滤过率维持在低水平,大多患者出现少尿或无尿。

1.急性肾衰竭的全身表现

(1)消化系统症状:(最早出现的症状)食欲减退、恶心、呕吐、腹胀、腹泻等,严重者可发生消化道出血。

(2)呼吸系统症状:因容量负荷过度,可出现呼吸困难、咳嗽、憋气、胸痛等症状。

(3)循环系统症状:可出现高血压、心力衰竭、肺水肿、心律失常及心肌病变等表现。

(4)神经系统症状:出现意识障碍、躁动、谵妄、抽搐、昏迷等尿毒症脑病症状。

(5)血液系统症状:可有出血倾向及轻度贫血现象。

(6)常合并感染、多器官功能衰竭等。

2.水、电解质和酸碱平衡紊乱

(1)水过多:稀释性低钠血症、高血压、心力衰竭、急性肺水肿和脑水肿等。

(2)代谢性酸中毒:恶心、呕吐、乏力、嗜睡和呼吸深长等。

(3)高钾血症(重要死因):恶心、呕吐、肢体麻木、烦躁、胸闷等,可发生心动过缓,心律不齐,甚至心室颤动、心搏骤停,是少尿期的首位死因。

(4)低钠血症:疲乏、头晕、手足麻木、视力模糊,严重时出现脑水肿表现。此外,还可有低钙、高磷、低氯血症等。

3.恢复期的临床表现

患者尿量逐渐恢复正常,血肌酐及尿素氮逐渐下降,可有多尿表现,一般持续 1～3 周后恢复正常。

五、辅助检查

(一)血液检查

可见轻、中度贫血;血肌酐及尿素氮进行性上升;高血钾、低血钠、低血钙、高血磷,代谢性酸中毒等。

(二)尿液检查

早期肾前性 ARF 及肾后性 ARF 尿液检查常无异常。急性肾小管坏死时可见肾小管上皮细胞、上皮细胞管型;大量蛋白和红细胞管型常提示为急性肾小球肾炎;在少尿的前提下尿比重低而固定,大多＜1.015,尿渗透浓度＜350 mmol/L,肾衰指数常＞1。

(三)影像学检查

超声显像和 CT 检查对排除尿路梗阻有帮助;X 线或放射性核素检查可帮助确定有无血管阻塞。

(四)肾活组织检查

在排除了肾前性和肾后性因素后,对病因不明的急性肾衰竭患者,肾活检病理检查对诊断和治疗均有很大价值。

六、治疗

(一)治疗原则

纠正可逆的病因,预防额外的损伤;调节水、电解质和酸碱平衡,控制氮质潴留,供给足够营养和治疗原发病;防治各种并发症。

(二)药物治疗

利尿剂的应用:少尿病例在判定无血容量不足的因素后,可以应用呋塞米,每天剂量一般为 200～400 mg静脉滴注,1～2 次后无效即停止继续给药。

(三)防治高钾血症

1.钙剂的应用

钙离子能对抗钾离子对心脏的抑制,有加强心肌收缩的作用。常用 10%葡萄糖酸钙 10～20 mL稀释后缓慢静脉注射。

2.碱剂的应用

碱剂可纠正酸中毒并促进钾离子向细胞内转移，降低血清钾浓度。常用5%碳酸氢钠100～250 mL静脉滴注，根据心功能情况控制滴速。

3.高渗葡萄糖和胰岛素的应用

使用高渗葡萄糖和胰岛素可使细胞外钾离子转入细胞内合成糖原以减轻高钾血症。常用50%葡萄糖液50 mL加普通胰岛素10 U缓慢静脉注射。

七、护理评估

(一)一般评估

1.生命体征(T、P、R、BP)

合并感染者体温可升高；高钾血症可出现心率减慢、心律不齐；代谢性酸中毒时会出现深大呼吸。

2.患者主诉

患者主诉包括原发病及全身各系统的异常表现。

3.相关记录

体重、体位、饮食、皮肤、出入量等记录结果。

(二)身体评估

1.视诊

有无贫血面容；有无水肿及其部位、程度特点；有无腹水征；皮肤是否完整；有无出血征象等。

2.触诊

(1)测量腹围：观察有无腹水征象。

(2)颜面水肿、下肢凹陷性水肿情况：根据每天下肢水肿的部位记录情况与患者尿量情况做动态的综合分析，判断水肿是否减轻，治疗是否有效。

(3)有无肌腱反射消失、四肢乏力，警惕高钾血症的发生。

3.叩诊

肾区有无叩击痛、压痛，膀胱内有无尿液潴留；腹部有无移动性杂音；肺下界移动范围有无变小；心界有无扩大。

4.听诊

两肺有无湿啰音和哮鸣音；有无心律失常等。

(三)心理-社会评估

了解患者在疾病治疗过程中的心理反应与需求，家庭及社会支持情况，如医疗费用来源是否充足、家庭成员的关心程度等。

(四)辅助检查结果评估

1.电解质

电解质紊乱可发生于急性肾衰竭的各个时期，在少尿期最易出现高钾血症。

2.心电图

是否出现房室传导阻滞、室性心动过缓等心律失常。

(五)常用药效果的评估

1.应用利尿剂评估要点

准确记录患者24小时尿量,观察脱水及水肿消退的情况,大量利尿可引起水、电解质平衡紊乱,产生低钠、低氯和低钾血症。

2.应用碳酸氢钠溶液评估要点

短时期内大量静脉输注可致严重碱中毒、低钾血症、低钙血症。用药期间观察患者是否出现心律失常、抽搐、肌肉痉挛、疼痛、异常疲倦等情况。

八、主要护理诊断/问题

(1)体液过多:与肾小球滤过率降低、摄入过多有关。

(2)营养失调:低于机体需要量与患者食欲下降、蛋白质摄入限制、原发疾病以及透析的影响有关。

(3)潜在并发症:高血钾、代谢性酸中毒、急性肺水肿和出血。

(4)有感染的危险:与机体抵抗力降低、外伤以及侵入性操作有关。

九、护理措施

(一)休息与活动

指导患者绝对卧床休息,保持安静,以减轻肾脏的负担,也可减少代谢产物生成。并适当抬高患者水肿的肢体,可减轻局部水肿。

(二)饮食护理

1.少尿期

原则上应是低钾、低钠、高热量、高维生素及适量的蛋白质饮食。胃肠道反应轻,无高分解代谢者,可给予优质低蛋白,每天摄入蛋白质量宜在0.5 g/kg以下,并保证足够热量,要在146.5 kJ/(kg·d)以上,以减少负氧平衡;饮食耐受差,有恶心、呕吐和腹胀者,则采用静脉补给,每天至少给予葡萄糖100 g以上,以阻止发生酮症;若进食不足,可用全静脉营养疗法。严格记录24小时出入液量,坚持“量出为入”的原则补充入液量。

2.恢复期

供给足够热量和维生素,逐渐增加蛋白质的摄入,保证组织修复的需要。

(三)心理护理

关心体贴患者,耐心倾听与解答患者的各种疑问,帮助树立战胜疾病的信心。

(四)病情观察

(1)动态监测生命体征变化,危重患者应安置床旁心电监护,详细观察并倾听患者的表现及诉说,及早发现有无心力衰竭、呼吸衰竭、肺水肿及消化道出血的发生。

(2)遵医嘱记录每天出入量,尤其是尿量的变化,及时为医师的治疗提供有效数据。

(3)遵医嘱监测血清电解质的变化,观察有无高血钾、低血钙的征象,以便及时处理。

(4)观察利尿剂、扩血管药、抗感染药物的使用效果及不良反应。

(五)预防感染

(1)监测感染征象:体温升高、寒战乏力、咳嗽咳痰和尿路刺激征等。

(2)病室通风,空气消毒,避免上感。

(3)严格无菌操作(透析或留置尿管),避免感染。

(4)卧床患者定时翻身拍背,保持皮肤、口腔清洁,防止压疮和肺部感染。

(5)感染时应遵医嘱合理使用对肾脏毒性低的药物。

(六)用药护理

应严格按医嘱用药,并注意观察常用药的毒副作用,发现问题及时处理,控制输液速度等。

(七)健康教育

(1)预防急性肾衰竭的再发生,避免使用肾毒性药物;避免导致肾血流灌注不足的原因(脱水、休克和失血)。积极预防各类感染及食物中毒,避免工业毒物的接触。

(2)少尿期严格限期水、钠、钾的摄入,合理饮食,保证机体代谢需要。

(3)注意个人卫生、避免受凉,注意保暖,充分休息。适当锻炼,增强体质。恢复期应尽量避免妊娠、手术、外伤等可能导致肾功能受损的因素。

(4)加强患者的自我监测及管理意识,学会自测体重、每天尿量,教会患者识别左心衰竭、高钾血症及代谢性酸中毒的症状,如有异常及时就医;定期复查,监测肾功能、电解质等。

(5)教会患者自我调节自己的情绪,保持愉快的心情,遇到病情变化时及时积极地应对。

十、护理效果评估

(1)维持患者正常液体量,皮下水肿消退,尿量增加。

(2)患者营养状况得到改善或维持。

(3)患者情绪稳定,配合治疗及护理。

(4)患者未发生相关并发症,或并发症发生后能得到及时治疗与处理。

(5)患者的抵抗力有所提高,未发生感染并发症。

第五节　肾病综合征

一、概念

肾病综合征是由各种肾脏疾病引起的以大量蛋白尿(尿蛋白＞3.5 g/d)、低蛋白血症(血浆清蛋白＜30 g/L)、水肿、高脂血症为临床表现的一组综合征。

肾病综合征分为原发性和继发性两大类。原发性肾病综合征是原发于肾脏本身的肾小球疾病,继发性肾病综合征是继发于全身或其他系统的疾病,例如糖尿病、肾淀粉样变性、系统性红斑狼疮和多发性骨髓瘤等。

二、病理生理

肾病综合征的发病机制为免疫介导性炎症所致的肾损害。当肾小球滤过膜的屏障功能受损,其对血浆蛋白的通透性增高,使原尿中蛋白含量增多,当超过肾小管的重吸收时,则形成大量蛋白尿。大量清蛋白自尿中丢失导致低蛋白血症,使血浆胶体渗透压明显下降,水分从血管内进入组织间隙而引起水肿。由于低蛋白血症刺激肝脏代偿性合成蛋白质的同时,脂蛋白的合成也增加,加之后者分解下降,故出现高脂血症。

三、病因与诱因

(一)基本病因

1.原发性肾病综合征

原发于肾脏本身的肾小球疾病,如急性肾炎、急进性肾炎、慢性肾炎等,或病理诊断中的微小病变型肾病、系膜增生性肾小球肾炎、局灶性节段性肾小球硬化、膜性肾病及系膜毛细血管性肾小球肾炎等。

2.继发性肾病综合征

继发于全身系统性疾病或先天遗传性疾病在病变过程中累及肾脏。

(二)诱因

常因上呼吸道感染、受凉及劳累起病。

四、临床表现

(一)大量蛋白尿和低蛋白血症

患者每天从尿中丢失大量蛋白质(>3.5 g/d),是导致低蛋白血症的主要原因。

(二)水肿

患者常为全身性水肿,以身体下垂部位明显,常为凹陷性水肿。重者常合并胸腔、腹部和心包等处的积液。

(三)高脂血症

患者以高胆固醇血症最为常见,血液中的甘油三酯、低密度脂蛋白和极低密度脂蛋白含量升高。

(四)并发症

1.感染

感染是肾病综合征常见的并发症,多为院内感染,感染部位以呼吸道、泌尿道和皮肤感染最多见。

2.血栓、栓塞

血栓、栓塞多发生于肾静脉、下肢静脉和脑动脉、肺动脉等处,其中以肾静脉血栓最为多见。

3.急性肾衰竭

因有效循环血容量减少、肾血流量下降导致的肾前性氮质血症,经扩容、利尿治疗可恢复。少数可发展为肾实质性急性肾衰竭,主要表现为少尿、无尿,扩容、利尿治疗无效。

4.其他

蛋白质营养不良,儿童生长发育迟缓;动脉硬化、冠心病;机体抵抗力低下,易发生感染等。

五、辅助检查

(1)实验室检查:24 小时尿蛋白的检测可对蛋白尿进行定量;血生化检查可了解低蛋白血症、高脂血症的程度;肾功能检查可了解氮质血症、内生肌酐清除率的情况,有助于对急性肾衰竭的判断。

(2)肾 B 超检查:双肾正常或缩小。

(3)肾活组织病理检查：该检查是确诊肾小球疾病的主要依据，可明确肾小球病变类型，指导治疗及判断预后。

六、治疗

利尿消肿，降血脂，抑制免疫与炎症反应。

(一)利尿消肿

(1)噻嗪类：常用氢氯噻嗪 25 mg，每天 3 次。

(2)保钾利尿：常用氨苯蝶啶 50 mg，每天 3 次为基本治疗，与噻嗪类利尿药合用提高利尿效果。

(3)袢利尿药：呋塞米，20～120 mg/d。

(4)渗透利尿药：常用不含钠的低分子右旋糖酐静脉滴注，随之加呋塞米利尿药可增强利尿效果。

(5)血浆或血浆清蛋白静脉输注提高胶体渗透压，同时加袢利尿药有良好的利尿效果。

(二)减少尿蛋白

应用血管紧张素转换酶抑制剂和其他降压药，可通过降低肾小球内压而达到不同程度地减少尿蛋白的作用。

(三)降脂治疗

常用他汀类、氯贝丁酯类降脂药。

(四)抑制免疫与炎症反应

1.肾上腺糖皮质激素

可抑制免疫反应，减轻、修复滤过膜损害，有抗炎、抑制醛固酮和抗利尿激素等作用。使用原则为起始足量、缓慢减药和长期维持。常用泼尼松，开始量为 1 mg/(kg·d)，全天量顿服，8～12 周后开始减量至 0.4～0.5 mg/(kg·d)，维持 6～12 个月。

2.细胞毒药物

用于激素抵抗型或依赖型，常用环磷酰胺，每天 100～200 mg 分次口服，或隔天静脉注射，总量达到6～8 g 后停药。

(五)控制感染

当发生感染时，应选择敏感、强效及无肾损害的抗生素治疗。

(六)防止血栓

常用肝素、双嘧达莫等。

七、护理评估

(一)一般评估

1.生命体征(T、P、R 和 BP)

合并感染时可出现体温升高；高度水肿可致有效血容量减少，血压下降甚至休克。

2.患者主诉

水肿的发生时间、部位、特点、程度和消长情况，有无气促、胸闷和腹胀等腹腔、胸腔和心包积液的表现。有无尿量减少、泡沫尿和血尿，有无发热、咳嗽、皮肤感染和尿路刺激征等。

3.相关记录

身高、体重、饮食、睡眠及排便情况等。

(二)身体评估

1.视诊

颜面部、肢体的水肿情况(肾病性水肿多从下肢开始);皮肤黏膜有无破损;腹部有无膨隆或蛙状腹。

2.触诊

(1)测量腹围:观察有无腹水征象。

(2)颜面、下肢水肿情况:凹陷性水肿为低蛋白血症导致。

3.叩诊

腹部有无移动性杂音;肺下界移动范围有无变小;心界有无扩大。

4.听诊

两肺有无湿啰音和哮鸣音。

(三)心理-社会评估

了解患者在疾病治疗过程中的心理反应与需求,家庭及社会支持情况,如医疗费用来源是否充足、家庭成员的关心程度等。

(四)辅助检查结果评估

(1)尿液检查:了解尿蛋白的定性、定量结果,有无血尿、各种管型等。

(2)血液检查:注意各项生化指标,有无电解质紊乱、低蛋白血症和高脂血症;Scr 和 BUN 升高和 Ccr 下降的程度。

(3)根据肾小球病变的病理类型,了解治疗效果及预后。

(五)主要用药的评估

1.利尿剂

了解用药后尿量的变化、水肿的消退情况,尿量较多时尤其注意有无电解质紊乱、血容量不足的表现。

2.糖皮质激素

长期服用糖皮质激素注意有无水钠潴留、血糖升高、血压升高、低血钾、消化道溃疡、精神兴奋及出血、骨质疏松、继发感染和伤口不愈合,以及肾上腺皮质功能亢进症的表现,如向心性肥胖、痤疮和多毛等不良反应。

3.细胞毒类药物

运用环磷酰胺治疗有无中毒性肝炎、骨质疏松、性腺抑制(尤其男性)、出血性膀胱炎及脱发等。

八、主要护理诊断/问题

(1)营养失调:低于机体需要量与大量蛋白尿、摄入减少及吸收障碍有关。

(2)体液过多:与低蛋白血症致血浆胶体渗透压下降等有关。

(3)有感染的危险:与机体抵抗力下降、应用激素和(或)免疫抑制剂有关。

(4)有皮肤完整性受损的危险:与水肿、营养不良有关。

九、护理措施

(一)适当休息

卧床休息,严重水肿、胸腔积液,出现呼吸困难者取半卧位,眼睑、面部水肿者枕头应稍垫高,水肿消退可适当增加活动量。

(二)饮食护理

提供正常量的优质蛋白质饮食,每天摄入蛋白质为 1 g/kg,如有肾功能损害时,应根据肌酐清除率情况予优质低蛋白饮食,并保证足够的热量。为减轻高脂血症,应少食富含饱和脂肪酸的食物如动物油脂,多吃多聚不饱和脂肪酸的食物如植物油,以及富含可溶性纤维的食物如豆类、燕麦等。

(三)皮肤护理

保持皮肤清洁,防止皮肤破溃与感染。勿用力过大清洁皮肤,避免擦伤皮肤。重度水肿者避免肌肉内注射,应采取静脉途径保证药物准确及时输入。静脉穿刺时严格消毒皮肤,穿刺点在各层组织不在同一部位。定期观察水肿部位和皮肤情况,注意有无破溃、发红现象,及时处理异常情况。

(四)用药护理

严格按医嘱定时、定量和按疗程用药,注意观察常用药的毒副作用,发现问题及时处理。

(五)心理护理

积极主动与患者沟通,耐心倾听他们的倾诉,解答其提出的问题,指导其保持乐观心态和情绪稳定,给予患者及家属精神支持。

(六)健康教育

1.饮食指导

宜选择高纤维、低脂、低胆固醇、低盐、正常量的蛋白质、充足热量、富含维生素的易消化、清淡饮食。

2.用药指导

按时、正确服用相关药物,让患者了解常用药物不良反应及自我观察要点。

3.预防感染的措施

注意保暖,防止受凉,尤其是要避免呼吸道感染。

4.适当活动计划

制订个体化的活动计划,注意休息,避免过度劳累。

5.自我观察

观察水肿的部位、特点、程度及消长情况,定期测量胸围、腹围和体重的变化,有利于治疗效果评估及有无胸腔积液的出现等,或作为调整输入量和速度、饮水量及利尿剂用量的依据。

6.就诊的指标

(1)尿量减少、大量泡沫尿。

(2)面部、腹部、下肢肿胀。

(3)发热、咳嗽、皮肤感染等。

十、护理效果评估

(1)患者饮食结构合理,营养状况改善,血浆清蛋白升高。

(2)患者水肿减轻或消退。

(3)患者能够积极配合采取预防感染措施,未发生感染。

(4)患者皮肤无破损或感染。

(5)患者自觉症状好转。

第六节　尿路感染

尿路感染是指肾盂、肾盏、膀胱、尿道的感染性炎症,主要由细菌直接引起。可分为:上尿路感染,指肾盂、肾盏、肾小管及输尿管的感染,通常称肾盂肾炎;下尿路感染,为膀胱、尿道的感染,以膀胱炎多见。肾盂肾炎是尿路感染中常见而重要的临床类型,临床上分为急性和慢性两型:急性肾盂肾炎具有急性细菌性炎症感染的全身表现,尿路刺激征是急性肾盂肾炎最突出的特征;慢性肾盂肾炎的全身表现较轻,尿路刺激征症状可不明显,但后期可出现肾功能减退表现。

本病好发于女性,以生育年龄的已婚女性多见。女男比例约为10∶1。发生尿路感染常有易感因素存在,如:①尿流不畅和尿路梗阻:以尿路结石常见,其他有尿道狭窄、肿瘤、包茎、前列腺肥大、妊娠子宫压迫输尿管、神经性膀胱、肾下垂等;②尿路畸形或功能缺陷:如肾畸形、肾盂畸形、输尿管畸形、多囊肾、马蹄肾和膀胱输尿管反流等;③机体免疫功能低下及慢性全身性疾病:如女性月经期,糖尿病、慢性肝病、慢性肾病、肿瘤、贫血、营养不良、长期应用免疫抑制剂的患者。④膀胱-输尿管反流:为功能性尿路梗阻。⑤使用尿路器械:不但会将细菌带入尿路,而且常使尿路黏膜损伤,引起感染。1次导尿后感染发病率为3%,留置尿管3日以上,感染发病率超过90%。⑥其他:常见因素有尿道内或尿道口周围的炎症病变,如尿道旁腺炎、阴道炎、细菌性前列腺炎、会阴部皮肤感染等。

致病菌以大肠埃希菌多见,约占70%以上,次为变形杆菌、粪链球菌和葡萄球菌等球菌引起尿路感染者占5%～10%。感染途径有:①上行感染,为最常见的感染途径。正常情况下,膀胱的尿液是无菌的,当机体抵抗力下降或尿道黏膜损伤如尿液高度浓缩、月经期、性生活后,或入侵细菌的毒力大、黏附于尿道黏膜并上行传播的能力强时,细菌可侵入并沿尿道上行膀胱、输尿管,甚至于肾脏而发生尿路感染。由于女性的尿道较男性短、宽而直,且尿道口离肛门近而常被细菌污染,故受感染的机会增高。②血行感染,此种感染途径较少见。细菌由体内慢性感染病灶如慢性扁桃体炎、皮肤感染等侵入血流,到达肾引起肾盂肾炎。③淋巴管感染,极其少见。盆腔器官炎症、阑尾炎和结肠炎时,细菌可经淋巴管引起肾盂肾炎。④直接感染,外伤或肾周器官发生感染时,细菌可直接侵入肾而引起本病,临床很少见。

治疗原则:去除易患因素,合理使用抗生素,控制症状。

1.急性尿路感染的治疗

主要是针对革兰阴性杆菌选用敏感的抗生素,如:复方新诺明2片,或氧氟沙星0.2 g,或环丙沙星 0.25 g,每日 2 次,口服;或庆大霉素 8 万～12 万 U,每日 2 次,肌内注射或静脉滴注;或氨苄青霉素 6 g,或头孢唑啉 2 g,分次肌内注射;或青霉素 640 万～800 万 U,静脉滴注。其他药物如呋喃坦啶、甲硝唑等也可选用。同时,口服碳酸氢钠每次 1.0 g,每日 3 次,可碱化尿液缓解尿路刺激征及增强抗生素疗效。

急性膀胱炎一般采用 3 日疗法;急性肾盂肾炎抗生素疗程通常为 10～14 日,停药后,应每周复查尿常规和细菌培养 1 次,连 2～3 周,至第 6 周再复查 1 次,若均为阴性为临床痊愈;若尿菌阳性,应再用 1 个疗程的抗生素。

2.慢性尿路感染

最重要的治疗措施是寻找病因,去除易感因素,解除尿流不畅和尿路梗阻,提高机体免疫功能,同时按药物敏感试验选择 2 类抗生素联合应用,疗程适当延长,一般需用药 2～3 周,必要时采用中西医结合方法治疗。疗效不佳时,可采用小剂量长期抑菌疗法,如复方新诺明、氟哌酸等任一种药的 1 次剂量,每晚排尿后睡前服用,疗程需长达 6～12 个月,才能有效防止再发。对于非妊娠妇女的无症状细菌尿,一般不予治疗,对妊娠妇女必须治疗,治疗与一般尿路感染相同,选用肾毒性较小的抗生素,如青霉素类、头孢菌素类等。不宜用氯霉素、四环素、磺胺类。氨基糖苷类慎用。

【护理评估】

(一)健康史

重点评估尿路感染的易患因素,如有无引起尿流不畅和尿路梗阻的疾病,是否存在尿路畸形或功能缺陷,有无慢性全身性疾病或导致机体免疫功能低下的情况,尿道内或尿道口周围有无炎症病变,发病前是否使用过尿路器械等。同时,应了解有无诱发因素存在,既往有无尿路感染史及诊断、治疗情况。

(二)身体状况

1.膀胱炎

约占尿路感染的 60%。主要表现为尿频、尿急、尿痛,伴有耻骨弓上不适。一般无全身感染的表现。

2.急性肾盂肾炎

①全身表现:起病急,常有寒战、高热、全身不适、疲乏无力、食欲减退、恶心呕吐,甚至腹痛、腹胀或腹泻等全身表现。②泌尿系统表现:常有尿频、尿急、尿痛等尿路刺激症状,多数伴腰痛或肾区不适;肋脊角有压痛和(或)叩击痛,腹部上、中输尿管点和耻骨上膀胱区有压痛。③可见脓尿或血尿。

3.慢性肾盂肾炎

肾盂肾炎多次发作或迁延不愈超过半年者,并伴有肾盂肾盏变形或双肾大小不等、表面凹凸不平及肾小管功能持续减退者,则为慢性肾盂肾炎。多见于有易感因素的患者。慢性肾盂肾炎的临床表现复杂多样,多不典型。病情持续可发展为慢性肾衰竭。急性发作时症状明显类似急性肾盂肾炎。

(三)心理-社会状况

尿路感染以青年女性多见,由于缺乏相关知识,急性发病后害怕累及生殖系统引起性生活和生育等方面不良后果，或因病情反复发作担心预后，而易产生紧张不安、焦虑、烦躁等不良心理反应。

【主要护理诊断/问题】

1.体温过高

与尿路感染有关。

2.疼痛：尿痛、腰痛、下腹痛

与肾盂、输尿管、膀胱、尿道的感染性炎症有关。

3.焦虑

与起病急骤、全身及泌尿系统症状明显或病情反复发作有关。

【护理目标解价】

(1)体温恢复正常。

(2)疼痛减轻或消失。

(3)获得有关的预防、保健、治疗知识，焦虑感减轻或消失，情绪稳定。

【护理措施】

1.一般护理

急性肾盂肾炎和慢性肾盂肾炎发作期的患者应注意卧床休息。在无禁忌证的情况下，指导患者尽量多摄入水分、勤排尿，每日入液量应在 2000 mL 以上，使尿量增多足以达到冲洗膀胱、尿道的目的。

2.心理护理

耐心向患者解释病情及预防、保健、治疗知识，以减轻和消除其紧张、焦虑不安；指导患者进行自我心理调整，尽量放松不安的心情，从事一些感兴趣的活动，如听轻音乐、欣赏小说、看电视和室友聊天等，以分散对自身不适的注意力。

3.对症护理

①发热是机体对细菌感染的反应，体温在 39℃以下、无特殊情况时，可以等到抗生素起效后体温自行下降，但要做好患者及家属的思想工作；体温过高(＞39℃)时，可影响到心脑等重要器官的功能，宜施行物理降温，采用冰敷、乙醇拭浴、温水擦浴、冰水灌肠等措施，必要时遵医嘱给予退热药，并注意观察及记录降温效果。②出现肾区或膀胱区疼痛时，减轻疼痛的方法为卧床休息，指导患者进行膀胱区热敷或按摩，以缓解疼痛；必要时服用解痉镇痛药如阿托品、654-2 等抗胆碱能药物。

4.病情观察

密切观察患者全身情况及体温的变化；观察泌尿系统症状及其他伴随症状的变化。患者若高热等全身症状加重或持续不缓解，尤其是出现腰痛加重时，应考虑是否有肾周围脓肿、肾乳头坏死等严重并发症的发生，须及时报告医生，以便得到早期处理。

5.用药护理

密切注意药物疗效及其副作用，如磺胺类药物口服可引起恶心、呕吐、厌食等胃肠道反应，经肾排泄时易析出结晶，还可以引起粒细胞减少等；氟喹诺酮类药物可引起轻度的消化道反应、皮肤瘙痒等；氨基糖苷类药物可引起肾损害和听神经损害等。发现不良反应时应及时报告医生处理。

6.配合检查

①向患者解释各种检查的意义和方法。②尿细菌定量培养:最好留取清晨第1次(尿液在膀胱内停留6～8 h以上)的清洁、新鲜中段尿液送检。为保证培养结果的准确性,尿细菌定量培养标本应在使用抗生素之前或停用抗生素5日之后留取;留取标本时要严格无菌操作,及时送检,并应在1h内作细菌培养、或冷藏保存。③根据需要及时送检血尿素氮、血肌酐和电解质检查标本;做好腹部X线平片和肾盂造影的术前、术后护理。

7.健康指导

①加强卫生宣教,注意个人卫生,女性应注意会阴部及肛周皮肤的清洁卫生,若会阴局部有炎症,应及时治疗。②宣传要多饮水、勤排尿、少憋尿是有效预防本病的重要措施,对妇女更是如此。③教育患者平时应坚持适度的体育锻炼以增强机体抵抗力。

第五章　神经外科护理

第一节　脑疝

当颅腔内某分腔有占位性病变时，该分腔的压力大于邻近分腔，脑组织由高压力区向低压力区移位，导致脑组织、血管及脑神经等重要结构受压或移位，产生相应的临床症状和体征，称为脑疝。

根据移位的脑组织及其通过的硬脑膜间隙和孔道，可将脑疝分为以下常见的三类。①小脑幕切迹疝：又称颞叶疝，为颞叶的海马回、钩回通过小脑幕切迹被推移至幕下；②枕骨大孔疝：又称小脑扁桃体疝，为小脑扁桃体及延髓经枕骨大孔被推挤向椎管内；③大脑镰下疝：又称扣带回疝，一侧半球的扣带回经镰下孔被挤入对侧分腔（图 5-1）。

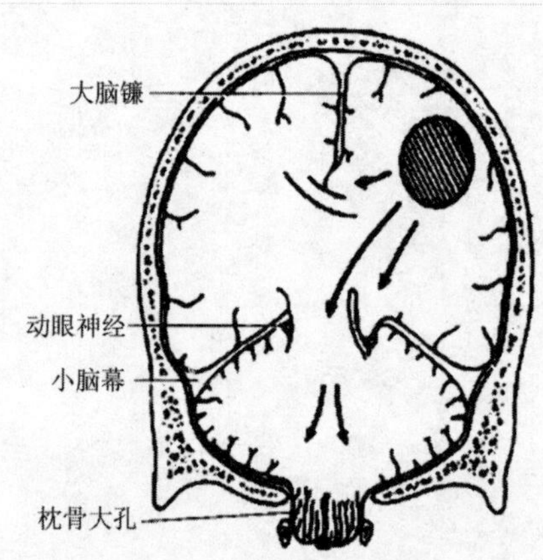

图 5-1　大脑镰下疝（上）、小脑幕切迹疝（中）、枕骨大孔疝（下）

脑疝是颅内压增高的危象和引起死亡的主要原因，常见的有小脑幕切迹疝和枕骨大孔疝。

一、病因与发病机制

（1）外伤所致各种颅内血肿，如硬膜外血肿、硬膜下血肿及脑内血肿。

（2）颅内脓肿。

（3）颅内肿瘤尤其是颅后窝、中线部位及大脑半球的肿瘤。

（4）颅内寄生虫病及各种肉芽肿性病变。

（5）医源性因素，对于颅内压增高患者，进行不适当的操作如腰椎穿刺，放出脑脊液过多过快，使各分腔间的压力差增大，则可促使脑疝形成。

发生脑疝时，移位的脑组织在小脑幕切迹或枕骨大孔处挤压脑干，使脑干受压移位导致其实质内血管受到牵拉，严重时基底动脉进入脑干的中央支可被拉断而致脑干内部出血，出血常为斑片状,有时出血可沿神经纤维走行方向达内囊水平。同侧的大脑脚受到挤压会造成病变对侧偏瘫,同侧动眼神经受到挤压可产生动眼神经麻痹症状。钩回、海马回移位可将大脑后动脉挤压于小脑幕切迹缘上致枕叶皮层缺血坏死。移位的脑组织可致小脑幕切迹裂孔及枕骨大孔堵塞,使脑脊液循环通路受阻,颅内压增高进一步加重,形成恶性循环,使病情迅速恶化。

二、临床表现

(一)小脑幕切迹疝

(1)颅内压增高:剧烈头痛,进行性加重,伴躁动不安,频繁呕吐。

(2)进行性意识障碍:由于阻断了脑干内网状结构上行激活系统的通路,随脑疝的进展,患者出现嗜睡、浅昏迷、深昏迷。

(3)瞳孔改变:脑疝初期由于患侧动眼神经受刺激导致患侧瞳孔变小,对光反射迟钝;随病情进展,患侧动眼神经麻痹,患侧瞳孔逐渐散大,直接和间接对光反射均消失,并伴上睑下垂及眼球外斜;晚期,对侧动眼神经因脑干移位也受到推挤时,则出现双侧瞳孔散大,对光反射消失,患者多处于濒死状态(图 5-2)。

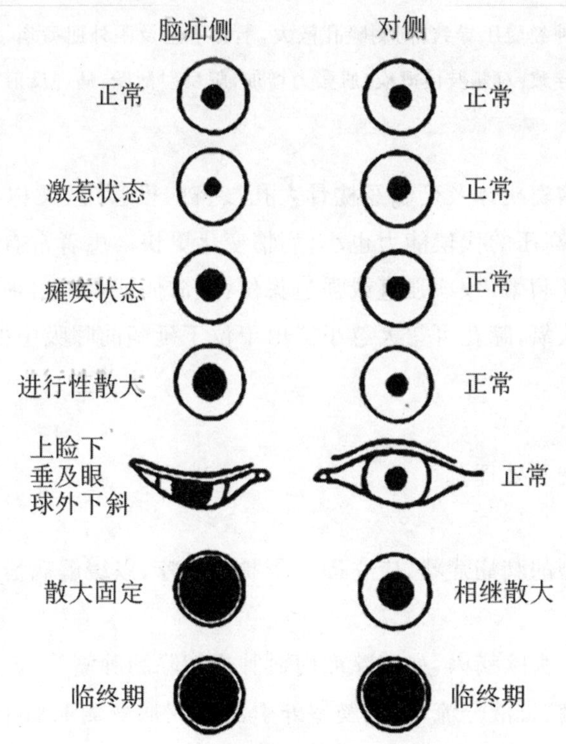

图 5-2　一侧颞叶钩回疝引起的典型瞳孔变化

(4)运动障碍:钩回直接压迫大脑脚,锥体束受累后,病变对侧肢体肌力减弱或麻痹,病理征阳性(图 5-3)。脑疝进展时可致双侧肢体自主活动消失,严重时可出现去皮质强直状,这是脑干严重受损的信号。

(5)生命体征变化:若脑疝不能及时解除,病情进一步发展,则患者出现深昏迷,双侧瞳孔散大固定,血压骤降,脉搏快弱,呼吸浅而不规则,呼吸、心跳相继停止而死亡。

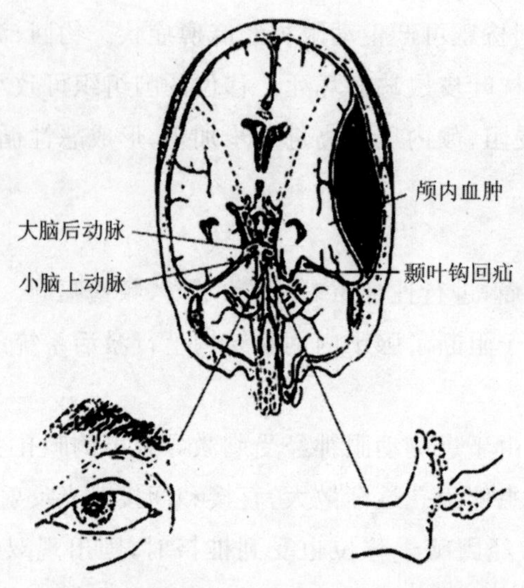

图 5-3 脑疝与临床病症的关系

动眼神经受压导致：同侧瞳孔散大，上睑下垂及眼外肌瘫痪；锥体束受压导致：对侧肢体瘫痪，肌张力增加，腱反射活跃，病理反射阳性

(二)枕骨大孔疝

枕骨大孔疝是小脑扁桃体及延髓经枕骨大孔被挤向椎管中，又称小脑扁桃体疝。由于颅后窝容积较小，对颅内高压的代偿能力也小，病情变化更快。患者常有进行性颅内压增高的临床表现：头痛剧烈，呕吐频繁，颈项强直或强迫头位：生命体征紊乱出现较早，意识障碍、瞳孔改变出现较晚。因脑干缺氧，瞳孔可忽大忽小。由于位于延髓的呼吸中枢受损严重，患者早期即可突发呼吸骤停而死亡。

三、治疗要点

关键在于及时发现和处理。

(一)非手术治疗

患者一旦出现典型的脑疝症状，应立即给予脱水治疗，以缓解病情，争取时间。

(二)手术治疗

确诊后，尽快手术，去除病因，如清除颅内血肿或切除脑肿瘤等；若难以确诊或虽确诊但病变无法切除者，可通过脑脊液分流术、侧脑室外引流术或病变侧颞肌下、枕肌下减压术等降低颅内压。

四、急救护理

(1)快速静脉输入甘露醇，山梨醇，呋塞米等强效脱水剂，并观察脱水效果。

(2)保持呼吸道通畅，吸氧。

(3)准备气管插管盘及呼吸机，对呼吸功能障碍者，行人工辅助呼吸。

(4)密切观察呼吸、心跳、瞳孔的变化。

(5)紧急做好术前特殊检查及术前准备。

第二节　脑动静脉畸形

脑动静脉畸形是指脑血管发育障碍引起的脑局部血管数量和结构异常，并对正常脑血流产生影响。动静脉畸形是一团异常的畸形血管，其间无毛细血管，常有一支或数支增粗的供血动脉，引流动脉明显增粗曲张，管壁增厚，内为鲜红动脉血，似动脉，故称之为静脉的动脉化。动静脉畸形引起的继发性病变有出血、盗血。

一、病理与病理生理

(一)病理

脑动静脉畸形可发生在颅内的任何部位。80%～90%位于幕上，以大脑半球表面特别是大脑中动脉供应区的顶、颞叶外侧面最为多见，其次为大脑前动脉供应区的额叶及大脑内侧面，其他部位如枕叶、基底节、丘脑、小脑、脑干、胼胝体、脑室内较少见。幕上病变多由大脑中动脉或大脑前动脉供血，幕下动静脉畸形多由小脑上动脉供血或小脑前下或后下动脉供血。供血动脉一般只有一条，多者可有二三条，回流静脉多为一条，偶有两条。供血动脉及回流静脉多粗大，比正常动、静脉大一倍到数倍。据统计，供血动脉大脑中动脉占60%，大脑前动脉分支占20%，大脑中动脉和大脑前动脉分支联合供血占10%，脉络膜前动脉及椎-基动脉分支供血少见，小脑后动脉分支占2%左右。回流静脉依其病变的部位分别汇入矢状窦、大脑大静脉、鞍旁静脉丛、岩窦、横窦、直窦、岩上窦等。由于胚胎脑血管首先在软脑膜发育，故动静脉畸形常位于脑表面，亦可位于脑沟内或深部脑组织内。典型的脑动静脉畸形呈圆锥形，锥底在脑表面，锥尖朝向脑室，深达脑室壁，有的伸入脑室与侧脑室脉络丛相连。有少数动静脉畸形呈类球形、长条形或不规则形，边缘不整齐。

畸形血管团的大小不一，悬殊，小者只有在仔细检查下才能看到，脑血管造影不能显示，只有在术后病理检查时才能发现，有的甚至连常规病理检查亦难发现。大者病变直径可达8～10 cm，可累及两个脑叶以上，占大脑半球的1/3～1/2或广泛分布在一侧或双侧大脑或小脑半球。病变中的畸形血管纠缠成团，血管管径大小不一，有时较为细小，有时极度扩张、扭曲，甚至其行程迂曲，呈螺旋状或绕成圆圈形。不同大小的动静脉毛细血管交织在一起，其间可夹杂脑组织。显微镜下，动静脉畸形的特点是由大小不等、走向不同的动静脉组成，管腔扩张，管壁动脉内膜增生肥厚，有的突向管腔内，内弹力层极为薄弱，甚至缺失，中层厚薄不一。动脉壁上可附有粥样硬化斑块及机化的血凝块，有的管腔部分堵塞，有的呈动脉瘤样扩张。静脉常有纤维变或玻璃样变而增厚，偶见有钙化。但动脉和静脉常常难以区分。畸形血管周围常见有含铁血黄素沉着，夹杂在血管之间的脑组织可变性坏死。

脑动静脉畸形的继发改变，最常见是畸形血管破坏，血肿形成，畸形血管的血栓形成，脑缺血，脑胶质增生，脑萎缩等。畸形血管破裂常表现为蛛网膜下隙出血、脑内出血、硬膜下出血、脑室内出血。脑内出血常由深在动静脉畸形引起，并血肿形成，表现为血管移位的占位改变，亦可见有造影剂外溢和动脉痉挛等表现。脑缺血可因“盗血”引起，使缺血区脑组织萎缩，脑胶质增生。畸形血管血栓形成一般难以发现，有时造影可见畸形血管内有充盈缺损。

(二)病理生理

由于动静脉畸形的动静脉之间没有毛细血管,血液经动脉直接流入静脉,缺乏血管阻力,局部血流量增加,血循环速度加快。这种血流改变,引起大量"脑盗血"现象。由于动脉血直接流入静脉内,使动脉内压大幅度下降,供血动脉内压由正常体循环平均动脉压的90%,降至45.1%~61.8%,而静脉内压上升,引起病变范围内静脉回流受阻而致静脉怒张、扭曲。动脉压的下降以及"脑缺血"现象,使动脉的自动调节功能丧失,致使动脉扩张,以弥补远端脑供血不足。动脉内血流的冲击致使动脉瘤形成,以及静脉长期怒张、扭曲,形成巨大静脉瘤。这都是动静脉畸形破裂出血的因素。静脉内血流加快,血管壁增厚,静脉内含有动脉血,手术时可见静脉呈鲜红色,与动脉难以区别,这称之为静脉的动脉化。随着动静脉的扩张,盗血量日益增加使病变范围逐渐扩大。

二、临床表现

小型动静脉畸形可没有任何症状或体征,绝大多数脑动静脉畸形可出现一定的临床表现。

(一)性别、年龄

男性较女性多见,男女之比为(1.1~2)∶1。可发生在任何年龄,但以20~30岁青年为最多见,80%的患者年龄在11~40岁之间。

(二)症状和体征

1.出血

动静脉畸形出血的发生率为20%~88%,并且多为首先症状。动静脉畸形越小越易出血,这是因为动静脉畸形小,其动静脉管径小,在动静脉短路处的动脉压的下降不显著,小静脉管壁又薄,难以承受较高动脉压力的血液冲击,故易发生破裂出血。动静脉畸形多发生在30岁以下的年轻患者,出血前患者常有激动、体力活动及用力大小便等诱因,但亦可没有明显的诱因而发生出血。出血常表现为蛛网膜下隙出血,亦可为脑内出血,40%形成脑内血肿,少数患者脑内血肿可穿破脑室壁破入脑室或穿破皮层形成硬膜下血肿,动静脉畸形出血具有反复性。再出血率为23%~50%,每年再出血率为2%左右。50%以上出血2次,30%出血3次,20%出血4次以上,最多可达十余次。再出血的病死率为12%~20%,仅为脑动脉瘤出血死亡的1/3。再出血的间隔时间少数在数周或数月,多数在1年以上,甚至在十几年以后,平均为4~6年。据有学者报告,13%的患者于6周以内再出血。与动脉瘤相比脑动静脉畸形出血的特点有两个,一是出血的高发年龄轻,出血程度轻,再出血率低,再出血间隔时间长且无规律;二是出血后血管痉挛发生率低。

2.癫痫

动静脉畸形患者的癫痫发生率为30%~60%,其中10%~30%以癫痫为首发症状。癫痫多发生在30岁以上患者,癫痫可发生在出血之前或出血之后,亦可发生在出血时。癫痫的发生率尚与动静脉畸形的部位及大小有关。额顶区动静脉畸形的癫痫发生率最高,达86%,额叶为85%,顶叶为58%,颞叶为56%,枕叶为55%。动静脉畸形愈大癫痫发生率越高,"脑盗血"严重的大型动静脉畸形癫痫的发生率更高。其癫痫的发作类型与动静脉畸形的部位亦有一定关系,顶叶动静脉畸形多为局限性癫病发作,额叶者多为全身性癫痫,颞叶者可为颞叶癫痫。

3.头痛

60%以上的动静脉畸形患者有长期头痛史，其中15%～24%为首发症状。头痛常限于一侧，一般表现为阵发性非典型的偏头痛，可能与脑血管扩张有关。出血时的头痛较为剧烈且伴有呕吐。

4.进行性神经功能障碍

约40%的病例可出现进行性神经功能障碍，多表现为进行性轻偏瘫、失语、偏侧感觉障碍和同向偏盲等。引起神经功能障碍的主要原因是"脑盗血"引起的脑缺血和动静脉畸形破裂出血形成血肿压迫。

5.颅内血管杂音

部分患者在颅外可听到持续性血管杂音，并在收缩期杂音增强，少数患者自己亦能感觉到颅内血管杂音。

6.智力减退

巨大的动静脉畸形由于累及大脑组织范围广泛，可导致智力减退。

7.颅内压增高

动静脉畸形虽非肿瘤，但亦有一定体积，并且逐渐扩大，少数患者可出现颅内压增高的表现，这主要是由于静脉压增高，动静脉畸形梗阻脑脊液循环造成脑积水；蛛网膜下隙出血产生交通性脑积水；出血后血肿形成。

8.其他

少数患者可出现眼球突出，头晕耳鸣，视力障碍，精神症状，脑神经麻痹，共济失调及脑干症状等。小儿可因大型动静脉畸形导致静脉血回流过多而右心衰竭。

三、辅助检查

(一)腰穿

出血前多无明显改变，出血后颅内压力多在1.9～3.8 kPa之间，脑脊液呈均匀血性，提示蛛网膜下隙出血。

(二)颅内平片

多数患者无阳性发现。10%～20%的病例可见病变钙化，20%～30%的钙化为线状、环状、斑状或不规则状，影像常很淡。若脑膜中动脉参与供血，可见颅骨脑膜中动脉沟增宽，颅底像棘孔扩大。颅后窝动静脉畸形致梗阻性脑积水者，可显示有颅内压增高征象。出血后可见松果体钙化移位。

(三)多普勒超声

多普勒超声对动静脉畸形有初步的定性定位诊断能力。外侧裂附近的动静脉畸形，多普勒超声在同一超声波取样深度。能经颞部直接记录到动静脉畸形、血管畸形本身的血流频谱改变，即同时有朝向和离开超声波探头的重叠的和不规则的多普勒的频移图；还能听到强弱各异的机器样血流杂音。部分患者可探测到侧裂静脉作为引流静脉的特殊性搏动性高流速频谱改变。二维多普勒超声和彩色多普勒超声可直接于新生儿头部准确地发现动静脉畸形，并显示其部位、形态、大小和高血流速度的供血动脉和引流静脉。

经颅多普勒显示动静脉畸形的供血动脉血流速度增快，血管阻力指数和搏动指数下降，尚能显示引流静脉流速较快和独特的搏动性低阻力血流图形。但经颅多普勒不能发现小型动静脉畸形。

(四)脑电图

多数患者脑电图可出现异常,多为局限性的不正常活动,包括 α 节律的减少或消失,波率减慢,波幅降低,有时可出现弥散性 θ 波。有脑内血肿者,可出现局灶的 δ 波。幕下动静脉畸形脑电图常呈不规则的慢波。约 50%有癫痫史的患者可出现癫痫波形。少数患者一侧大脑半球动静脉畸形可表现为双侧脑电图异常,这是由于"脑盗血"现象,使对侧大脑半球缺血所致。

(五)放射性核素扫描

90%～95%的幕上动静脉畸形放射性核素扫描时可出现阳性结果。一般用^{99}锝或^{197}汞做闪烁扫描连续摄像,多可做出定位诊断,表现为放射性核素集聚。但直径在 2 cm 以下的动静脉畸形常难以发现。

(六)气脑或脑室造影

目前已很少采用此项检查,但对于有明显脑积水征象的患者仍可考虑行气脑或脑室造影。以癫痫发作或进行性轻偏瘫为主要症状的患者,在气脑造影中,可见脑室系统轻度病侧移位,病侧脑室有局限性扩大。后颅窝动静脉畸形在脑室造影中常显现脑干或小脑占位病变,第三脑室以上对称性脑室扩张。

(七)脑血管造影

脑血管造影不仅是确诊本病最可靠的检查方法,也是为下一步制订治疗方案提供资料的重要手段。因此,怀疑出血可能由动静脉畸形引起者,应首选脑血管造影术。上述辅助检查由于不能确诊,临床上很少采用。为全面了解病变的部位、大小、形状、供血动脉和引流静脉,近年来已采用静脉注射剂做数字减影全脑血管造影,并且能减少漏诊率。脑动静脉畸形在脑血管造影的动脉期片中,可见到一堆不规则的扭曲血管团,其近端有一条或数条粗大的供血动脉,引流静脉亦常于动脉期显影,表现为极度扩张并导入颅内静脉窦,病变远端的动脉充盈不良或不充盈。一般无脑血管移位,如有较大血肿形成,则有血管移位等占位表现。畸形的血管团可呈团块状、网状、囊状或小簇状等。但一少部分患者可因血栓形成而不显影,其原因包括:①血管钙化;②栓子堵塞动静脉畸形的供血动脉;③血流缓慢;④动静脉畸形的组成血管过度扭曲延长,引起管内血流受阻;⑤体液因素引起血管内过度凝结。

(八)CT 扫描

CT 扫描虽不如脑血管造影显示病变详细全貌,但对于定位诊断以及寻找较小的病灶有独到的优点。CT 平扫可显示动静脉畸形的脑出血、脑梗死、脑水肿、脑萎缩、胶质增生、钙化、囊腔形成及脑积水等。病变可为高、低、混杂密度等各种影像,亦可无异常发现(25%)。强化扫描可见病变近缘不整齐、密度不均匀或斑点状高密度影,并可见粗大扩张扭曲的引流静脉。较大的病变可有占位效应。

(九)磁共振

与 CT 比较,磁共振在动静脉畸形的检出率、定性及脑萎缩的诊断方面均优于 CT。由于磁共振中颅骨不引起伪像,故对脑回、脑表面的萎缩都能充分观察。动静脉畸形在磁共振中可表现为低信号区，为屈曲蛇行、圆形曲线状或蜂窝状低信号区。在出血病例中，磁共振能抓住血肿和动静脉畸形在磁共振上的不同信号加以识别，并能清楚地显示供血动脉与引流静脉。大多数动静脉畸形内血流呈涡流、高速状态，因而在常用的标准成像序列上会引起信号丢失现象。畸形内缓慢流动血液在第二回波上可呈高信号。另外，T_1加权像上粗大的引流静脉呈明显无信号影，还可看到增大的静脉窦。在显示隐性动静脉畸形方面磁共振优于CT。隐性动静脉畸形附近的小出血灶，在磁共振上呈短T_1与长T_2，出血3个月仍能清晰可辨。此时，CT上能见到的高密度血肿早已吸收。

四、诊断与鉴别诊断

(一)诊断

年龄在40岁以下的突发蛛网膜下隙出血，出血前有癫痫史或轻偏瘫、失语、头痛史，而无明显颅内压增高者，应高度怀疑动静脉畸形，但确诊有赖于脑血管造影，CT及磁共振检查有助于确诊。

(二)鉴别诊断

脑动静脉畸形尚需与其他脑血管畸形、烟雾病、原发性癫痫、颅内动脉瘤等相鉴别。

1.脑海绵状血管畸形

这也是青年人反复蛛网膜下隙出血的常见原因之一。出血前患者常无明显临床症状。脑血管造影常为阴性或出现病理性血管团，但看不到增粗的供血动脉或扩张的引流静脉。CT平扫可表现为蜂窝状低密度区，强化后可见病变轻度增强。但最后需要手术切除及病理检查才能与动静脉畸形相鉴别。

2.原发性癫痫病

脑动静脉畸形常出现癫痫，并且已发生血栓的动静脉畸形更易出现顽固性癫痫发作，这时脑血管造影常不显影，故常误诊为癫痫。但原发性癫痫常见于儿童，对于青年人发生癫痫，并有蛛网膜下隙出血或癫痫出现在蛛网膜下隙出血之后，应考虑为动静脉畸形。另外，动静脉畸形患者除癫痫外，尚有其他症状体征，例如头痛、进行性轻偏瘫、共济失调、视力障碍等。CT扫描有助于鉴别诊断。

3.脑动脉瘤

脑动脉瘤是蛛网膜下隙出血最常见的原因，发病年龄比脑动静脉畸形大20岁左右，即多在40～50岁发病，并且女性多见。患者常有高血压、动脉硬化史。癫痫发作少见而动眼神经麻痹多见。根据脑血管造影不难鉴别。

4.静脉性血管畸形

静脉性血管畸形较少见，有时可破裂出血引起蛛网膜下隙出血，并可出现颅内压增高。脑血管造影没有明显畸形血管显示，有时仅见有一条粗大的静脉带有一些引流属支。CT扫描显示低密度区，强化扫描可见病变增强。

5.烟雾病

此病多见于儿童及青壮年，儿童以脑缺血为主要表现，成人以颅内出血为主要症状。明确鉴别诊断有赖于脑血管造影。烟雾病脑血管造影表现为颈内动脉狭窄或闭塞，脑基底部有云雾状纤细的异常血管团。

6.血供丰富的脑瘤

脑动静脉畸形尚需与血供丰富的胶质瘤、转移瘤、脑膜瘤及血管网状细胞瘤相鉴别。由于这些肿瘤血供丰富，脑血管造影中可见动静脉之间的交通与早期出现静脉，故会与脑动静脉畸形相混淆。但根据发病年龄、病史、病程、临床症状体征等不难鉴别，CT扫描可有助于明确鉴别诊断。

五、治疗

手术为治疗脑动静脉畸形的根本方法，目的在于减少或消除脑动静脉畸形再出血的机会，减轻盗血现象。手术方法包括血肿清除术、畸形血管切除术、供应动脉结扎术、介入栓塞术。

六、护理措施

(一)术前护理

(1)患者要绝对卧床，并避免情绪激动，防止畸形血管破裂出血。

(2)监测生命体征，注意瞳孔变化，若双侧瞳孔不等大，表明有血管破裂出血的可能。

(3)排泄的管理：向患者宣教合理饮食，嘱其多食富含纤维素的食物，如水果、蔬菜等，以防止便秘。观察患者每天粪便情况，必要时给予开塞露或缓泻剂。

(4)注意冷暖变化，以防感冒后用力打喷嚏或咳嗽诱发畸形血管破裂出血。

(5)注意安全，防止患者癫痫发作时受伤。

(6)危重患者应做好术前准备，如剃头。若有出血，应进行急诊手术。

(二)术后护理

(1)严密监测患者生命体征，尤其注意血压变化，如有异常立即通知医师。

(2)给予患者持续低流量氧气吸入，并观察肢体活动及感觉情况。

(3)按时予以脱水及抗癫痫药物，防止患者颅内压增高或癫痫发作。

(4)如有引流，应保持引流通畅，并观察引流量、颜色及性质变化。短时间内若引流出大量血性物质，应及时通知医师。

(5)如果患者癫痫发作，应保持呼吸道通畅，并予以吸痰、氧气吸入，防止坠床等意外伤害，用床档保护并约束四肢，口腔内置口咽通气导管，配合医师给予镇静及抗癫痫药物。

(6)长期卧床、活动量较少的患者，应注意其肺部情况，及时给予拍背，促进有效咳痰，防止发生肺部感染，还须定期拍X射线胸片，根据胸片有重点有选择性地进行拍背。

(7)术后应鼓励患者进食高蛋白食物，以增加组织的修复能力，保证机体的营养供给。

(8)清醒患者保持头高位(床头抬高30°)，以利血液回流，减轻脑水肿。

(9)准确记录出入量，保证出入量平衡。

(10)对有精神症状的患者，适当给予镇静剂，并注意患者有无自伤或伤害他人的行为。

(11)给予患者心理上的支持，使其对疾病的痊愈有信心，从而减轻患者的心理负担。

七、主要护理问题

(一)脑出血

脑出血与手术伤口有关。

(二)脑组织灌注异常

脑组织灌注异常与脑水肿有关。

(三)有受伤的危险

有受伤的危险与癫痫发作有关。

(四)疼痛

疼痛与手术创伤有关。

(五)睡眠形态紊乱

睡眠形态紊乱与疾病产生的不适有关。

(六)便秘

便秘与术后长期卧床有关。

(七)活动无耐力

活动无耐力与术后长期卧床有关。

第三节　脑动脉瘤

脑动脉瘤是局部动静脉异常改变产生的脑动静脉瘤样突起，好发于组成大脑动脉环的大动脉分支或分叉部。因为这些动脉位于脑底的脑池中，所以动脉瘤破裂出血引起动脉痉挛、栓塞及蛛网膜下隙出血等症状。主要见于中年人。脑动脉瘤的病因尚未完全明了，但目前多认为与先天性缺陷、动脉粥样硬化、高血压、感染和外伤有关。临床表现为突然头痛、呕吐、意识障碍、癫痫样发作、脑膜刺激征等。以手术治疗为主，常采用动脉瘤栓塞术、开颅动脉瘤夹闭术及穿刺栓塞动脉瘤。

一、临床表现

(一)性别

在多数资料中，女性略多于男性，男女之比为4∶6。性别比例亦与年龄有一定关系，20岁以下男女之比为2.7∶1，40岁以上男性所占比例开始下降，在40～49岁之间男女比例为1∶1，50岁后女性所占比例增高，60～69岁男女之比为1∶3，70岁以上男女之比为1∶10。性别发病率亦与动脉瘤的部位有关，据Sahs统计，颈内动脉-后交通动脉动脉瘤中，男性占32%；前交通动脉动脉瘤中，男性占28%；大脑中动脉动脉瘤中，男性占41%。

(二)年龄

先天性脑动脉瘤可发生在任何年龄。据文献记载，年龄最小者为生后64小时，最大者为94岁，约1/3的病例在20～40岁之间发病，半数以上的患者年龄在40～60岁之间。发病高峰年龄为50～54岁，10岁以下及80岁以上很少见。

(三)症状和体征

先天性脑动脉瘤患者在破裂出血之前，90%的患者没有明显的症状和体征，只有极少数患者，因动脉瘤影响到邻近神经或脑部结构而产生特殊的表现。如巨大型动脉瘤可引起颅内压增高的症状。动脉瘤症状和体征大致可分为破裂前先兆症状、破裂时出血症状、局部定位体征以及颅内压增高症状等。

1.先兆症状

40%～60%的动脉瘤在破裂之前有某些先兆症状，这是因为动脉瘤在破裂前往往有一个突然扩大或漏血及脑局部缺血的过程。这些先兆症状在女性患者中出现的机会较多，青年人较老年人发生率高。各部位动脉瘤以颈内动脉-后交通动脉动脉瘤出现先兆症状的发生率最高，后部循环的动脉瘤出现先兆症状最少。概括起来先兆症状可分为三类，即：①动脉瘤漏血症状，表现为全头痛、恶心、颈部僵硬疼痛、腰背酸痛、畏光、乏力及嗜睡等；②血管性症状，表现为局部头痛、眼面痛、视力下降、视野缺损和眼球外肌麻痹等，这是由于动脉瘤突然扩大引起的。最有定侧和定位意义的先兆症状为眼外肌麻痹，但仅发生在7.4%的患者；③缺血性症状，表现为运动障碍、感觉障碍、幻视、平衡功能障碍、眩晕等。以颈内动脉-后交通动脉动脉瘤出现缺血性先兆症状最常见，可达69.2%，椎-基动脉动脉瘤则较少出现。这些表现可能与动脉痉挛以及血管闭塞或栓塞有关。

先兆症状中以头痛和眩晕最常见，但均无特异性，其中以漏血症状临床意义最大，应注意早行腰穿和脑血管造影确诊，早期处理以防破裂发生。从先兆症状出现到发生大出血平均为3周，动脉瘤破裂常发生在漏血症状出现后的1周左右。先兆症状出现后不久即有大出血，并且先兆症状的性质和发生率及间隔时间与动脉瘤的部位有关，前交通动脉和大脑前动脉动脉瘤56.5%出现先兆症状。表现为全头痛、恶心呕吐，从症状开始到大出血平均间隔时间为16.9天；大脑中动脉48.8%有先兆症状，表现为全头痛、运动障碍和恶心呕吐等，平均间隔时间为6天；颈内动脉动脉瘤68.8%有先兆症状，表现为局限性头痛、恶心呕吐和眼外肌麻痹等，平均间隔时间为7.3天。

2.出血症状

80%～90%的动脉瘤患者是因为破裂出血引起蛛网膜下隙出血才被发现，故出血症状以自发性蛛网膜下隙出血的表现最多见。出血症状的轻重与动脉瘤的部位、出血的急缓及程度等有关。

(1)诱因与起病：部分患者在动脉瘤破裂前常有明显的诱因，如重体力劳动、咳嗽、用力大便、奔跑、酒后、情绪激动、忧虑、性生活等。部分患者可以无明显诱因，甚至发生在睡眠中。多数患者突然发病，通常以头痛和意识障碍为最常见和最突出的表现。头痛常从枕部或前额开始，迅速遍及全头部及颈项、肩背和腰腿等部位。41%～81%的患者在起病时或起病后出现不同程度的意识障碍。部分患者起病时仅诉说头痛、眩晕、颈部僵硬、程度不重，无其他症状；部分患者起病时无任何诉说，表现为突然昏倒、深昏迷、迅速出现呼吸衰竭，甚至于几分钟或几十分钟内死亡。部分患者起病时先呼喊头痛，继之昏迷、躁动、频繁呕吐、抽搐，可于几分钟或几十分钟后清醒，但仍有精神错乱、嗜睡等表现。

(2)出血引起的局灶性神经症状：单纯蛛网膜下隙出血很少引起局灶性神经症状。但动脉瘤破裂出血并不都引起蛛网膜下隙出血，尤其是各动脉分支上的动脉瘤，破裂出血会引起脑实质内血肿。蛛网膜下隙出血引起神经症状为脑膜刺激征，表现为颈项强硬、克氏征阳性。因脑水肿或脑血管痉挛等引起精神错乱、偏瘫、偏盲、偏身感觉障碍、失语和锥体束征。7%～36%的患者出现视盘水肿，1%～7%的患者出现玻璃体膜下出血等。

脑实质内血肿引起症状与动脉瘤的部位有关，例如大脑前动脉动脉瘤出血常侵入大脑半球的额叶，引起痴呆、记忆力下降、大小便失禁、偏瘫及失语等。大脑中动脉动脉瘤出血常引起颞叶血肿，表现为偏瘫、偏盲、失语及颞叶疝症状等。后交通动脉动脉瘤破裂出血时可出现同侧动眼神经麻痹等。脑实质内血肿尚可引起癫痫，多为全身性发作，如脑干周围积血，还可引起强直性抽搐发作。

(3)全身性症状：破裂出血后可出现一系列的全身性症状。①血压升高：起病后患者血压多突然升高，常为暂时性的，一般于数天到3周后恢复正常，这可能与出血影响下丘脑中枢或颅内压增高所致；②体温升高：多数患者不超过39 ℃，多在38 ℃左右，体温升高常发生在起病后24～96小时内，一般于5天至2周内恢复正常；③脑心综合征：临床表现为发病后1～2天内，一过性高血压、意识障碍、呼吸困难、急性肺水肿和癫痫，严重者可出现急性心肌梗死(多在发病后第一周内发生)，心电图表现为心律失常及类急性心肌梗死改变，即QT时间延长，P波、U波增高，ST段升高或降低，T波倒置等。意识障碍越重，出现心电图异常的概率越高。据报道蛛网膜下隙出血后心电图异常的发生率为74.5%～100%。一般认为脑心综合征的发病机制为，发病后血中儿茶酚胺水平增高，以及下丘脑功能紊乱引起交感神经兴奋性增高有关。另外，继发性颅内高压和脑血管痉挛亦可影响自主神经中枢引起脑心综合征；④胃肠出血：少数患者可出现上消化道出血征象，表现为呕吐咖啡样物或柏油样便，系出血影响下丘脑及自主神经中枢导致胃肠黏膜扩张而出血。患者尚可出现血糖升高、糖尿、蛋白尿、白细胞增多和中枢性高热。抗利尿激素分泌异常及电解质紊乱等。

(4)再出血：动脉瘤一旦破裂将会反复出血，其再出血率为9.8%～30%。据统计再出血的时间常在上一次出血后的7～14天内。第1周占10%。11%可在1年内再出血，3%可于更长时间发生破裂再出血。第1次出血后存活的时间愈长，再出血的机会愈小。如患者意识障碍突然加重，或现在症状再次加重，瘫痪加重以及出现新的神经系统体征，均应考虑到再出血的可能，应及时复查CT以确定是否有再出血。再出血往往比上一次出血更严重，危险性更大，故对已有出血史的动脉瘤患者应尽早手术，防止再出血的发生。

3.局部定位症状

动脉瘤破裂前可有直接压迫邻近结构而出现症状，尤其是巨大型动脉瘤。破裂后可因出血破坏或血肿压迫脑组织以及脑血管痉挛等而出现相应的症状。而这些症状与动脉瘤的部位、大小有密切关系，故在诊断上这些症状具有定位意义。常见的局部定位症状如下。

(1)脑神经症状：这是动脉瘤引起的最常见的局部定位症状之一，以动眼神经、三叉神经、滑车神经和展神经受累最常见。由于动眼神经走行在颅底，并且行程较长，与大血管关系密切，故可在多处受到动脉瘤的压迫而出现动眼神经麻痹。颈内动脉后交通动脉分叉处的动脉瘤约20%的患者出现动眼神经麻痹；颈内动脉海绵窦段动脉瘤亦可压迫动眼神经引起麻痹；大脑后动脉动脉瘤可在动眼神经通过该动脉的下方时压迫此神经引起麻痹；颈内动脉动脉瘤5%的患者出现滑车神经麻痹或展神经麻痹。动眼神经麻痹表现为病侧眼睑下垂、眼球外展、瞳孔扩大、光反射消失等，常为不完全性麻痹，其中以眼睑下垂最突出，而瞳孔改变可较轻。颈内动脉动脉瘤、基底动脉动脉瘤常压迫三叉神经后根及半月节而产生三叉神经症状，其中以三叉神经第一支受累最常见，发生率为10%；表现为同侧面部阵发性疼痛及面部浅感觉减退，同侧角膜反射减退或消失，同侧嚼肌无力、肌肉萎缩，张口下颌偏向病侧等。基底动脉动脉瘤最容易引起三叉神经痛的症状。在少数患者中,可以出现三叉神经麻痹的表现。

(2)视觉症状:这是由于动脉瘤压迫视觉通路引起的。大脑动脉环前半部的动脉瘤,例如大脑前动脉动脉瘤、前交通动脉动脉瘤可压迫视交叉而出现双颞侧偏盲或压迫视束引起同向偏盲。

颈内动脉床突上段动脉瘤可压迫一侧视神经而出现鼻侧偏盲或单眼失明。眼动脉分支处动脉瘤常引起病侧失明。颈内动脉分叉处动脉瘤可压迫一侧视神经或视束,造成一侧鼻侧偏盲或同向性偏盲。大脑后动脉动脉瘤可因破裂出血累及视辐射及枕叶皮层,而产生同向性偏盲或出现幻视等。由于在动脉瘤破裂出血时患者常伴有意识障碍故不易查出上述视觉症状,因此临床上这些视觉症状的定位诊断意义不大。

(3)眼球突出:海绵窦段颈内动脉动脉瘤破裂出血时,由于动脉瘤压迫或堵塞海绵窦引起眼静脉回流障碍,而出现搏动性眼球突出、结合膜水肿和眼球运动障碍,并可在额部、眶部、颞部等处听到持续性血管杂音。

(4)偏头痛:动脉瘤引起的典型偏头痛并不多见,其发生率为1%~4%。头痛多为突然发生,常为一侧眼眶周围疼痛,多数呈搏动性疼痛,压迫同侧颈总动脉可使疼痛暂时缓解。这种动脉瘤引起的偏头痛,可能是由于颈内动脉周围交感神经丛功能紊乱所致。

(5)下丘脑症状:动脉瘤可直接或间接影响下丘脑的血液供应而引起一系列下丘脑症状,主要表现为尿崩症、体温调节障碍、脂肪代谢障碍、水电解质平衡紊乱、肥胖症及性功能障碍等。由破裂出血造成的下丘脑损害,可引起急性胃黏膜病变,而出现呕血、便血。

(6)其他症状:大脑中动脉动脉瘤破裂后可出现完全性或不完全性偏瘫、失语。出血早期出现一侧或双侧下肢短暂轻瘫,常为一侧或双侧大脑前动脉痉挛,提示为前交通动脉动脉瘤。在少数病例中,可于病侧听到颅内杂音,一般都很轻,压迫同侧颈动脉时杂音消失。

4.颅内压增高症状

一般认为动脉瘤的直径超过2.5 cm的未破裂的巨大型动脉瘤或破裂动脉瘤伴有颅内血肿时可引起颅内压增高。由于巨大型动脉瘤不易破裂出血,它所引起的症状不是出血症状而是类脑瘤症状,主要是动脉瘤压迫或推移邻近脑组织结构引起,并伴有颅内压增高或阻塞脑脊液通路而加速颅内压增高的出现。巨大型动脉瘤引起的类脑瘤表现,除出现头痛、头晕、恶心呕吐和视盘水肿外,尚有类脑瘤定位征,如鞍区动脉瘤,很像鞍区肿瘤;巨大型大脑中动脉动脉瘤突入侧裂可出现额颞肿瘤的表现;巨大型基底动脉动脉瘤可侵及大脑脚、下丘脑、脑干,引起脑积水,很像脑干肿瘤;巨大型小脑上动脉动脉瘤可突入桥小脑角,而出现桥小脑角肿瘤的体征。巨大型动脉瘤引起的眼底水肿改变,与破裂出血时引起的眼底水肿出血改变有所不同,前者为颅内压增高引起的视盘水肿,后者多为蛛网膜下隙出血引起的视盘水肿、视网膜出血,这是由于血液从蛛网膜下隙向前充满了神经鞘的蛛网膜下隙,而使视网膜静脉回流受阻所致。

5.特殊表现

动脉瘤有时会出现一些特殊表现。例如,颈内动脉动脉瘤或前交通动脉动脉瘤可出现头痛、双颞侧偏盲、肢端肥大、垂体功能低下等类鞍区肿瘤的表现。个别病例亦可以短暂性脑缺血发作为主要表现;少数患者在动脉瘤破裂出血后可出现急性精神障碍,表现为急性精神错乱、定向力障碍、兴奋、幻觉、语无伦次及暴躁行为等。

二、诊断

对于绝大多数动脉瘤来说，确诊主要是根据自发性蛛网膜下隙出血和脑血管造影来确诊，腰穿是诊断蛛网膜下隙出血最简单和最可靠的方法。根据临床表现和上述辅助检查确诊动脉瘤并不困难。凡中年以后突发蛛网膜下隙出血，或一侧展神经或动眼神经麻痹；有偏头痛样发作、伴一侧眼肌麻痹；反复大量鼻出血伴一侧视力视野进行性障碍，以及出现嗅觉障碍者，均应考虑到动脉瘤的可能，应及时行辅助检查或脑血管造影以明确诊断。一般来说，如果造影质量良好，造影范围充分，阅片水平较高，则96%以上的动脉瘤可以得到确诊。

三、治疗

外科治疗动脉瘤是根本治疗方法。其目的是防止动脉瘤发生出血或再出血。因此，凡没有明显手术禁忌证者均应首先行外科治疗。近几十年来，随着动脉瘤夹的改进和显微技术的应用，手术时机的选择，低温、控制性低血压麻醉的应用等，手术成功率大大提高，降低了手术死亡率和致残率，扩大了手术适应证范围，提早了手术时间，减少了术中动脉瘤的破裂。

四、护理措施

(一)术前护理

(1)一旦确诊，患者需绝对卧床，暗化病室，减少探视，避免一切外来刺激。情绪激动、躁动不安可使血压上升，增加再出血的可能，适当给予镇静剂。

(2)密切观察生命体征及意识变化，每天监测血压2次，及早发现出血情况，尽早采取相应的治疗措施。

(3)胃肠道的管理：合理饮食，勿食用易导致便秘的食物；常规给予口服缓泻剂如酚酞、麻仁润肠丸，保持排便通畅，必要时给予低压缓慢灌肠。

(4)尿失禁的患者，应留置导尿管。

(5)患者避免用力打喷嚏或咳嗽，以免增加腹压，反射性地增加颅内压，引起脑动脉瘤破裂。

(6)伴发癫痫者，要注意安全，防止发作时受外伤；保持呼吸道通畅，同时给予吸氧，记录抽搐时间，遵医嘱给予抗癫痫药。

(二)术后护理

(1)监测患者生命体征，特别是意识、瞳孔的变化，尽量使血压维持在一个个体化的稳定水平，避免血压过高引起脑出血或血压过低致脑供血不足。

(2)持续低流量给氧，保持脑细胞的供氧。观察肢体活动及感觉情况，与术前对比有无改变。

(3)遵医嘱给予甘露醇及甲泼尼龙泵入，减轻脑水肿；或泵入尼莫地平，减轻脑血管痉挛。

(4)保持引流通畅，观察引流液的色、量及性质，如短时间内出血过多，应通知医师及时处理。

(5)保持呼吸道通畅，防止肺部感染及压疮的发生。

(6)避免情绪激动及剧烈活动。

(7)手术恢复期应多进高蛋白食物，加强营养，增强机体的抵抗力。

(8)减少刺激，防止癫痫发作，尽量将癫痫发作时的损伤减到最小，装好床档，备好抢救用品，防止意外发生。

(9)清醒患者床头抬高 30°，利于减轻脑水肿。

(10)准确记录出入量，保证出入量平衡。

(11)减轻患者心理负担，加强沟通。

五、主要护理问题

(一)脑出血

脑出血与手术创伤有关。

(二)脑组织灌注异常

脑组织灌注异常与脑水肿有关。

(三)有感染的危险

有感染的危险与手术创伤有关。

(四)睡眠形态紊乱

睡眠形态紊乱与疾病创伤有关。

(五)便秘

便秘与手术后卧床有关。

(六)疼痛

疼痛与手术损伤有关。

(七)有受伤的危险

有受伤的危险与手术可能诱发癫痫有关。

(八)活动无耐力

活动无耐力与术后卧床时间长有关。

第四节　脑膜瘤

一、疾病概述

脑膜瘤占颅内肿瘤的19.2%，男∶女为1∶2。一般为单发，多发脑膜瘤偶尔可见，好发部位依次为矢状窦旁、大脑镰、大脑凸面，其次为蝶骨嵴、鞍结节、嗅沟、小脑脑桥角与小脑幕等部位，生长在脑室内者很少，也可见于硬膜外。其他部位偶见。依肿瘤组织学特征，将脑膜瘤分为五种类型，即内皮细胞型、成纤维细胞型、血管瘤型、化生型和恶性型。

(一)临床表现

1.慢性颅压增高症状

因肿瘤生长较慢，当肿瘤达到一定体积时才引起头痛、呕吐及视力减退等，少数呈急性发病。

2.局灶性体征

因肿瘤呈膨胀性生长，患者往往以头疼和癫痫为首发症状。根据肿瘤位置不同，还可以出现视力、视野、嗅觉或听觉障碍及肢体运动障碍等。老年患者尤以癫痫发作为首发症状多见，颅压增高症状多不明显。

(二)辅助检查

1.头颅CT扫描

典型的脑膜瘤,显示脑实质外圆形或类圆形高密度,或等密度肿块,边界清楚,含类脂细胞者呈低密度,周围水肿带较轻或中度,且有明显对比增强效应。瘤内可见钙化、出血或囊变,瘤基多较宽,并多与大脑镰、小脑幕或颅骨内板相连,其基底较宽,密度均匀一致,边缘清晰,瘤内可见钙化。增强后可见肿瘤明显增强,可见脑膜尾征。

2.MRI扫描

同时进行CT和MRI的对比分析,方可得到较正确的定性诊断。

3.脑血管造影

脑血管造影可显示瘤周呈抱球状供应血管和肿瘤染色。同时造影技术也为术前栓塞供应动脉,减少术中出血提供了帮助。

(三)鉴别诊断

需同脑膜瘤鉴别的肿瘤因部位而异,幕上脑膜瘤应与胶质瘤、转移瘤鉴别,鞍区脑膜瘤应与垂体瘤鉴别,桥小脑角脑膜瘤应与听神经瘤鉴别。

(四)治疗

1.手术治疗

手术切除脑膜瘤是最有效的治疗手段,应力争全切除,对受肿瘤侵犯的脑膜和颅骨,亦应切除之,以求达到根治。

(1)手术原则:控制出血,保护脑功能,争取全切除。对无法全切除的患者,则可行肿瘤次全切除或分次手术,以免造成严重残疾或死亡。

(2)术前准备:①肿瘤血运极丰富者可术前行肿瘤供应血管栓塞以减少术中出血;②充分备血,手术开始时做好快速输血准备;③鞍区肿瘤和颅压增高明显者,术前数天酌用肾上腺皮质激素和脱水治疗;④有癫痫发作史者,需术前应用抗癫痫药物、预防癫痫发作。

(3)术后并发症。①术后再出血:术后密切观察神志瞳孔变化,定期复查头部CT早期处理;②术后脑水肿加重:对于影响静脉窦和粗大引流静脉的肿瘤切除后应用脱水药物和激素预防脑水肿加重;③术后肿瘤残余和复发:需定期复查并辅以立体定向放射外科治疗等防止肿瘤复发。

2.立体定向放射外科治疗

因其生长位置有17%~50%的脑膜瘤做不到全切,另外还有少数恶性脑膜瘤也无法全切。肿瘤位于脑深部重要结构难以全切除者,如斜坡、海绵窦区、视丘下部或小脑幕裂孔区脑膜瘤,应同时行减压性手术,以缓冲颅压力,剩余的瘤体可采用γ刀或X刀治疗,亦可达到很好效果。

3.放疗或化疗

恶性脑膜瘤在手术切除后,需辅以化疗或放疗,防止肿瘤复发。

4.其他治疗

其他治疗包括激素治疗、分子生物学治疗和中医治疗等。

二、护理

(一)入院护理

(1)入院常规护理;常规安全防护教育;常规健康指导。

(2)指导患者合理饮食,保持大便通畅。

(3)指导患者肢体功能锻炼;指导患者语言功能锻炼。

(4)结合患者的个体情况,每 1～2 小时协助患者翻身,保护受压部位皮肤;如局部皮肤有压红,可缩短翻身的间隔时间,受压部位应予软枕垫高减压。

(二)术前护理

(1)每 1～2 小时巡视患者,观察患者的生命体征、意识、瞳孔、肢体活动,如有异常及时通知医师。

(2)了解患者的心理状态,向患者讲解疾病的相关知识,介绍同种疾病手术成功的例子,增强患者治疗信心,减轻焦虑、恐惧心理。

(3)根据医嘱正确采集标本,进行相关检查。

(4)术前落实相关化验、检查报告的情况,如有异常立即通知医师。

(5)根据医嘱进行治疗、处置,注意观察用药后反应。

(6)注意并发症的观察和处理。

(7)指导患者练习深呼吸及有效咳嗽;指导患者练习床上大小便。

(8)指导患者修剪指(趾)甲、剃胡须,女性患者勿化妆及涂染指(趾)甲。

(9)指导患者戒烟、戒酒。

(10)根据医嘱正确备血(复查血型),行药物过敏试验。

(11)指导患者术前 12 小时禁食,8 小时禁饮水,防止术中呕吐导致窒息;术前晚进半流食,如米粥、面条等。

(12)指导患者保证良好的睡眠,必要时遵医嘱使用镇静催眠药。

(三)手术当天护理

1.送手术前

(1)术晨为患者测量体温、脉搏、呼吸、血压;如有发热、血压过高、女性月经来潮等情况均应及时报告医师,以确定是否延期手术。

(2)协助患者取下义齿、项链、耳钉、手链、发夹等物品,并交给家属妥善保管。

(3)皮肤准备(剃除全部头发及颈部毛发、保留眉毛)后,更换清洁的病员服。

(4)遵医嘱术前用药,携带术中用物,平车护送患者入手术室。

2.术后回病房

(1)每 15～30 分钟巡视患者,注意观察患者的生命体征、意识、瞳孔、肢体活动等,如异常及时通知医师。

(2)注意观察切口敷料有无渗血。

(3)密切观察引流液的颜色、性状、量等情况并记录,妥善固定引流管,引流袋置于头旁枕上或枕边,高度与头部创腔保持一致,保持引流管引流通畅,活动时注意引流管不要扭曲、受压,防止脱管。

(4)观察留置导尿患者尿液的颜色、性状、量,会阴护理每天 2 次。

(5)术后 6 小时内给予去枕平卧位,6 小时后可床头抬高,麻醉清醒的患者可以协助床上活动,保证患者舒适。

(6)保持呼吸道通畅。

(7)若患者出现不能耐受的头痛,及时通知医师,遵医嘱给予止痛药物,并密切观察患者的生命体征、意识、瞳孔等变化。

(8)精神症状患者的护理:加强患者安全防护,上床挡,需使用约束带的患者,应告知家属并取得同意,定时松解约束带,按摩受约束的部位,24 小时有家属陪护,预防自杀倾向,同时做好记录。

(9)术后 24 小时内禁食水,可行口腔护理,每天 2 次。清醒患者可口唇覆盖湿纱布,保持口腔湿润。

(10)结合患者的个体情况,每 1～2 小时协助患者翻身,保护受压部位皮肤;如局部皮肤有压红,可缩短翻身的间隔时间,受压部位应予软枕垫高减压。

(四)术后护理

1.术后第 1～3 天

(1)每 1～2 小时巡视患者,注意观察患者的生命体征、意识、瞳孔及肢体活动等,如发现有头痛、恶心、呕吐等颅内压增高症状及时通知医师。

(2)注意观察切口敷料有无渗血。

(3)密切观察引流液的颜色、性状、量等情况并记录,妥善固定引流管,并保持引流管引流通畅,不可随意放低引流袋,以保证创腔内有一定的液体压力。若引流袋放低,会导致创腔内液体引出过多,创腔内压力下降,脑组织迅速移位,撕破大脑上静脉,从而引发颅内血肿。医师根据每天引流液的量调节引流袋的高度。

(4)观察留置导尿患者尿液的颜色、性状、量,会阴护理每天 2 次。

(5)术后引流管放置 3～4 天,引流液由血性脑脊液转为澄清脑脊液时,即可拔管,避免长时间带管形成脑脊液漏。拔除引流管后,注意观察患者的生命体征、意识、瞳孔等变化,切口敷料有无渗血、渗液及皮下积液等,如有异常及时通知医师。

(6)加强呼吸道的管理,鼓励深呼吸及有效咳嗽、咳痰,如痰液黏稠不易咳出可遵医嘱予雾化吸入,必要时吸痰。

(7)术后 24 小时如无恶心、呕吐等麻醉后反应,可遵医嘱进食,由流食逐步过渡到普食,积极预防便秘的发生。

(8)指导患者床上活动,床头摇高,逐渐坐起,逐渐过渡到床边活动(做好跌倒风险评估),家属陪同。活动时以不疲劳为宜。

(9)指导患者进行肢体功能锻炼;进行语言功能锻炼。

(10)做好生活护理,如洗脸、刷牙、喂饭和大小便等,定时协助患者翻身,保护受压部位皮肤,预防压疮的发生。

2.术后第 4 天至出院日

(1)每 1～2 小时巡视患者,注意观察患者的生命体征、意识、瞳孔、肢体活动等,如发现有头痛、恶心、呕吐等颅内压增高症状及时通知医师;注意观察切口敷料有无渗血。

(2)指导患者注意休息,病室内活动,活动时以不疲劳为宜。对高龄、活动不便、体质虚弱等可能发生跌倒的患者及时做好跌倒或坠床风险评估。

(五)出院指导

1.饮食指导

指导患者进食高热量、高蛋白、富含纤维素、维生素丰富、低脂肪、低胆固醇食物,如蛋、牛奶、瘦肉、新鲜鱼、蔬菜、水果等。

2.用药指导

有癫痫病史者遵医嘱按时、定量口服抗癫痫药物。不可突然停药、改药及增减药量,以避免加重病情。

3.康复指导

对肢体活动障碍者,户外活动须有专人陪护,防止意外发生,鼓励患者对功能障碍的肢体需经常做主动和被动运动,防止肌肉萎缩。

第五节　垂体腺瘤

垂体腺瘤(PA)是一组源于垂体前叶、垂体后叶及颅咽管上皮残余细胞的肿瘤,是最常见的鞍区占位性病变。最新调查表明,垂体腺瘤占颅内肿瘤的8%~15%。发生于垂体前叶的垂体腺瘤为良性,约占颅内肿瘤的10%,仅次于胶质瘤和脑膜瘤。尸检中垂体瘤发生率接近25%。男女发病率总体相当,<20岁或>71岁的人群发病率很低。男女间存在明显的年龄差异:女性有两个发病高峰,即20~30岁和60~70岁,而男性的发病率则随年龄的增长而增加。垂体腺瘤常具有内分泌腺功能,因而影响机体的新陈代谢,造成多种内分泌功能障碍。按形态和功能将其分为催乳素腺瘤、生长激素腺瘤、促肾上腺皮质激素腺瘤、促甲状腺激素腺瘤、促性腺激素腺瘤、多分泌功能腺瘤、无分泌功能腺瘤等。

一、临床表现

主要是垂体激素分泌过量或不足引起的一系列内分泌症状和肿瘤压迫鞍区结构导致的相应功能障碍。

(一)内分泌功能紊乱

分泌性垂体瘤可过度分泌激素,早期即可产生相应的内分泌亢进症状。肿瘤压迫、破坏垂体前叶细胞,造成促激素减少及相应靶腺功能减退,出现内分泌功能减退症状。

1.催乳素腺瘤

催乳素腺瘤占垂体腺瘤的40%~60%,多见于20~30岁的年轻女性,男性约占15%。催乳素增高可抑制下丘脑促性腺激素释放激素的分泌,使雌激素水平降低,黄体生成素、卵泡刺激素分泌正常或降低。女性患者的典型临床表现为闭经-溢乳-不孕三联征。早期多出现月经紊乱,如月经量少、延期等,随着催乳素水平进一步增高,可出现闭经。闭经多伴有溢乳,其他伴随症状还有性欲减退、流产、肥胖、面部阵发性潮红等。处于青春期的女性患者,可出现发育期延迟及原发性闭经等症状。男性高催乳素血症者,可致血清睾酮水平降低,精子生成障碍,精子数量减少、活力降低、形态异常。临床表现有阳痿、不育、睾丸缩小、性功能减退,部分男性患者还可出现毛发稀疏、肥胖、乳房发育及溢乳等症状。女性患者多可早期确诊,其中约 2/3 为鞍内微腺瘤,神经症状少见。男性患者往往因性欲减退而羞于治疗或未注意到,故在确诊时大多催乳素水平很高,肿瘤较大并向鞍上或海绵窦生长,且多有头痛及视觉障碍等症状。

2.生长激素腺瘤

生长激素腺瘤占分泌性腺瘤的 20%～30%。生长激素可促进肌肉、骨、软骨的生长,以及促进蛋白质的合成。垂体生长激素腺瘤过度分泌生长激素,并通过胰岛素样生长因子-1 介导作用于各个器官靶点。若生长激素腺瘤发生在青春期骨骺闭合以前,则表现为巨人症;若发生在成人,则表现为肢端肥大症。

(1)巨人症:患者身高异常,甚至达 2 m 以上。生长极迅速,体重远超同龄人。外生殖器发育与正常成人相似,但无性欲。毛发增多,力气极大。成年后约 40%的患者可有肢端肥大样改变。晚期可有全身无力、嗜睡、头痛、智力减退、毛发脱落、皮肤干燥皱缩和尿崩症等症状。此型患者多早年夭折,平均寿命 20 余岁。

(2)肢端肥大症:患者手、足、头颅、胸廓及肢体进行性增大。手、足肥厚,手指增粗,远端呈球形。前额隆起,耳郭变大,鼻梁宽而扁平,眶嵴及下颌突出明显,口唇增厚,牙缝增宽,皮肤粗糙,色素沉着,毛发增多,女性患者外观男性化。部分患者可因脊柱过度生长而后凸,锁骨、胸骨过度生长而前凸,胸腔增大可呈桶状胸。脊柱增生使椎间孔隙变小从而压迫脊神经根,引起腰背疼痛或其他感觉异常;而椎管狭窄则有可能出现脊髓压迫症。因患者舌、咽、软腭、悬雍垂及鼻旁窦均可出现肥大,故说话时声音嘶哑、低沉,睡眠时打鼾。呼吸道管壁肥厚可致管腔狭窄,影响肺功能。心脏肥大者,少数可出现心力衰竭。其他器官如肝、胃、肠、甲状腺、胸腺等均可出现肥大。血管壁增厚,血压升高。组织增生可引起多处疼痛,故除头痛外,患者常因全身疼痛而被误诊为“风湿性关节炎”。少数女性患者可出现月经紊乱、闭经,男性早期性欲亢进,晚期性欲减退,可导致不孕不育。约 20%的患者有黏液性水肿或甲状腺功能亢进,约 35%的患者可并发糖尿病。患者早期精力充沛、易激动,晚期疲惫无力、注意力不集中、记忆力减退、对外界事物缺乏兴趣。

少数生长激素腺瘤患者,其肿瘤大小、生长激素水平高低与临床表现不尽相符,如肿瘤较大抑或生长激素水平显著升高,而临床表现却甚为轻微;生长激素水平升高不显著的患者,临床症状反而明显。

3.促肾上腺皮质激素腺瘤

促肾上腺皮质激素腺瘤占垂体腺瘤的 5%～15%,多发于青壮年,女性多见。一般瘤体较小,不产生神经症状,甚至放射检查也不易发现。其特点为瘤细胞分泌过量的促肾上腺皮质激素及相关多肽,导致肾上腺皮质增生,产生高皮质醇血症,出现体内多种物质代谢紊乱。

(1)脂肪代谢紊乱:可产生典型的“向心性肥胖”,患者头、面、颈部及躯干脂肪增多,形成“满月脸”,颈背交界处脂肪堆积形成“水牛背”,四肢脂肪较少,相对瘦小。患者晚期可有动脉粥样硬化改变。

(2)蛋白质代谢紊乱:可导致全身皮肤、肌肉、骨骼等的蛋白质分解过度。表皮、真皮处胶原纤维断裂，暴露皮下血管，形成“紫纹”，多见于下肢、腰部、臀部及上臂。血管脆性增加，从而易导致皮肤瘀斑，伤口易感染、不易愈合等。50%的患者可有腰背酸痛，可出现软骨病、佝偻病及病理性压缩性骨折。在儿童则影响其骨骼正常生长。

(3)糖代谢紊乱：可引起类固醇性糖尿病。

(4)性腺功能障碍：70%～80%的女性患者出现闭经、不孕及不同程度的男性化，如乳房萎缩、毛发增多、痤疮、喉结增大、音色低沉等。

(5)高血压：约85%的患者出现高血压症状。

(6)精神症状：约2/3的患者存在精神症状，如轻度失眠、情绪不稳定、易受刺激、记忆力减退，甚至精神变态。

4.促甲状腺激素腺瘤

促甲状腺激素腺瘤占垂体瘤不足1%。其表现为甲状腺肿大，可扪及震颤、闻及血管杂音，有时可见突眼及其他甲亢症状，如急躁、易怒、双手颤抖、多汗、消瘦及心动过速等。促甲状腺激素腺瘤可继发于原发性甲状腺功能减退，可能因甲状腺功能长期减退，促甲状腺激素细胞代偿性肥大，部分致腺瘤样变，最后形成肿瘤。

5.促性腺激素腺瘤

促性腺激素腺瘤很罕见。其起病缓慢，因缺乏特异性症状，故早期诊断困难。多见于中年以上男性，主要表现为性功能减退，但无论男女患者，早期多无性欲改变。晚期大多有头痛，视力、视野障碍，常误诊为无功能垂体腺瘤。本病分卵泡刺激素腺瘤、黄体生成素腺瘤和卵泡刺激素/黄体生成素腺瘤3型。

(1)卵泡刺激素腺瘤：患者卵泡刺激素水平明显升高。病程早期，黄体生成素、睾酮水平正常，男性第二性征正常，大多数性欲及性功能正常，少数性欲减退，勃起功能差。晚期黄体生成素、睾酮水平相继下降，可出现阳痿、睾丸缩小及不育。女性则出现月经紊乱或闭经。

(2)黄体生成素腺瘤：患者黄体生成素、睾酮水平明显升高，卵泡刺激素水平下降，睾丸及第二性征正常，性功能正常。全身皮肤、黏膜可有明显色素沉着。

(3)卵泡刺激素/黄体生成素腺瘤：患者卵泡刺激素、黄体生成素、睾酮三者水平均升高。早期常无性功能障碍，随着肿瘤体积增大，破坏垂体产生继发性肾上腺皮质功能减退症状，以及阳痿等性功能减退症状。

6.多分泌功能腺瘤

腺瘤内含有两种或两种以上的分泌激素细胞，根据肿瘤所分泌的多种过量激素而产生不同的内分泌亢进症状，出现多种内分泌功能失调症状的混合症候，最常见的是生长激素+催乳素。

7.无分泌功能腺瘤

无分泌功能腺瘤多见于30～50岁人群，男性略多于女性。肿瘤生长较缓，不产生内分泌亢进症状。往往确诊时瘤体已较大，压迫或侵犯垂体已较严重，导致垂体分泌促激素减少，出现垂体功能减退症状。一般认为，促性腺激素的分泌最先受影响，其次为促甲状腺激素，最后影响促肾上腺皮质激素，临床上可同时出现不同程度的功能低下的症状。

(1)促性腺激素分泌不足：男性性欲减退，阳痿，第二性征不明显，皮肤细腻，阴毛呈女性分布;女性月经紊乱或闭经,性欲减退,阴毛、腋毛稀少,或出现肥胖等。

(2)促甲状腺激素分泌不足:患者畏寒、少汗、疲劳、乏力、精神萎靡、食欲减退及嗜睡等。

(3)促肾上腺皮质激素分泌不足:患者虚弱无力、恶心、厌食、免疫力差、易感染、血压偏低、心音弱、心率快及体重偏轻。

(4)生长激素分泌不足:儿童骨骼发育障碍,体格矮小,形成侏儒症。

少数肿瘤可压迫后叶或下丘脑,产生尿崩症。

(二)神经症状

神经症状由肿瘤占位效应直接引起。一般无功能腺瘤在确诊时体积已较大,多有鞍上及鞍旁生长,神经症状较明显。分泌性腺瘤因早期产生内分泌亢进症状,确诊时体积较小,肿瘤多位于鞍内或轻微向鞍上生长,一般无神经症状或症状较轻。

1.头痛

约 2/3 的无功能垂体腺瘤患者有头痛症状,但并不十分严重。早期出现头痛是因肿瘤向上生长时,鞍膈被抬挤所致。头痛位于双颞部、前额、鼻根部或眼球后部,间歇性发作。若肿瘤继续生长,穿透鞍膈,则头痛症状可减轻甚至消失。晚期头痛可由肿瘤增大压迫颅底硬膜、动脉环等痛觉较敏感的组织所致。肿瘤卒中可引起急性剧烈头痛。

2.视神经受压

肿瘤向上生长,可将鞍膈抬起或突破鞍膈压迫视神经、视交叉,导致视力、视野发生改变。

(1)视力改变:视力的减退与视野的改变并不平行,双侧也并不对称。常到晚期才出现视力改变,主要原因是视神经受压,发生原发性萎缩。肿瘤压迫所致的视神经血液循环障碍也是引起视力下降甚至失明的原因。

(2)视野改变:多为双颞侧偏盲。肿瘤由鞍内向上生长压迫视交叉的下部及后部,将视交叉向前推挤,此时首先受压迫的是位于视交叉下方的视网膜内下象限的纤维,而引起颞侧上象限视野缺损。肿瘤继续向上生长则累及视交叉中层的视网膜内上象限纤维,产生颞侧下象限视野缺损。若肿瘤位于视交叉后方,可先累及位于视交叉后部的黄斑纤维,出现中心视野暗点,称为暗点型视野缺损。若肿瘤偏向一侧生长,压迫视束,可出现同向性偏盲,临床上较少见。一般来说,视野的改变与肿瘤的大小是呈正相关的,但如果肿瘤发展缓慢,即使瘤体很大,只要视神经有充分的时间避让,则可不出现视野的改变。

3.其他神经症状

主要由肿瘤向鞍外生长,压迫邻近组织所引起。

(1)肿瘤压迫或侵入海绵窦,可导致第Ⅰ、Ⅳ、Ⅵ对脑神经,以及三叉神经第一支的功能障碍,其中尤以动眼神经最易受累,导致一侧眼睑下垂、眼球运动障碍。肿瘤长至颅中窝可影响颞叶,导致钩回发作,出现幻嗅、幻味、失语及轻度偏瘫。

(2)肿瘤突破鞍膈后向前方发展,可压迫额叶而产生一系列的精神症状,如神志淡漠、欣快、智力减退、癫痫、大小便不能自理、单侧或双侧嗅觉障碍等。

(3)肿瘤长入脚间窝,压迫大脑脚及动眼神经,导致一侧动眼神经麻痹、对侧轻偏瘫,若向后压迫导水管,则可导致阻塞性脑积水。

(4)肿瘤向上生长压迫第三脑室,可导致多种下丘脑症状,如多饮、多尿、嗜睡、健忘、幻觉、迟钝、定向力差，甚至昏迷。

(5)肿瘤向下生长可破坏鞍底，长入蝶窦、鼻咽部，导致鼻塞、反复少量鼻出血及脑脊液鼻漏等。

二、辅助检查

(一)内分泌检查

测定垂体及靶腺激素水平有利于了解下丘脑-垂体-靶腺轴的功能，对术前诊断及术后评估具有重要参考价值。诊断分泌性垂体瘤的内分泌指标如下：血清催乳素水平＞100 μg/L；随机生长激素水平＞5 μg/L，口服葡萄糖后生长激素水平＞1 μg/L，胰岛素样生长因子-1 水平增高；尿游离皮质醇＞100 μg/24 h，血促肾上腺皮质激素水平＞46 μg/L。皮质醇增高者，应做地塞米松抑制试验，必要时可行胰岛素兴奋试验、促甲状腺激素释放激素试验，以及促肾上腺皮质激素释放激素刺激试验。垂体促肾上腺皮质激素腺瘤临床表现为库欣综合征，分为促肾上腺皮质激素依赖性和非促肾上腺皮质激素依赖性，临床上需依靠多项检查才能明确病因。

(二)影像学检查

除需做 CT 及 MRI 外，有时也做脑血管造影以排除脑部动脉瘤或了解肿瘤供血及血管受压情况。怀疑有空蝶鞍或脑脊液鼻漏者，可用碘水 CT 脑池造影检查。

1.CT

CT 对微腺瘤的发现率约为 50%，＜5 mm 的肿瘤发现率仅为 30%，做薄层扫描(1～2 mm)发现率可有所提高。微腺瘤的典型表现为垂体前叶侧方的低密度灶或少许增强的圆形病灶：垂体高，女性＞8 mm，男性＞6 mm，鞍膈抬高；垂体柄向肿瘤对侧偏移；鞍底局部骨质受压变薄。大腺瘤增强扫描常均匀强化。瘤内可见出血、坏死或囊性变，该区不被强化。鞍区 CT 薄层扫描加冠状、矢状重建可显示蝶窦中隔与中线间的关系，从而使术者避免在凿开鞍底时偏离中线损伤颈内动脉等组织，减少手术并发症；还可显示鞍底前后左右的大小，对于明显向颅内、海绵窦扩展或呈侵袭性生长的肿瘤，术中保证鞍底够大，增大显微镜侧方观察范围，利于肿瘤全切。

2.MRI

MRI 是目前诊断垂体瘤的首选方法。微腺瘤垂体上缘膨隆，肿瘤呈低信号，垂体柄向健侧移位，垂体增强动态扫描可显示微腺瘤与正常组织的边界，增强前后证实微腺瘤的准确率为 90%，直径＜5 mm 的发现率为 50%～60%。大腺瘤可显示瘤体与视神经、视交叉，以及与周围其他结构如颈内动脉、海绵窦、脑实质等的关系。术前 MRI 检查有助于了解肿瘤的质地，以及肿瘤与颈内动脉或基底动脉的关系。对于向鞍上或颅内明显扩展或明显侵袭海绵窦的肿瘤，根据 MRI 判断肿瘤质地，选择手术入路，可提高手术切除的范围。

三、诊断

垂体腺瘤的诊断需根据临床症状、体征、内分泌检查及影像学检查结果综合确定。

四、治疗

垂体腺瘤的治疗目的在于控制激素水平、恢复垂体功能、缩小或消除肿瘤、解除颅内占位引起的症状体征等。目前常用的治疗方案包括手术治疗、药物治疗和放射治疗。各治疗方案各有优缺点，手术可快速解除肿瘤对周围组织的压迫，并有效地减少激素分泌，但对已侵犯到鞍旁、海绵窦的垂体腺瘤，手术常不能全切，且风险大、并发症较多；立体定向放射治疗常用于不能耐受手术或拒绝手术者；放射治疗可控制肿瘤生长，恢复激素水平，但持续时间长，有导致垂体功能减退、放射性脑坏死、脑神经损伤，甚至诱发继发性恶性肿瘤的可能；药物治疗并发症少，但起效慢，终生服药，费用昂贵。

（一）手术治疗

1.经颅手术

经颅手术切除垂体腺瘤很早就应用于临床，现已是非常成熟的术式。适用于：①明显向额颞叶甚至颅后窝发展的巨大垂体腺瘤；②向鞍上发展部分与鞍内部分的连接处明显狭窄的垂体腺瘤；③纤维化、质地坚硬，经蝶窦无法切除的垂体腺瘤。临床上常用手术入路有经额入路、经颞入路、经翼点入路及眶上锁孔入路。随着显微镜及内镜技术的不断发展，经颅手术现在主要用于不适合经蝶手术的患者，如巨大垂体腺瘤、侵袭性的肿瘤、需要联合入路及分期手术的患者。

2.经鼻蝶手术

经蝶手术入路适用于：①突向蝶窦或局限于鞍内的垂体腺瘤；②向鞍上垂直性生长的垂体腺瘤；③蝶窦气化程度良好的垂体腺瘤患者。手术方式主要包括显微镜下经鼻蝶和内镜下经鼻蝶手术，是目前治疗垂体腺瘤最常用的手术入路，约 96％的患者可经蝶窦入路手术切除。以前，伴有甲介型或鞍前型蝶窦的垂体腺瘤患者，因术中定位、暴露鞍底困难，曾被列为经蝶入路手术的禁忌证，或需额外设备于术中定位鞍底，但随着手术技术发展及设备的创新，CT 仿真内镜重建能显示蝶窦浅、深部结构的三维解剖图像，可模拟经蝶入路手术过程。

（二）立体定向放射手术治疗

常用 γ 刀和 X 刀。由于 X 刀是直线加速器作放射源，其准确性和疗效较 γ 刀差。放疗一般起效慢，治疗后至少 1 年才能达到满意效果，对那些需要迅速解除对邻近组织结构压迫方面的效果不满意。不良反应有急性脑水肿、脑组织放射性坏死、肿瘤出血、脱发和垂体功能减退等。

（三）放射治疗

由于放射治疗起效较慢，而且常会引起垂体功能低下，所以主要是作为辅助治疗手段用于那些手术治疗后激素水平仍未达到正常水平或仍有肿瘤残余的患者，主要目的是抑制肿瘤细胞生长，同时减少分泌性肿瘤激素的分泌。有时放疗也可以作为首选治疗方法用于那些拒绝手术或有明显手术禁忌证的患者。

（四）药物治疗

对于多数垂体催乳素腺瘤患者来说，可首选多巴胺激动剂溴隐亭治疗。已研制出的新型多巴胺激动剂，如培高利特、卡麦角林等，这些药物不但可以使催乳素降至正常，还可以控制肿瘤生长，其疗效优于手术治疗。长效生长抑素激动剂奥曲肽等可以有效治疗垂体生长激素腺瘤，对促甲状腺激素腺瘤也有一定疗效，可以降低生长激素和促甲状腺激素水平并使肿瘤缩小。对垂体促肾上腺皮质激素腺瘤的药物治疗可采用美拉替酮、米托坦、氨鲁米特、氨格鲁米特和酮康唑等，抑制皮质类固醇的合成，使症状得以缓解，但疗效不佳，临床上尚未推广使用。

五、护理评估

评估患者是否出现视力、视野改变，是否有头痛、呕吐、尿崩症、癫痫、下丘脑功能障碍、闭经-泌乳或性功能低下，是否有肢端肥大、巨人症及库欣症，以了解肿瘤的类型及脑组织和神经受损的程度。

六、主要护理问题

(一)潜在并发症

1.窒息

窒息与术后麻醉未醒、带有气管插管有关。

2.出血

出血与手术伤口有关。

3.脑脊液鼻漏

脑脊液鼻漏与手术损伤鞍隔有关。

4.垂体功能低下

垂体功能低下与手术后一过性的激素减低有关。

(二)有体液不足的危险

有体液不足的危险与一过性尿崩有关。

(三)生活自理能力部分缺陷

生活自理能力部分缺陷与卧床及补液有关。

(四)有皮肤完整性受损的危险

有皮肤完整性受损的危险与长期平卧有关。

七、护理措施

(一)术前护理

1.预防手术切口感染

为预防手术切口感染，经蝶窦垂体腺瘤切除术患者应在术前 3 天常规口服抗生素，用复方硼酸溶液漱口，用呋麻液滴鼻，每天 4 次，每次双侧鼻腔各 2～3 滴，滴药时采用平卧仰头位，使药液充分进入鼻腔。

2.皮肤准备

经蝶窦手术患者需剪鼻毛，应动作轻稳，防止损伤鼻黏膜致鼻腔感染。近来多采用电动鼻毛修剪器，嘱患者自行予以清理，再由护士检查有无残留鼻毛，此法提高了患者的舒适度，更易于接受，亦便于护士操作。观察患者有无口鼻疾病，如牙龈炎、鼻腔疖肿等。如有感染存在，则改期手术。

3.物品准备

备好奶瓶(有刻度标记，并预先在奶嘴上剪好十字开口，以准确记录入量，便于患者吸吮)、咸菜、纯橙汁、香蕉、猕猴桃等含钾、钠高的食物。

4.术前宣教

向患者讲解有关注意事项，消除恐惧，取得配合。

(二)术后护理

(1)患者卧位未清醒时,取平卧位,头偏向一侧,清醒后拔除气管插管。无脑脊液鼻漏应抬高床头15°～30°。有脑脊液鼻漏者,一般去枕平卧3～7天,具体时间由手术医师决定,床头悬挂“平卧”提示牌。

(2)患者术后返回病室时,需经口吸氧。先将氧流量调至2～3 L/min,再将吸氧管轻轻放入患者口腔中,并用胶布将管路固定于面部,防止不慎脱落。及时吸除口腔及气管插管的内分泌物,维持呼吸道通畅。

(3)生命体征的监测:麻醉清醒前后应定时测量生命体征,特别注意观察瞳孔的对光反射是否恢复。

(4)拔除气管插管指征及方法:①双侧瞳孔等大(或与术前大小相同);②瞳孔对光反射敏感;③呼之能应,可遵医嘱做简单动作;④将口腔内分泌物吸除干净;⑤术中无特殊情况。拔除气管插管时,患者应取平卧位,头偏向一侧,抽出气囊中的空气,嘱患者做吐物动作,顺势将插管迅速拔出(目前此项操作多在手术室恢复室完成)。

(5)伤口护理:如无脑脊液鼻漏者,术后第3天左右拔除鼻腔引流条,用呋麻液滴鼻,每天4次,每次2～3滴,防止感染。如有鼻漏,术后5～7天拔除鼻腔引流条。拔除鼻腔引流条后勿用棉球或纱布堵塞鼻腔。

(6)口腔护理:如经口鼻蝶窦入路手术,口腔内有伤口,应每天做口腔护理,保持口腔内的清洁。由于术后用纱条填塞鼻腔止血,患者只能张口呼吸,易造成口腔干燥、咽部疼痛不适,此时,应用湿纱布盖于口唇外,保持口腔湿润,减轻不适,必要时可遵医嘱予以雾化吸入或用金喉健喷咽部。

(7)术后并发症的护理:①脑出血常在术后24～48小时内发生,当患者出现意识障碍(昏睡或烦躁)、瞳孔不等大或外形不规则,视物不清、视野缺损,血压进行性升高等症状时,提示有颅内出血可能,应及时通知医师,必要时做急诊CT或行急诊手术。如未及时发现或采取有效措施,将出现颅内血肿、脑疝甚至危及患者生命;②由于手术对神经垂体及垂体柄有影响,术后一过性尿崩发生率较高,表现为大量排尿,每小时尿量200 mL以上,连续2小时以上,此即为尿崩症。需监测每小时尿量,准确记录出入量,合理经口、经静脉补液,必要时口服抗利尿剂如醋酸去氨加压素,或静脉泵入垂体后叶素控制尿量,保持出入量平衡。水电解质紊乱则可由手术损伤下丘脑或尿崩症致大量排尿引起,易造成低血钾等水、电解质紊乱,临床上每天需监测血电解质情况,及时给予补充;③脑脊液鼻漏是由于术中损伤鞍隔所致,常发生于术后3～7天,尤其是拔除鼻腔填塞纱条后,观察患者鼻腔中有无清亮液体流出。因脑脊液含有葡萄糖,可用尿糖试纸粉色指示端检测,阳性则提示有脑脊液鼻漏(如混有血液时,也可呈现假阳性,需注意区分)。此时,患者应绝对卧床,去枕平卧2～3周。禁止用棉球纱条、卫生纸填塞鼻腔,以防逆行感染;④垂体功能低下由机体不适应激素的变化引起,常发生于术后3～5天。患者可出现头晕、恶心、呕吐、血压下降等症状。此时,应先查血钾浓度,与低血钾相鉴别。一般用生理盐水100 mL+琥珀酸氢化可的松100 mg静脉滴注后可缓解。

(三)健康指导

(1)出院后患者可以正常进食,勿食刺激性强的食物及饮用咖啡、可乐、茶类。

(2)患者应适当休息，通常1～3个月后即可正常工作。

(3)出现味觉、嗅觉减退多为暂时的，无须特殊处理，一般自行恢复。痰中仍可能带有血丝，如果量不多，属于正常情况，不需处理。

(4)注意避免感冒，尽量少到人员密集的公共场所，如超市、电影院。

(5)如果出现下列情况要考虑肿瘤复发，及时复查：一度改善的视力、视野再次发生障碍；肢端肥大症患者血压、血糖再次升高；库欣病或者脸色发红，皮肤紫纹不消退或者消退后再次出现；血压升高。

(6)如出院后仍需继续服用激素，应遵医嘱逐渐减少激素用量，如出现厌食、恶心、乏力等感觉，可遵医嘱酌情增加药量。甲状腺激素可遵医嘱每2周减量1次，在减量过程中，如果出现畏寒心悸、心率缓慢等情况，可根据医嘱，酌情增加药量。

(7)如果出现厌食、恶心、乏力、畏寒和心悸等症状，应考虑垂体功能低下，应及时到当地医院就诊或回手术医院复查。

(8)如果每天尿量超过3 000 mL，应考虑多尿甚至尿崩症的可能，应及时去当地医院诊疗或回手术医院复查。

(9)出院后应定期复查，复查时间为术后3个月、半年和1年。

第六节　椎管内肿瘤

一、护理评估

(一)评估是否有感觉功能障碍

1.疼痛

询问有无刺激性疼痛，疼痛的程度，是否影响休息与睡眠。由于肿瘤刺激神经后根、传导束以及硬脊膜受牵引所致。疼痛可因咳嗽、喷嚏、大便用力而加重。有“刀割样”“针扎样”疼痛感。有的患者可表现为平卧疼，是因平卧后脊髓延长，改变了神经根与脊髓、脊柱的关系所致。

2.感觉异常

表现为感觉不良如麻木、蚁走感、针刺、灼烧、冷；感觉错乱如触为疼，冷为热。

3.感觉缺失

相应的神经根损害，部分感觉缺失；表现为割伤、烧伤后不知疼痛，当发现后才被意识到。

(二)评估是否有运动障碍

肢体无力，脊髓肿瘤在颈段时上肢不能高举，握物不稳，不能完成精细的动作，下肢举步无力、僵硬、易跌，甚至肌肉萎缩与瘫痪(偏瘫、全瘫、高位瘫、低位瘫)。

(三)评价是否有反射异常

肿瘤所在平面由于神经根和脊髓受压使反射弧中断而发生发射减弱或反射消失。在肿瘤所在的节段以下深反射亢进、浅反射消失，并出现病理反射。

(四)评价是否有自主神经功能障碍

1.膀胱和直肠功能障碍

可表现为尿频、尿急、排尿困难甚至尿潴留、尿失禁,大便秘结、失禁。

2.排汗异常

汗腺在脊髓的前神经元受到破坏,化学药物仍起作用,可表现为少汗和无汗。

(五)了解辅助检查的结果

1.腰穿和脑脊液检查

主要表现为以下几点。

(1)压力常较正常为低。

(2)颜色改变:呈黄色,肿瘤部位越低,颜色越深。

(3)蛋白增加:完全阻塞、梗阻部位越低,肿瘤位于硬脊膜内者,蛋白含量增高。

(4)细胞数增加:主要为淋巴细胞也有肿瘤脱落细胞。

2.X线检查

可见椎弓根间距增宽,椎间孔扩大,椎体变形、破坏及肿块。

3.脊髓造影

可以确定肿瘤平面与脊髓和硬脊膜的关系。

4.CT检查

可见脊髓明显局限性增粗,对称型或非对称型;瘤细胞多呈等密度。

5.MRI检查

可清晰显示肿瘤的形态、大小及邻近结构的关系,其信号可因肿瘤的性质不同而变化。

(六)个人史

询问患者一般情况,包括患者年龄、职业、民族、饮食营养是否合理,有无烟酒嗜好,有无大小便异常,睡眠是否正常,生活是否能自理,有无接受知识的能力。同时评估患者的既往健康史、过敏史、用药史。

(七)心理社会评估

了解患者的文化程度或生活环境、宗教信仰、住址、家庭成员及患者在家中的地位和作用,了解陪护和患者的关系、经济状况及费用支付方式,了解患者及家庭成员对疾病的认识和康复的期望值,了解患者的个性特点,有助于对患者进行针对性心理指导和护理支持。

二、护理问题

(一)恐惧

恐惧与担心疾病预后有关。

(二)脊髓功能障碍

脊髓功能障碍与肿瘤压迫有关。

(三)疼痛

疼痛与脊髓肿瘤压迫脊髓、神经有关。

(四)潜在并发症

截肢、感染。

(五)预感性悲哀

预感性悲哀与面临截瘫有关。

三、术前护理措施

(一)心理护理

由于疼痛、感觉障碍、肢体活动受限或大小便障碍等,患者承受躯体和心理痛苦,产生悲观心理。①应主动关心患者、耐心倾听患者的主观感觉,并协助患者的日常生活;②向患者介绍手术经过及术后康复的病例,鼓励其以乐观的心态配合治疗与护理;③遵医嘱使用镇痛药物促进睡眠,增进食欲,可提高机体抵抗力。

(二)饮食

术前晚 10 时禁水以减少粪便形成,可避免手术区因麻醉后肛门括约肌松弛被大便污染。手术前晚清洁灌肠 1 次。

(三)体位

睡硬板床适当休息,保证充足的睡眠,以增进食欲,提高机体抵抗力;训练患者在床上大小便;肢体活动障碍者勿单独外出,以免摔倒。

(四)症状护理

1.呼吸困难

应密切注意呼吸情况,呼吸费力、节律不齐等表现提示高位颈髓肿瘤,使膈肌麻痹:①应备气管切开包和呼吸机于床旁;②遵医嘱输氧;③指导并鼓励患者有意识地深呼吸,保持呼吸次数12 次/分,防止呼吸停止;④鼓励、指导患者有效咳嗽。

2.瘫痪

因脊髓损伤所致,表现为损伤平面以下感觉、运动障碍、被动体位。护理上要预防压疮发生;保持大小便通畅;鼓励和指导患者最大限度地自理部分生活;积极帮助指导患者功能锻炼,改善肢体营养,防止肌肉萎缩。

四、术后护理措施

(一)心理护理

患者可因术后的麻醉反应、手术创伤,伤口疼痛及脑水肿等出现呕吐等表现,加之伤口引流管、导尿管、静脉输液等各种管道限制了其躯体活动,而使患者产生孤独、恐惧的心理反应,护理时应注意:①及时了解并疏导患者的孤独恐惧心理;②指导患者正确配合,如呕吐时头偏向一侧,排出呕吐物,不可吞下呕吐物,避免呕吐物进入气管引起咳嗽或窒息或反流入胃内加重呕吐;③术后早期安排家人和亲友探视,必要时可陪护患者,指导其亲友鼓励、安慰患者,分担患者的痛苦,使之消除孤独感;④尽量减少插管、穿刺等物理刺激给患者造成的恐惧,并宣教各种管道的自我保护法。

(二)饮食

腰骶部肿瘤术后待肛门排气后才可进食少量流质饮食,以后逐渐增加量。应给予高蛋白、高能量、易消化多纤维的食物,并注意补充维生素及水分,以促进机体康复。

(三)体位

主要包括:①睡硬板床以保持脊柱的功能位置。②术后应平卧 4～6 小时后按时翻身、呈卷席样翻身，保持颈、躯干在同一个水平，以防止扭转造成损伤，受压部进行按摩。翻身时动作须轻柔、协调，切记杜绝强行的拖拉动作，减轻伤口疼痛，保持床单平整、干燥清洁；防止继发损伤；③慎用热水袋，因患者皮肤感觉障碍，易导致烫伤。④颈部手术者用沙袋置头部两侧，输氧并注意呼吸情况。腰部者用平枕置于腰部，并及时检查患侧瘫痪肢体运动感觉恢复情况。

(四)症状护理

1.便秘

便秘是由于脊髓损伤使神经功能障碍、卧床、进食不当、不适应床上排便等因素所致。促进肠蠕动的护理措施如下：①合理进食，增加纤维素、水果摄入，并补充足够水分；②指导并教会患者顺肠蠕动方向自右下腹→右上腹→上腹→左上腹→左下腹，由轻到重，再由重到轻按摩腹部；③指导患者病情允许时做肢体活动及做收腹活动；④督促患者养成定时排便的习惯；⑤必要时用润滑剂、缓泻剂通便，灌肠等方法解除便秘。

2.压疮

压疮发生与截瘫以下失去知觉，骨突起处皮肤持续受压有关。护理：①勤翻身，以防止局部长时间受压；②常按摩骨突部位，可改善局部血液循环；③加强支持疗法，包括增加蛋白质和维生素摄入量，适量输血，调整水电解质平衡，应用抗生素，增加受压局部的抵抗力。

(五)留置导尿管的护理

主要包括：①尿道口每天清洗消毒2次，女患者月经期随时保持会阴部清洁；②不长期开放导尿管，避免膀胱挛缩；③训练膀胱功能，每4小时开放1次，30分钟/次；④膀胱高度充盈时不能完全排空膀胱，避免膀胱内压力突然降低而引起充血性出血；⑤使用气囊导尿管者每周更换导尿管，并注意无菌操作；⑥怀疑有泌尿系统感染时，以1∶5 000呋喃西林250 mL膀胱冲洗，每天2次，冲洗前排空膀胱，冲洗后保留30分钟再开放；⑦对尿失禁男性患者用男式接尿器或尿袋接尿，女性患者可用接尿器；⑧监测有无感染指针，如尿液的颜色，性质、尿道口有无红肿等；⑨鼓励多喝水，增加尿量，稀释尿液，起到自然冲洗的作用。

(六)潜在的并发症——感染

感染常与腰骶部肿瘤术后大小便失禁、伤口污染、留置导尿管和引流管等有关。护士应注意：①术前晚、术晨灌肠后应指导患者彻底排尽肠道粪便，以免术中排便污染术区；②骶部手术患者，术后3天给予流质饮食，有助于减少术后大便污染的机会；③大小便污染，渗湿后及时更换敷料，保持伤口敷料干燥；④术后3～7天出现伤口局部搏动性疼痛、皮肤潮红、肿胀、皮温升高、压痛明显并有体温升高，及时通知医师，检查伤口情况。

五、健康教育

(一)饮食

合理进食以提高机体抵抗力，保持大小便通畅，促进疾病康复：①多进食高热量、高蛋白(鱼，肉，鸡，蛋，牛奶，豆浆等)、富含纤维素(韭菜，麦糊，芹菜等)、维生素丰富(新鲜蔬菜、水果)饮食；②应限制烟酒、浓茶、咖啡、辛辣等刺激性食物。

(二)康复

1.出院时戴有颈托、腰托者

应注意翻身时保持头、颈、躯干一致，翻身时成卷席样，以免脊柱扭曲引起损伤。

2.肢体运动感觉障碍者

加强功能锻炼,保持肢体功能位置,用"L"形夹板固定脚踝部以防止足下垂。必要时行辅助治疗,如高压氧、针灸、理疗等帮助功能恢复。下肢运动障碍者尽量避免单独外出,以免发生摔伤等意外。

3.截瘫患者

应正视现实,树立生活的信心,学会使用轮椅,并尽早参与社会生活及从事力所能及的活动。

4.卧床者

应预防压疮发生,定时翻身、按摩(2小时1次),保持床上被服干燥、整洁、柔软,体瘦者骨突处垫气圈或柔软衣物、枕头等,防止皮肤破损。

(三)特别护理指导

1.保持大便通畅

便秘者可服果导、番泻叶等药物导泻,或使用开塞露塞肛。大便失禁者,应及时更换污染衣服,注意保持肛周会阴部皮肤清洁、干燥,可涂用湿润烧伤膏或麻油等保护肛周皮肤。

2.留置导尿管

每天清洗消毒尿道口2次,引流袋每天更换,导尿管应每周更换,注意引流袋低于膀胱位置,防止逆行感染。留置尿管期间定时夹闭开放尿管,锻炼膀胱收缩功能。

3.复查

告知患者定期门诊复查。

第六章　骨外科护理

第一节　腰椎间盘突出症

一、疾病概述

(一)概念

腰椎间盘突出症是腰椎间盘变性，纤维环破裂，髓核突出刺激或压迫神经根、马尾神经所表现的一种综合征，是腰腿疼痛最常见的原因之一。腰椎间盘突出中以 $L_{4\sim5}$、$L_5\sim S_1$ 间隙发病率最高，占90%～96%，多个椎间隙同时发病者仅占5%～22%。

(二)分型及病理

腰椎间盘突出症的分型方法较多，各有其根据及侧重面。从病理变化及CT、MRI发现，结合治疗方法可进行如下分型。

1.膨隆型

纤维环有部分破裂，而表层完整，此时髓核因压力而向椎管局限性隆起，但表面光滑。这一类型经保守治疗大多数可缓解或治愈。

2.突出型

纤维环完全破裂，髓核突向椎管，但有后纵韧带或一层纤维膜覆盖，表面高低不平或呈菜花状。常需手术治疗。

3.脱垂游离型

破裂突出的椎间盘组织或碎块脱入椎管内或完全游离。此型不单可引起神经根症状，还易压迫马尾神经。非手术治疗往往无效。

4.Schmorl结节及经骨突出型

前者是指髓核经上、下软骨终板的发育或后天性裂隙突入椎体松质骨内；后者是髓核沿椎体软骨终板和椎体之间的血管通道向前纵韧带方向突出，形成椎体前缘的游离骨块。这两型临床上仅出现腰痛，而无神经根症状，无须手术治疗。

(三)病因

1.椎间盘退行性变

椎间盘退行性变是椎间盘突出的基本病因。随年龄增长，纤维环和髓核含水量逐渐减少，使髓核张力下降，椎间盘变薄。同时，透明质酸钠及角化硫酸盐减少，低分子量糖蛋白增加，原纤维变性及胶原纤维沉积增加，髓核失去弹性，椎间盘结构松弛、软骨板囊性变。

2.损伤

积累伤力是椎间盘变性的主要原因，也是椎间盘突出的诱因。积累伤力中，反复弯腰、扭转动作最易引起椎间盘损伤，故本症与某些职业、工种有密切关系，例如驾驶员、举重运动员和从事重体力劳动者。

3.遗传因素

有色人种本症发病率较低；＜20 岁的青少年患者中约 32%有阳性家族史。

4.妊娠

妊娠期盆腔、下腰部组织充血明显，各种结构相对松弛，而腰骶部又承受较平时更大的重力，这样就增加了椎间盘损害的机会。

5.其他

如遗传、吸烟以及糖尿病等诸多因素。

上腰段椎间盘症少见，其发生多存在下列因素：①脊柱滑脱症；②病变间隙原有异常；③过去有脊柱骨折或脊柱融合术病史。

(四)临床表现

腰椎间盘突出症常见于 20～50 岁患者，男女之比为(4～6)∶1。20 岁以内占 6%左右，老人发病率最低。患者多有弯腰劳动或长期坐位工作室，首次发病常是半弯腰持重或突然扭腰动作过程中，其症状、体征如下所述。

1.症状

(1)腰痛：是大多数本症患者最先出现的症状，发生率约 91%。由于纤维环外层及后纵韧带受到突出髓核刺激，经窦椎神经而产生的下腰部感应痛，有时亦影响到臀部。

(2)坐骨神经痛：虽然高位腰椎间盘突出可引起股神经痛，但其发病率不足 5%。绝大多数患者是腰 L_4～L_5、L_5～S_1 间隙突出，故坐骨神经痛最为多见，发生率达 97%左右。典型坐骨神经痛是从下腰部向臀部、大腿后方、小腿外侧直到足部的放射痛。约 60%患者在喷嚏或咳嗽时由于腹压增加而使疼痛加剧。早期为痛觉过敏，病情较重者出现感觉迟钝或麻木。少数患者可有双侧坐骨神经痛。

(3)马尾神经受压：向正后方突出的髓核或脱垂、游离椎间盘组织可压迫马尾神经，出现大小便障碍、鞍区感觉异常。发生率占 0.8%～24.4%。

2.体征

(1)腰椎侧凸：是一种为减轻疼痛的姿势性代偿畸形，具有辅助诊断价值。如髓核突出在神经根外侧，上身向健侧弯曲，腰椎侧凸向患侧可松弛受压的神经根；当突出的髓核在神经根内侧时，上身向患侧弯曲，腰椎凸向健侧可缓解疼痛。如神经根与脱出的髓核已有粘连，则无论腰椎凸向何侧均不能缓解疼痛。

(2)腰部活动受限：几乎全部患者都有不同程度的腰部活动受限。其中以前屈受限最明显，是由于前屈位时进一步促使髓核向后移位并增加对受压神经根的牵张之故。

(3)压痛及骶棘肌痉挛：89%患者在病变间隙的棘突间有压痛，其旁侧 1 cm 处压之有沿坐骨神经的放射痛。约 1/3 患者有腰部骶棘肌痉挛，使腰部固定于强迫体位。

(4)直腿抬高试验及加强试验：患者仰卧、伸膝、被动抬高患肢。正常人下肢抬高到60°～70°始感腘窝不适。本症患者神经根受压或粘连，下肢抬高在 60°以内即可出现坐骨神经痛，称为直腿抬高试验阳性。其阳性率约 90%。在直腿抬高试验阳性时，缓慢降低患肢高度，待放射痛消失，这时再被动背屈患肢踝关节以牵拉坐骨神经，如又出现放射痛成为加强试验阳性。

有时因突出髓核较大,抬高健侧下肢也可因牵拉硬脊膜而累及患侧诱发患侧坐骨神经发生放射痛。

(五)辅助检查

1.X 线平片

单纯 X 线平片不能直接反应是否存在椎间盘突出。片上所见脊柱侧凸,椎体边缘增生及椎间隙变窄等均提示退行性改变。如发现腰骶椎结构异常(移行椎、椎弓根崩裂、脊椎滑脱等),说明相邻椎间盘将会由于应力增加而加快变性,增加突出的机会。

2.CT 和 MRI 检查

CT 可显示骨性椎管形态,黄韧带是否增厚及椎间盘突出的大小、方向等,对本病有较大诊断价值,目前已普遍采用。MRI 可全面地观察各腰椎间盘是否病变,也可在矢状面上了解髓核突出的程度和位置,并鉴别是否存在椎管内其他占位性病变。

3.其他检查

电生理检查(肌电图、神经传导速度及诱发电位)可协助确定神经损害的范围及程度,观察治疗效果。

(六)治疗原则

1.非手术治疗

腰椎间盘突出症中多数患者可经非手术疗法缓解或治愈。其目的是使椎间盘突出部分和受到刺激的神经根的炎性水肿加速消退,从而减轻或解除对神经根的刺激或压迫。非手术治疗主要适用于:①年轻、初次发作或病程较短者。②休息后症状可自行缓解者。③X 线检查无椎管狭窄。方法包括:绝对卧床休息,持续牵引,理疗、推拿、按摩,封闭,髓核化学溶解法等。

2.经皮髓核切吸术

经皮髓核切吸术是通过椎间盘镜或特殊器械在 X 线监视下直接进入椎间隙,将部分髓核搅碎吸出,从而减轻了椎间盘内压力达到缓解症状的目的。主要适用于膨出或轻度突出型的患者,且不合并侧隐窝狭窄者。对明显突出或髓核已脱入椎管者仍不能回纳。与本方法原理和适应证类似的尚有髓核激光气化术。

3.手术治疗

已确诊的腰椎间盘突出症患者,经严格非手术治疗无效,马尾神经受压者或伴有椎管狭窄者可考虑行髓核摘除术。手术治疗有可能发生椎间盘感染、血管或神经根损伤,以及术后粘连症状复发等并发症,故应严格掌握手术指征及提高手术技巧。

近年来采用微创外科技术使手术损伤减小,取得良好效果。

(七)预防

由于腰椎间盘突出症是在退行性变基础上受到积累伤力所致,而积累伤又是加速退变的重要因素,故减少积累伤就显得非常重要。长期坐位工作者需注意桌、椅高度,定时改变姿势。职业工作中常弯腰劳动者,应定时伸腰、挺胸活动,并使用宽腰带。治疗后患者在一定期间内佩戴腰围,但应同时加强腰背肌训练,增加脊柱的内在稳定性。长期使用腰围而不锻炼腰背肌,反可因失用性肌萎缩带来不良后果。如需弯腰取物,最好采用屈髋、屈膝下蹲方式,减少对椎间盘后方的压力。

二、护理评估

(一)一般评估

1.健康史

(1)一般情况:了解患者的性别、年龄、职业、营养状况、生活自理能力等。

(2)既往史:是否有先天性的椎间盘疾病、既往有无腰部外伤、慢性损伤史,是否做过腰部手术。

(3)外伤史:评估患者有无急性腰扭伤或损伤史。询问受伤时患者的体位、外来撞击的着力点,受伤后的症状和腰痛的特点和程度、致腰痛加剧或减轻的相关因素、有无采取制动和治疗措施。

(4)家族史:家中有无类似病史。

2.生命体征(T、P、R、BP)

按护理常规监测生命体征。

3.患者主诉

有无腰背痛、下肢痛、麻木、大小便障碍等症状。

4.相关记录

疼痛部位及程度,疼痛与腹压、活动、体位有无明显关系,有无跛行、脊柱畸形及活动受限,有无压痛、反射痛,双下肢肢体感觉运动情况等。

(二)身体评估

1.术前评估

(1)视诊:观察有无跛行、摇摆步态等;椎旁皮肤有无破损,肢体有无肿胀或肌萎缩;脊柱有无畸形。

(2)触诊:棘突、椎旁有无压痛,下肢、肛周感觉有无减退,肛门括约肌功能等。

(3)动诊:腰椎活动范围,腰部有无叩击痛,双下肢的运动功能、肌力、肌张力的变化,对比双侧有无差异等。

(4)量诊:肢体长度测量、肢体周径测量及腰椎活动度测量。

(5)特殊检查试验:直腿抬高试验、股神经牵拉试验、肛门反射等。

2.术后评估

(1)视诊:患者手术切口、步态、肢体有无肿胀或肌萎缩等。

(2)触诊:切口周围皮温有无增高,下肢有无肌肉萎缩,下肢、肛周感觉情况。

(3)动诊:双下肢的运动功能、肌力的变化,双侧有无差异,腰椎活动范围。

(4)量诊:肢体长度测量、肢体周径测量。

(5)特殊检查试验:直腿抬高试验、股神经牵拉试验、肛门反射等。

(三)心理-社会评估

观察患者的情绪变化,了解其对疾病的认知程度及对手术的了解程度,有无紧张、恐惧心理;评估患者的家庭及支持系统对患者的支持帮助能力等。

(四)辅助检查阳性结果评估

X线片显示腰椎生理曲度消失,侧突畸形、椎间隙变窄及椎体边缘骨质增生等。CT、MRI

显示椎间盘突出的部位、程度及与有无神经根受压。

(五)治疗效果的评估

1.非手术治疗评估要点

(1)病史评估:了解与患者相关的情况,例如职业、有无外伤、发病时间、治疗经过等。

(2)影像资料评估:查看 CT、MRI,了解椎管形态、观察腰椎间盘髓核突出的程度和位置等,分析是否需要手术治疗。

2.手术治疗评估要点

(1)心理评估:向患者介绍与疾病相关的知识,说明手术的重要性,解释手术的方式、术前术后的配合事项及目的,耐心解答问题,消除不良心理,使其增加战胜疾病的信心,积极配合治疗。

(2)既往史:了解患者全身的情况,是否有心脏病、高血压、糖尿病等,如有异常,积极治疗,减少术后并发症的发生。

(3)疼痛评估:评估患者疼痛诱发因素、部位、性质、程度和持续时间,并进行疼痛评分。

(4)神经功能评估:严密观察双下肢感觉运动及会阴部神经功能情况,并进行术前术后对比,可了解神经受压症状有无改善或加重。

三、护理诊断(问题)

(一)疼痛

与髓核受压水肿、神经根受压及肌痉挛有关。

(二)躯体移动障碍

与椎间盘突出或手术有关。

(三)便秘

与马尾神经受压或长期卧床有关。

(四)知识缺乏

与对疾病的认识有关。

(五)潜在并发症

脑脊液漏、椎间隙感染。

四、主要护理措施

(一)减轻疼痛

1.休息

长时间站立或坐立使腰椎负荷增加,神经根受压症状加重,故减轻腰椎负荷的方法就是卧床休息,卧硬板床,采取舒适、腰背肌放松体位。翻身时保持脊柱呈一直线。

2.心理护理

指导患者放松心情,可让患者听音乐、看电视或与人聊天,分散其注意力。

3.药物镇痛

根据医嘱使用镇痛药或非类固醇类消炎止痛药。

(二)患者活动能力改善、舒适度增加

(1)体位护理:术后平卧 2 小时后即可协助患者轴线翻身,四肢成舒适体位摆放。

(2)按摩受压部位,避免压疮发生,更换床单时避免拖、拉、推等动作。指导患者进行功能锻炼。

(3)协助患者做好生活护理。

(三)预防便秘

1.排便训练

多数患者不习惯床上排便而导致便秘,应指导患者床上使用便盆,指导床上排便。

2.饮食指导

指导患者多饮水,给予富含膳食纤维的易消化饮食,多食新鲜蔬菜、水果。

3.药物通便

根据医嘱使用开塞露、麻仁软胶囊等通便药物。

4.适宜环境及心理疏导

可在患者排便时挡上屏风,尽可能减少病房人员,并给患者予心理支持,给其提供适宜的环境和时间。

(四)功能锻炼

向患者说明术后功能锻炼对预防深静脉血栓、防止神经根粘连及恢复腰背肌功能的重要性。功能锻炼的原则:幅度由小到大、次数由少到多,以身体无明显不适为宜。

1.术后第1天

(1)踝泵运动:全范围地伸屈踝关节或360°旋转踝关节,在能承受的范围内尽可能多做,200～300次/天,以促进血液循环,防止深静脉血栓的形成。

(2)股四头肌舒缩运动:主动收缩和放松大腿肌肉,每次持续5～10秒,如此反复进行,100～200次/天,锻炼下肢肌力。

2.术后第2天

(1)直腿抬高运动:患者平卧于床上,伸直膝关节并收缩股四头肌后抬高患肢,抬到最高点时停留10～15秒,再缓慢放下,双下肢交替进行,每天3～4次,每次20分钟。

(2)屈膝屈髋运动:患者平卧于床上,下肢屈曲,双手抱住膝关节,使其尽可能向胸前靠近。

3.术后1周

腰背肌锻炼:采用5点支撑法,患者仰卧,屈肘伸肩,然后屈膝伸髋,以双脚双肘及头部为支点,使腰部离开床面,每天坚持数十次。

(五)并发症的护理

1.脑脊液漏

表现为恶心、呕吐和头痛等,伤口引流量大、色淡。给予去枕平卧、头低脚高位,伤口局部用沙袋压迫,同时放松引流负压,将引流瓶放置于床缘水平,遵医嘱补充大量液体。必要时探查伤口,行裂口缝合或修补硬膜。

2.椎间隙感染

椎间隙感染是椎节深部的感染,表现为腰背部疼痛和肌肉痉挛,并伴有体温升高。一般采用抗生素治疗。

(六)用药护理

遵医嘱按时、按量口服止痛药、神经营养药物。

(七)健康教育

1.起卧方法

术后坐位或下床时需戴腰围,起床时先平卧戴好腰围,然后侧卧,用双上肢慢慢撑起身体坐立。禁止平卧位突然起床的动作。由坐位改为卧位时先双手支撑慢慢侧卧,然后平卧,松开腰围。

2.维持正常体重

因肥胖会加重腰椎的负荷,超重或肥胖者必要时应控制饮食和减轻体重。

3.休息

术后注意劳逸结合,避免长时间坐位或站立,三个月内避免弯腰负重、提重物等活动,戴腰围 6～8 周。

五、护理效果评估

(1)患者舒适度增加,疼痛症状减轻或消失。

(2)患者躯体活动能力改善。

(3)患者下肢肌力增强。

(4)患者无并发症发生,或发生后得到及时处理。

第二节　腰椎椎管狭窄症

一、概述

凡造成腰椎椎管、神经根管及椎间孔变形或狭窄而引起马尾神经或神经根受压,并产生相应的临床症状者,称为腰椎椎管狭窄症。它是由先天性或后天性等各种原因使椎管前后、左右内径缩小或断面形状异常,而使腰椎椎管狭窄。这种狭窄可能使骨的变化,如腰椎骨质增生,小关节突肥大等,也可能是软组织的改变,如腰椎间盘后突,黄韧带肥厚所引起。患者的主要症状是腰、腿疼痛和间歇性跛行,腰痛的特点多显于站立位或走路过久时,若躺下或蹲位以及骑自行车时,疼痛多能缓解或自行消失,腿疼是一侧、双侧或双下肢交替出现,鞍区麻木、肢体感觉减退。X 线、CT、MRI 检查能进一步确定并定性。

二、治疗原则

(一)非手术治疗

骨盆牵引,推拿按摩,手法复位,骶管注射。

(二)手术治疗

全椎板切除术、椎管扩大成形术及植骨内固定术。

三、护理措施

(一)心理护理

患者病情重,病程长,容易出现焦虑悲观情绪,多与患者交谈,给患者以安慰和必要的解释。介绍治疗成功的病例,增强其战胜疾病的信心。

(二)牵引护理

嘱患者仰卧于硬板床上行胸腰对抗牵引,牵引带松紧适宜,以不影响患者呼吸为度,髋部的牵引带应在髂前上棘稍上的位置,以患者能忍受不滑脱为度,牵引过程中要加强巡视,保持有效牵引,询问患者有无疼痛加重,给予及时处理,牵引后嘱患者卧床休息 10～20 分钟。

(三)骶管注射护理

简单介绍骶疗的过程,解除紧张不安心理,血糖控制在正常范围内。骶管注射过程询问患者有无特殊不适,如双下肢感觉、运动等情况。骶管注射后嘱患者卧床休息 30～60 分钟,观察小便及双下肢感觉运动,针眼处保持干燥清洁,避免感染。

(四)腰部中药熏蒸护理

熏蒸时应巡视患者情况,调节适宜的温度,防止烫伤。如年老患者合并心脏病、高血压病,熏蒸时有头晕、心慌、乏力等不适,应及时处理。熏蒸完毕,用干毛巾擦干,并用衣物围腰,局部保暖,防止受凉感冒,忌用凉水或凉性药物外洗及外敷。

(五)手法复位前后患者护理

(1)复位前嘱患者在床上练习大小便。

(2)腰椎复位后,嘱其绝对卧床制动 72 小时,协助其直线翻身,平卧时腰部加垫厚约 2 cm。

(3)观察大小便及双下肢感觉运动情况。

(4)做好皮肤护理,防止压伤。

(5)指导行双下肢肌肉等长收缩锻炼,每天 2 次,每次 10～20 分钟。

(6)初次由医护人员指导佩戴腰围下床,观察是否有头晕等不适,并及时处理。

(六)术前训练

指导患者床上练习大小便,进行四肢的各项锻炼及俯卧位训练,坚持每次 30 分钟,循序渐进至俯卧位 2 小时,使其适应手术。

(七)饮食护理

手术前,尊重患者的饮食习惯,进食高蛋白,高维生素,高纤维素易消化的食物,每天饮鲜牛奶 250～500 mL。准备手术的患者应在麻醉前 6～8 小时禁食,4～6 小时禁水。手术当天根据麻醉方式选择进食的时间,硬膜外麻醉禁食 4～6 小时后进流食,全麻手术 6 小时后无胃肠道反应者可先进流食,逐渐改为半流食或普食。术后第 2 天可根据患者的食欲习惯,宜食清淡高维生素的易消化食物,如新鲜蔬菜、香蕉、稀饭、面条等;忌食生冷、辛辣、油腻、煎炸食物。以后可指导其进食高蛋白、高营养的食物,如牛奶、鸡蛋、瘦肉、骨头汤等,节制饮食,鼓励少食多餐,防止腹胀、便秘。

(八)体位护理

手术后患处制动,搬动时平抬平放,保持脊柱平直,避免腰部扭曲。指导正确的翻身方法,防止发生畸形或进一步损伤,滚动式翻身,每 2 小时翻身 1 次。

(九)病情观察

手术后,严密观察患者的肢体感觉运动情况,注意大小便情况,并与术前相比较,发现异常，通知医师处理。观察伤口渗血情况，引流管是否通畅以及引流量和颜色，如果刀口处渗血较多，通知医师及时更换敷料，若 24 小时引流量超过 300 mL 且色淡呈血清样，伴有恶心，呕吐，可能有脑脊液漏，应报告医师关闭或拔除引流管，抬高床尾，俯卧与侧卧位交替，局部加压，并注意观察神志、瞳孔、生命体征及是否有颈项强直等症状出现。

(十)预防并发症

1.尿潴留

尿潴留者给予局部热敷、刺激、按摩、诱导，必要时留置导尿管，引流袋不能高于膀胱水平，勿用力挤压，同时注意关闭开关，定时放尿，引流袋应放置妥当，固定牢靠，避免引流管弯曲受压，保持通畅。保持会阴部清洁干燥，尿道外口及接近尿道口段的导尿管应每天用0.5%碘伏擦拭消毒 2 遍；若有大便污染或女性月经期时，应及时清洗消毒，保持干燥；告知患者禁饮浓茶和咖啡等，多饮水，每天2 500～3 000 mL，以便有足够的尿液自然冲洗尿道。

2.坠积性肺炎

卧床患者协助进行翻身拍背，鼓励主动排痰，咳嗽，指导进行深呼吸和吹气球锻炼，鼓励患者早期进行主动活动，经常改变体位，病房内定时通风。

3.血栓性静脉炎

术后 6 小时协助患者做下肢伸屈运动，改善肢体及足趾的血运，协助患者翻身，鼓励在床上做肢体活动；活动不便者，应做肢体被动活动或按摩；对于手术大、时间长，或有下肢静脉曲张者，应密切观察病情，早发现及时治疗；如发生血栓性静脉炎时，应绝对卧床休息，避免肢体活动忌按摩，保持患肢抬高，以利于静脉回流。

4.压疮

卧床患者保持床铺平整、松软、清洁、干燥，保持皮肤的清洁；条件允许的情况下，最好每天用温水擦浴，使局部皮肤血液循环得到改善，定时翻身，防止局部长期受压。在为患者翻身、按摩、床上使用大小便器时，应注意不要推、拉、拖，以免损伤局部皮肤，增加营养，多食富含高蛋白，脂肪，维生素等营养食物，增强机体抵抗能力。必要时卧气垫床。

5.便秘

术后应指导患者保证足够的饮水量，注意饮食搭配，在保证营养摄入的基础上，进食新鲜的水果和富含纤维素的蔬菜，如芹菜，韭菜，青菜等；还可嘱患者可服适量的蜂蜜，养成定时排便的习惯，在不影响病情的条件下，改变体位，以利通便。卧床时间较长的患者，进行腹部按摩，以一手示、中、无名指放于患者右下腹，另一手三指重叠于上，按顺时针方向，沿升结肠、横结肠、降结肠方向依次按摩，促进肠管蠕动，必要时可使用药物或灌肠等方法解除便秘。

四、功能锻炼

手术当天做踝关节的背伸跖屈旋转，上肢的伸屈外展、抓举等活动，术后第 1 天主动加被动直腿抬高以及双下肢各关节活动，每天 2～3 次，每次 5～10 分钟，以后逐渐增加次数，以不疲劳为度。根据病情术后 2～3 周，指导进行腰背肌功能锻炼，每天 2～3 次，每次 5～10 分钟，逐渐增加次数，以不疲劳为度，坚持 1 年以上。

五、出院指导

(1)慎起居，避风寒，腰部注意保暖。保持日常生活的正确站姿、坐姿及行走姿势，避免久坐久站，弯腰扭腰。

(2)加强营养，增加机体抵抗能力，根据不同体质进行饮食调护，如肾阳虚者多食温补之品，如羊肉，猪肉，桂圆等；肝肾阴虚者，多食清补之品，如山药、鸭肉、牛肉、百合、枸杞等；一般患者可食胡桃、瘦肉、骨头汤、黑芝麻等补肝肾强筋骨的食物。

(3)继续佩戴腰围1～3个月。

(4)继续进行双下肢及腰背肌功能锻炼，进行倒走锻炼，3个月内避免弯腰，拾取低处物品应先下蹲，6个月内避免挑抬重物。宜多躺，不宜久坐，经常变换姿势，适当卧床休息。保持正确的站姿，坐姿及行走姿势。

(5)定期复查。

第三节　梨状肌综合征

一、概述

梨状肌因感受风寒湿邪，或因外伤、劳损及局部解剖结构变异等，发生充血、水肿、肥厚、痉挛等病变，刺激或压迫坐骨神经而引起腰腿痛等症状者，称为梨状肌综合征。症状表现为臀部及大腿后侧疼痛，或臀深部有酸胀感，疼痛常向下肢放射，可呈持续性刺痛，发作时呈牵拉样、刀割样、针刺样、烧灼样疼痛。偶有小腿外侧麻木，跛行或行走困难。臀部可触及条索状隆起。梨状肌体表投影区按压可有明显深压痛，并向股后小腿后外侧及足底放射。梨状肌呈三角形，为臀部深层肌肉，起自骶骨前面，经坐骨大孔外侧，止于股骨大转子内上方，是髋关节的外旋肌。直腿抬高试验在60°以前出现疼痛为试验阳性。梨状肌紧张试验阳性，X线无异常发现。

二、治疗原则

(一)非手术治疗

手法、药物、针灸、封闭、理疗、熏洗。

(二)手术治疗

非手术治疗无效者，可行手术切断梨状肌。

三、护理措施

(一)心理护理

深入病房了解患者的所思所虑，给予心理疏导。

(二)疼痛护理

(1)观察患者的疼痛性质、部位、规律、缓解或加重的原因。

(2)急性期应卧床休息或尽量减少活动，以利病灶部水肿吸收，并注意下肢和臀部的保暖，避免过劳及风寒湿等不良刺激。

(3)口服通络止痛的药物或活血化瘀的药物，观察患者用药后的不良反应。

(4)局部理疗，中药熏洗，按摩均可缓解疼痛。

四、健康教育

向患者介绍有关本病的知识及预后情况，让患者引起足够重视。治疗期间减少或避免损伤,如闪扭、跨越、下蹲,尤其是下肢外展、外旋或蹲位变直立等动作,易使梨状肌拉长,过牵而加重损伤。指导患者做好劳动保护,预防梨状肌损伤。肩扛、手提搬动重物时,髋膝关节要同时屈曲,不可只屈曲髋关节,造成蹲下时闪扭的急性损伤;对长期处于髋膝关节屈曲姿势工作者要注意更换体位及姿势。指导患者进行适当腰背部肌肉的功能锻炼,如仰卧拱桥,俯卧背伸等。

五、出院指导

(1)注意休息,劳逸结合,避免风寒湿邪侵袭机体。

(2)指导患者做髋关节的内收内旋的被动运动,在做运动时患者仰卧床上,患肢屈膝屈髋,亦可做双手推膝关节及患侧髋的内旋活动,每天 2 次,每次 5～10 分钟。

(3)经常自我反复做臀部揉压,用力要重,使其力量深达梨状肌,也可经常进行患肢的外展、下蹲活动。加强腿部力量的练习(侧踢腿、侧压腿),禁止蛙跳等动作。

第四节　臀肌挛缩症

一、概述

臀肌挛缩症目前已成为小儿骨科常见疾患之一,绝大多数患儿都有婴幼儿期反复、多次臀部注射苯甲醇止痛剂病史,又称为注射性臀大肌挛缩症,病理是正常的肌纤维被挛缩的纤维条索代替。主要表现:尖臀、不能跷二郎腿,行走时双下肢呈外展、外旋状,即所谓“外八字”步态,跑步时,步幅小,呈“跳步征”。站立时,双下肢轻度外旋,不能完全靠拢跳跃前进。髋部有弹响。并腿时不能屈膝,需要两膝分开才能屈膝。坐位时,两膝分开,不能靠拢。臀部可触及皮下挛缩束带,尤其是在屈伸活动髋关节时更明显。

二、治疗原则

(一)非手术治疗

局部推拿按摩、各种理疗等。

(二)手术治疗

臀肌筋膜松解术。

三、护理措施

(一)做好入院评估

入院时热情接待患者,介绍医院环境。手术患儿要详细询问病史,了解患者的生活习惯,做好各项术前准备工作。

(二)加强心理护理

了解患者的心理所需,安慰患儿及其家长,消除恐惧不安心理,同时协助患者做好各项检查。

(三)饮食护理

手术前,尊重患者的生活习惯,建议进食高蛋白、高维生素、高纤维易消化饮食。手术当天根据麻醉方式选择进食时间,硬膜外麻醉禁食 4～6 小时,全麻患者术前 8 小时禁食水。术后第2天根据患者的食欲,宜食高维生素,清淡可口易消化食物,如新鲜蔬菜、米粥、面条等;忌生冷辛辣、油腻、煎炸食物。后期根据患者的食欲习惯进食高蛋白如牛奶、鸡蛋、排骨汤、瘦肉、水果、蔬菜等。

(四)病情观察

术后密切观察生命体征的变化,刀口渗血情况,以及患者的肢体感觉、运动情况,并与术前相比较,异常情况报告医师及时处理。

(五)体位护理

患者入院后即练习屈髋并膝体位以适应术后体位,术后保持双下肢在并膝状态以弹力绷带适当约束,并屈膝屈髋卧位,即双膝并拢固定,膝下垫软枕,髋关节中立位屈曲约60°,膝关节屈曲约30°。

(六)树立信心

锻炼时要不断鼓励患者,并介绍类似成功的病例,使其树立持之以恒的信心。

四、功能锻炼

(1)麻醉清醒后,即开始股四头肌静位收缩、足部运动及臀部肌肉夹紧运动,每个动作持续5秒,每天2～3次,每次5～10分钟。

(2)术后第3天卧床行主动直腿抬高、双下肢交叉运动、膝关节屈曲,术后3～5天鼓励患者下床练习行走,患者挺胸抬头,双上肢向前平伸,护士扶患者双手,踩直线双足交叉行走,每天2次,每次沿10米直线来回行走,并随时调整患者姿势,使其协调。术后7天左右患者大多能自行行走,外"八"字逐渐纠正。术后5～7天,指导患者扶栏杆主动并膝下蹲训练,栏杆高度以平患者腰部为宜,练习时双足双膝并拢,足跟不离地,腰背部挺直,屈膝下蹲,下蹲速度一定要缓慢,防髋关节外展外旋,每天2～3次,每次5～10分钟,逐渐增加练习强度和时间,伤口拆线后指导患者双手抱膝下蹲训练。

五、出院指导

(1)鼓励患者继续坚持进行以上训练4～6个月。

(2)术后1个月指导患者跑、跳运动。

(3)定期随访,鼓励、监督患者坚持锻炼,以促进髋关节功能恢复。

第五节　半月板损伤

一、概述

半月板是位于股骨胫骨内髁及股骨胫骨外踝之间的一种纤维软骨组织,其横断面呈半月形,外侧呈"O"形,内侧呈"C"形。主要功能是传导载荷,维持关节稳定。半月板损伤是指半月板组织的连续性或完整性的破坏和中断。主要症状、体征为膝关节疼痛、打软腿、关节绞索或弹响、股四头肌萎缩,急性期可有关节肿胀。

二、治疗原则

(一)非手术治疗

石膏固定、手法复位、针灸推拿治疗、药物治疗。

(二)手术治疗

半月板修补、半月板成形、半月板切除、关节镜微创治疗。

三、护理措施

(一)休息

卧床休息,下床时指导其正确扶拐,避免关节活动时出现绞索,造成摔倒。

(二)石膏固定的护理

适用于14岁以下急性稳定性半月板撕裂的患者,保持膝关节伸直位固定,石膏固定常规护理,观察石膏松紧度和患肢血液循环活动。卧床制动4～6周。

(三)关节绞索复位时注意事项

关节绞索时,手法复位动作应轻,避免暴力,以免加重损伤。

(四)术前准备

手术治疗时,协助做好术前准备及各项检查,指导患者练习床上大小便,掌握股四头肌锻炼方法。

(五)术后病情观察

密切观察生命体征,并做好记录。抬高患肢,观察伤口渗血及关节肿胀情况;伤口包扎松紧适宜,防止过紧影响血液循环或过松出现滑脱。

四、功能锻炼

根据筋骨并用原则,早期指导患者加强足踝部的屈伸活动和股四头肌的收缩锻炼,防止髌骨与股骨关节粘连,每天2次,每次5～10分钟。

五、出院指导

(1)告知患者坚持锻炼的重要性,并能按要求循序渐进功能锻炼。

(2)保护膝关节。6个月内,不做跑步、下蹲、剧烈活动。

(3)关节镜下半月板部分切除术后患者,2周后可骑自行车、游泳、散步等活动。缝合术后患者,4周可带限制型支具屈伸活动,6周后去掉支具进行膝关节康复锻炼。

第六节　膝关节交叉韧带损伤

一、概述

交叉韧带位于膝关节内,分为前交叉韧带和后交叉韧带,与内外侧副韧带和关节囊韧带共同构成关节囊网,成为维持关节稳定的基本结构。前交叉韧带自胫骨前窝斜向外后上方,止于股骨外踝内侧面的后部。后交叉韧带自胫骨髁间后窝斜向内前上方,止于股骨内髁的外侧面,交叉韧带损伤是指交叉韧带的连续性、完整性的破坏和中断。

二、治疗原则

(一)非手术治疗

适用于交叉韧带部分断裂、超限拉长的患者,主要采取石膏固定,肌力练习。

(二)手术治疗

手术治疗包括交叉韧带修补缝合、紧缩、重建和移植。

三、护理措施

(一)体位

协助患者取舒适卧位。

(二)入院评估

了解生活习惯,详细询问病史,做好记录。

(三)石膏固定者的病情观察

单纯石膏固定者,固定膝关节于伸直位置后,密切观察伤肢末梢血液循环、活动、感觉、运动。观察石膏的松紧度是否合适,遇有伤肢末梢发凉、颜色发紫以及足部肿胀明显时,报告医师,做好处理。

(四)加压包扎者的病情观察

行手术治疗患者,指导其练习床上大小便。抬高患肢,密切观察患肢的血液循环、活动、感觉情况。观察伤口渗血以及引流管通畅情况。加压包扎者观察包扎伤口绷带的松紧度是否合适,避免过紧时引起下肢肿胀,影响血液循环,或造成腓总神经损伤。

四、功能锻炼

石膏固定者,石膏干燥后即指导其行股四头肌的收缩锻炼和踝关节的屈伸锻炼。主动做股四头肌、腘绳肌的收缩锻炼,每天 2 次,每次 5～10 分钟。伤口愈合后,被动做患肢髌骨的推移训练,每天2 次,每次 5～10 分钟。膝关节活动度在 2 周内逐渐达 60°～90°。

五、出院指导

(1)告知功能锻炼的重要性,取得患者配合,积极坚持行被动屈伸练习。

(2)指导患者正确的步态,正确的扶拐方法,扶单拐时应健侧扶拐。

(3)石膏、支具固定的患者应根据医嘱复查调整。

(4)整个锻炼过程应循序渐进,不可过度。

第七节　髌骨软骨病

一、概述

髌骨软骨病俗称髌骨软化症,是髌骨软骨病变受损,大多伴有股骨髁滑车的损伤,常见于青壮年,女性多于男性,病变好发于膝关节半屈曲时髌骨与股骨相接触的部位。主要临床表现为髌骨周围疼痛,活动时加重,上下楼梯时更明显。

二、治疗原则

(一)非手术治疗

肌力训练、理疗、按摩、小针刀治疗。

(二)手术治疗

外侧支持带松解、股四头肌移位、髌骨钻孔减压、髌骨部分切除或全切术。

三、护理措施

(一)体位

根据病情的不同,选择舒适的卧位,尽量避免膝关节屈曲下蹲动作。

(二)预防摔伤

病程长者,患肢常有股四头肌萎缩,行走时会有打软腿的现象,应嘱其防止摔倒。

(三)关节积液的护理

合并关节积液时,置膝关节于屈曲 5°～15°的位置,减轻关节的压力,缓解疼痛。

(四)理疗按摩

理疗按摩治疗时,嘱患者放松股四头肌。

(五)密切观察病情变化

术后做好伤肢情况的观察,抬高患肢,观察伤口渗血及术肢末梢血液循环情况。保持伤口敷料清洁干燥,绷带包扎松紧合适,防止过紧影响术肢血液循环,过松出现绷带滑脱。

四、功能锻炼

加强股四头肌静力训练,直腿抬高训练,坚持每天 2～3 次,每次 10～30 分钟。

五、出院指导

(1)髌骨软骨病治疗效果欠佳,应注重预防,早期发现,早期治疗,避免病情进一步发展。

(2)早期避免膝关节屈曲下蹲位,中期避免负重起蹲动作,后期禁止做半蹲发力动作,尽量减少患肢负重。

(3)鼓励患者坚持股四头肌功能锻炼。

(4)减少上下楼梯、爬山、跑跳等活动,鼓励其坚持骑自行车、游泳等锻炼。

第八节　跟腱断裂

一、概述

跟腱是由腓肠肌肌腱和比目鱼肌肌腱混合而成,又称小腿三头肌肌腱,是人体中最坚强、肥大的肌腱。起于小腿中下 1/3 交界处,止于跟骨后结节中点,止点位于皮下,跟腱的功能是使足踝跖屈,后提足跟。跟腱断裂常发生于踝关节背伸位,突然用力跳跃的一瞬间。跟腱断裂是临床中常见的一种损伤,多发生于体育及文艺工作者。分为开放性和闭合性两种,开放性跟腱断裂多为锐器直接切割所造成。跟腱断裂后不能活动,继而肿胀、压痛,皮下瘀斑。

二、治疗原则

(一)非手术治疗

石膏外固定适用于不完全性跟腱断裂;夹板固定法,治疗闭合性跟腱断裂。

(二)手术治疗

跟腱缝合术适用于新鲜的开放性或闭合性跟腱断裂,筋膜修补术适用于陈旧性跟腱断裂,膜瓣修补术适用于陈旧性跟腱断裂。

三、护理措施

(一)密切观察病情变化

石膏固定后的患者需床头交接班,倾听患者主诉,严密观察肢体血液循环及感觉运动情况,若患者主诉局部有固定性压迫疼痛感或其他异常时,及时报告医师。

(二)患者制动

尽量不要搬动患者,若需变换体位,需用手掌托扶患肢,不可用手指抓捏,以免在石膏上形成凹陷,引起肢体压疮。

(三)石膏干固后的护理

石膏干固后脆性增加,容易断裂,翻身或改变体位时要平托石膏,力量要轻柔均匀,避免折断。术后石膏外固定者,应注意石膏内有无伤口渗血情况,如石膏内有血迹渗出并逐渐扩大,为持续出血征象,报告医师,及时处理。

(四)体位护理

前后石膏托或短腿石膏靴将患肢固定于膝关节屈曲,踝关节重力跖屈位(即自然垂足位),患肢制动6 周左右,限制踝关节的背伸活动,股四头肌等长收缩,足趾背伸和跖屈活动,每天 2～3 次,每次 5～10 分钟。

四、功能锻炼

患肢固定 6 周后去除石膏,进行踝关节背伸、跖屈和膝关节的伸屈功能锻炼,并加强股四头肌等长收缩锻炼,每天 3 次,每次 15～30 分钟;8 周后可下地行走。

五、出院指导

(1)根据医嘱告知患者复诊时间,适时解除外固定。

(2)告知患者坚持锻炼的重要性,使其能主动循序渐进行伤肢功能锻炼。患肢固定 4 周后去除膝关节石膏进行膝关节屈的锻炼,继续加强股四头肌的等长舒缩,足趾背伸和跖屈活动,每天 3 次,每次 15～30 分钟。患肢固定 6 周后去除踝关节石膏,进行踝关节的背伸、跖屈锻炼,每天3 次,每次 15～30 分钟。被动锻炼踝关节关节时,力度适宜禁用暴力,强度以患者能够承受为准。循序渐进,不可以操之过急。8 周后可下地行走,9 个月内禁止弹跳等剧烈活动。后期可配合中药熏洗,按摩舒筋,穿高跟鞋等促其功能恢复。

(3)根据病情,做好随访,遇有不适及时复诊。

第九节　腱鞘炎和腱鞘囊肿

一、概述

腱鞘炎系指腱鞘因机械性摩擦而引起的慢性无菌性炎症改变。常发部位是手指或拇指屈肌纤维腱鞘起始部、桡骨茎突处拇短伸肌腱及拇长展肌腱的腱鞘,以及肱二头肌长头腱的腱鞘。而屈指肌腱腱鞘炎又称“扳机指”,任何手指均可发生,但多发于拇指、中指、环指。腱鞘囊肿是常发生于关节附近的囊性肿物,囊肿可单独存在或几个连在一起,多见于腕、踝关节背侧面,其他如腕关节掌侧,指、趾背面与掌面及膝关节侧面与腘窝等部位亦可发生。

二、治疗原则

(一)非手术治疗

腱鞘炎采取限制手部活动、理疗、药物治疗、腱鞘内封闭术。腱鞘囊肿采用理筋手法、药物治疗、针灸治疗、注射疗法。

(二)手术治疗

腱鞘炎采用腱鞘切开松解术,适用于反复发作或封闭无效者。腱鞘囊肿采取囊肿摘除术,适用于多次复发者。

三、护理措施

(一)禁止反复活动

发生腱鞘炎和腱鞘囊肿后禁止发病部位的反复活动,以减轻对病灶的进一步刺激。

(二)观察病情变化

手术治疗后,患肢抬高,观察局部肿胀、患肢末梢血液循环、感觉、运动情况,发现异常及时报告医师并处理。

四、功能锻炼

腱鞘炎和腱鞘囊肿多发于关节部位,术后长时间的制动,会导致关节的强直,故术后第2天开始练习自主屈伸活动,活动时往往由于剧痛而使患者缺乏勇气和信心,医护人员应耐心解释,鼓励患者忍受一定的疼痛,坚持锻炼,才能获得良好的治疗效果。练习屈伸活动时,先被动活动1次,使关节活动度尽量加大,然后进行主动活动。术后2～4天内主动活动次数不宜过多,4天后逐渐增加次数和时间。伤口拆线后,配合理疗,如外洗药熏洗,超短波等。

五、出院指导

(1)讲究卫生,养成良好的卫生习惯。

(2)继续加强功能锻炼。避免患肢重复同一个可能诱发本病的动作。

(3)定期复查。

第七章　老年人常见疾病的护理

第一节　呼吸系统常见疾病

呼吸系统疾病是老年人的常见病和多发病，随着我国老年人口比重的增加和老龄化进程的加速，罹患呼吸系统疾病的老年人口数量庞大并且逐年增加。中国统计年鉴显示，呼吸系统疾病在城市和农村人口的主要疾病死亡率中分别为69.03%和81.72%，均居第四位，仅次于恶性肿瘤、脑血管疾病和心血管疾病。

随着年龄的增长，人体参与呼吸运动的肌肉力量逐渐减弱，会出现呼吸幅度减弱、呼吸效率降低，肺功能逐渐降低。同时，其他相关器官、系统的老化也会对呼吸系统造成重要影响，如老年人免疫系统功能下降、抵抗力降低，使得肺部感染发生率升高；老年人的心功能降低，会大大增加肺血管相关疾病如肺栓塞的风险；老年人神经系统的退化会直接影响其对呼吸系统疾病的感觉和认知，容易错过最佳的治疗时机。综上所述，呼吸系统疾病多随增龄而容易迁延，常见慢性疾病包括慢性支气管炎、慢性阻塞性肺疾病、支气管哮喘、支气管扩张和肺结核等。老年呼吸系统疾病表现的症状体征多不典型，常常多病共存，同时有病情重、变化快、病程长、预后差的特点。

一、老年慢性阻塞性肺疾病的护理

慢性阻塞性肺疾病(COPD)简称慢阻肺，是一种以气流受限的不完全可逆为特征的慢性肺部疾病，气流受限呈进行性发展，与气道和肺对有害颗粒或有害气体的慢性炎症反应增强有关。COPD与慢性支气管炎和肺气肿密切相关，并可因呼吸功能不全导致肺动脉高压，发展为慢性肺源性心脏病和右心衰竭。

COPD目前居全球死亡原因的第四位。WHO公布，至2020年COPD将位居世界疾病经济负担的第五位。据WHO统计，COPD在中国疾病负担排名中居第一位。我国流行病学调查显示，40岁以上人群的COPD患病率为9.9%，已成为严重的公共卫生问题，随着年龄的增长，COPD的发病率也逐渐提高。

(一)病因及发病机制

1.遗传因素

COPD是一种多基因疾病，已知的遗传因素有α-抗胰蛋白缺乏，引起弹性蛋白酶抑制作用减退，引起肺气肿，但中国人群中不多见。

2.环境因素

主要为吸烟，其次为大气污染、职业粉尘及气象条件等，在长期反复刺激下导致气道慢性炎症及氧化与抗氧化失衡。

3.老年性肺气肿

随着年龄的增长，肺脏的功能逐年降低，生理性的老化造成肺泡腔扩大及肺弹性丧失，被称为“老年性肺气肿”。

4.感染

减退的肺功能及免疫力使老年人对各种烟雾等有害颗粒刺激的异常炎症反应更加强烈，造成老年人更易发生 COPD。感染被认为是诱发 COPD 急性加重的重要因素。

（二）临床表现

主要表现为慢性咳嗽、咳痰、气促或呼吸困难，慢性咳嗽通常为首发症状，气短、呼吸困难是 COPD 的标志性症状，是导致老人焦虑不安的主要原因。老年患者 COPD 特点是：

1.呼吸困难更突出

尤其是高龄老人。

2.机体反应能力差

典型症状弱化或缺如，如咳嗽、咳痰症状不明显，在急性感染时体温不升、白细胞不高等。

3.易反复感染，并发症多

其中心血管系统疾病是最重要的并发症，是导致 COPD 老人死亡的首要原因。

（三）实验室及其他检查

肺功能检查是 COPD 诊断的金标准，用于判断病程和预后。影像学检查主要表现为过度充气，血气分析可判断呼吸衰竭情况，通过痰培养可以检出病原菌。

（四）护理评估

老年 COPD 评估是根据老人的临床症状（改良版英国医学研究委员会呼吸问卷、COPD 患者自我评估测试问卷）、急性加重风险（上一年发生急性加重的次数和因急性加重住院次数）、肺功能异常的严重程度（FEV_1 占预计值百分比）及并发症情况进行综合评估，其目的是确定疾病的严重程度，包括气流受限的严重程度、老人的健康状况和未来急性加重的风险程度，最终目的是指导治疗。

（五）治疗要点

COPD 按病程可分为稳定期和加重期。

1.急性加重期治疗

首先确定老年 COPD 急性加重的原因，最常见的原因是支气管感染，应注意与充血性心力衰竭、胸腔积液、肺栓塞、心律失常鉴别。根据严重程度决定住院或在家治疗。

（1）院外治疗：适当增加既往雾化吸入支气管扩张剂的量和频率，可增加抗胆碱能药物的使用。全身使用糖皮质激素可加快病情缓解和肺功能恢复，出现感染加重或症状加重应给予抗生素治疗。

（2）住院治疗：评估严重程度；合理氧疗并监测血气分析结果；局部和全身应用支气管扩张剂；全身应用糖皮质激素可促进肺康复和减少肺功能下降的程度；密切观察感染征象；积极、合理使用抗生素；考虑应用无创或有创机械通气辅助呼吸治疗；适当补充液体及维持水电解质平衡，补充营养；警惕血栓形成；积极排痰治疗，处理伴随疾病及并发症。

无创机械通气治疗：无须建立人工气道（如气管插管等）的机械通气方法，通过口鼻面罩或鼻罩等方法与呼吸机相连,采用气道内正压通气进行辅助通气治疗。

有创机械通气治疗:通过建立人工气道(经鼻或口气管插管、气管切开)进行机械通气的方式。

2.稳定期治疗

指导老人戒烟、脱离诱发COPD的危险环境;应用吸入型支气管扩张剂和口服茶碱类药物;合理应用糖皮质激素减少肺功能下降的速度;应用祛痰剂利于痰液排出;施行长期家庭氧疗提高生存期;高碳酸血症者可应用无创机械通气辅助通气治疗;应用免疫调节治疗、注射流感疫苗减少疾病发作次数;积极进行肺康复治疗提高生活质量;有适应证老人可进行肺减容术等。

(六)护理措施

1.运动与休息

急性期老人应给予半卧位或舒适体位,为缓解呼吸困难必要时也可给予身体前倾位。缓解期老人可以视病情安排适当活动量,活动以不感到疲劳、不加重症状为宜。

2.饮食

进食高热量、高蛋白质、高维生素饮食;避免过冷、过热、生硬、咖啡、浓茶等刺激性食物,蛋白质摄入量为1.2～1.5g/(kg·d),以优质蛋白为主。每日服维生素C 100 mg、维生素A 5000 U,增强支气管黏膜上皮的防御功能。必要时进行肠外营养。

3.氧疗

急性期可用无创呼吸机或有创呼吸机给氧,稳定期可给予每日低流量吸氧大于15h的氧疗措施,使 $PaO_2 \geqslant 60$ mmHg或 $SaO_2 \geqslant 90\%$,以改善低氧,预防并发症,提高生活质量,降低病死率。

4.有效排痰

老年人因咳痰无力,常出现排痰困难,应鼓励老人摄入足够水分,并通过雾化吸入、更换体位、胸部叩击、使用机械排痰机、体位引流等方法促进排痰。

胸部叩击:老人取坐位或侧卧位,操作者将手固定成背隆掌空状,即手背隆起,手掌中空,手指弯曲,拇指紧靠示指,有节奏地从肺底自下而上,由外向内轻轻叩打。边叩边鼓励老人咳嗽。注意不可在裸露的皮肤、肋骨上下、脊柱、乳房等部位叩击。

机械振动排痰机(手柄式):通过机械振动起到松动痰液而利于咳出。

呼吸震荡排痰系统(背心式):根据模拟正常生理咳嗽的原理,通过将老人所穿背心用管路连接到高速脉冲泵上,并快速地充气和放气,使老人胸壁发生有规律的舒张运动,促使呼吸道黏液及各个肺叶深部代谢物松弛并易于排出体外。

体位引流:利用重力作用促使呼吸道分泌物流入气管、支气管排出体外,肺部病变部位不同,引流体位不同。

5.用药护理

常用药物有支气管扩张剂、糖皮质激素、止咳药及祛痰药。老年人基础疾病多,病情复杂且危重程度高,抗感染治疗时一般首选静脉滴注给药,用药宜充分,疗程应稍长,且治疗方案应根据监测结果及时调整。

(1)支气管扩张剂:支气管扩张剂是控制 COPD 症状的主要治疗药物。包括 $β_2$ 肾上腺素受体激动药、抗胆碱能药和茶碱类药。$β_2$ 受体激动药定量吸入作为首选,大剂量使用可引起心动过速、心律失常,长期使用可发生肌肉震颤。老年人对抗胆碱能药敏感性增强,可加强支气管扩张作用,引起口干、口苦、头痛、排便困难或尿失禁;如合并前房角狭窄的青光眼,或因前列腺增生而尿道梗阻者应慎用。茶碱类药使用过程中要监测血药浓度,当大于 15 mg/L 时,恶心、呕吐等不良反应明显增加,应用西咪替丁、大环内酯类药物、氟喹诺酮类药物可使茶碱类血药浓度增加;老年患者肝、肾功能衰退,会影响茶碱类药物在体内的代谢,再加上老年人基础疾病较多,同时服用多种药物会有药物相互作用,应防止中毒现象的发生。

(2)糖皮质激素:COPD 加重期住院老人宜在应用支气管扩张药的基础上,口服或静脉滴注糖皮质激素,采用足量、短期冲击应用,不适合长期应用,防止出现消化道出血等并发症。吸入剂型联合 $β_2$ 受体激动剂可减少肺功能下降速度,其使用可引起老年人高血压、白内障、糖尿病、骨质疏松及继发感染等。不推荐长期口服糖皮质激素,长期吸入仅适用于有症状且治疗后肺功能有改善者。

(3)祛痰药:盐酸氨溴索为润滑性祛痰药,不良反应轻;溴己新偶见恶心、转氨酶增高,老年胃溃疡者慎用。

(4)抗菌药:COPD 加重期住院老人抗感染治疗具有重要作用。老年 COPD 患者由于基础疾病多,住院使用抗生素次数较年轻人多,故肺部感染情况可能更重,易合并真菌感染,且在感染时老年人临床表现比较隐匿,免疫功能较差,选用抗生素剂量要充分,疗程不宜太短,同时要防止可能产生的不良反应。

6.肺康复

康复治疗可以使进行性气流受限的老人改善活动能力、提高生活质量。主要包括呼吸生理治疗、肌肉训练、营养支持等。①呼吸生理治疗能帮助老人咳嗽、用力呼气,促进痰液排出,如有效咳嗽、缩唇呼吸。②肌肉训练方面包括全身肌肉训练(步行、踏车、太极拳、跑步、游泳等)和呼吸肌运动训练,如腹式呼吸、对抗阻力呼吸,也可以根据老人情况将缩唇呼吸配合肢体动作,形成全身性呼吸体操进行呼吸肌运动训练。呼吸操组合可以有种类、节数的多种变化,如 9 节呼吸操、4 节呼吸操等。③营养支持能保持理想的 BMI 值、避免过高热量、高碳水化合物摄入,以免产生过多二氧化碳。

缩唇呼吸:通过缩唇形成的微弱阻力来延长呼气时间,增加气道压力、延缓气道塌陷。嘱老人闭嘴经鼻吸气,然后通过缩唇(吹口哨样)缓慢呼气,同时收缩腹部。吸气与呼气时间比为 1∶2 或 1∶3。缩唇的程度与呼气流量以能使距口唇 15～20cm 处、口唇等高水平的蜡烛火焰随气流倾斜又不至于熄灭为宜。

腹式呼吸:老人可取立位、平卧位或半卧位,两手分别放于前胸部和上腹部。用鼻缓慢吸气时,膈肌最大程度下降,腹肌松弛,腹部凸出,手感到腹部向上抬起。呼气时经口呼出,腹肌收缩,膈肌松弛,膈肌随腹腔内压增加而上抬,推动肺部气体排出,手感到腹部下降。

对抗阻力呼吸:选合适的气球、玻璃瓶或塑料瓶,容量不小于 800～1000 mL。先深吸气,然后含住气球或瓶子进气口,尽力把肺内气体吹入气球或瓶子内,直到吹不出气时为止。

全身性呼吸体操,4 节呼吸操:①扩胸深吸气,下蹲慢呼气;②抱头吸气,转体呼气;③单举上臂吸气，双手压腹呼气；④腹式缩唇呼吸。

7.心理护理

约50%的COPD老人与焦虑、抑郁状态共存。缺氧、高(低)碳酸血症可引起COPD者的恐慌发作，过度通气导致$PaCO_2$减低，引起呼吸性碱中毒、脑血管收缩，产生焦虑症。部分老人可引起期待性焦虑。一些治疗COPD的药物，如β_2受体激动剂、茶碱、大剂量糖皮质激素均可引起焦虑。以上心理问题会使COPD老人变得畏缩，与外界隔离，对自己的生活满意度下降，同时会进一步加重失眠。医护人员应与家属相互协作，指导老人与他人互动的技巧，鼓励参加各种团体活动，发展个人的社交网络，情绪的改善和社交活动的增加可有效改善睡眠的质量。

8.健康教育

(1)疾病知识讲解：为老人讲解老年COPD的诱发因素、临床表现、防治措施等基础知识；教育和督促老人戒烟；教会老人和家属家庭氧疗的方法及保持持续低流量吸氧等重要性和注意事项；遵医嘱正确使用吸入和口服剂型用药，家中禁用镇静药，慎用止咳药，避免抑制咳嗽，加重呼吸困难；指导老人出现咳嗽、气喘加重时应及时就医，定期随访；嘱老人保持良好的心态。

(2)生活指导：保持室内空气流通，老年人居室温度冬季一般保持在22～24℃，夏季26～28℃为宜，相对湿度50%～70%。尽量避免或防止粉尘、烟雾及有害气体吸入；根据气候变化及时增减衣物，避免受凉感冒；在多雾、雨雪天气不要外出，可在室内活动；进食高热量、高蛋白、高维生素饮食，其中优质蛋白占50%以上，避免摄入刺激性、产气或引起便秘的食物。

(3)康复训练指导：包括骨骼肌运动训练和呼吸肌运动训练两个方面。骨骼肌运动训练项目包括步行、踏车、太极拳、老年体操等，注意训练强度应为无明显呼吸困难情况下接近老人的最大耐受水平，不感到疲劳为宜。呼吸肌运动训练包括腹式呼吸、缩唇呼吸、对抗阻力呼吸、全身呼吸体操，对病情较重、不能或不愿参加以上几种呼吸肌锻炼者还可使用各种呼吸训练器，如膈肌起搏器等。

二、老年肺炎的护理

老年肺炎即65岁以上老年人所患肺炎，是指各种病原体引起的老年肺实质性炎症，其中细菌性感染最常见。

老年肺炎是老年人群中最常见和最重要的感染性疾患，占老年感染性疾病的54%。由于人口老龄化的迅速进展和细菌对抗生素耐药性的不断增加，本病的发病率和病死率至今仍居高不下，而且经常参与其他危重晚期患者的终末结局。由于老年肺炎起病隐匿，临床症状不典型，合并慢性基础疾病多，故多数病例易误诊为其他疾病。此外，因老年人机体抵抗力下降，重要脏器功能逐渐衰退，对药物的吸收、代谢、分布、作用与青壮年不同，所以老年肺炎防治，越来越受到关注。

(一)病因及发病机制

1.危险因素

老年人上呼吸道黏膜和腺体萎缩，喉头反射与咳嗽反射减弱，呼吸肌萎缩，小气道周围弹性减弱等呼吸道组织结构和功能的改变均影响异物和分泌物的排出，易导致感染。合并一种或多种慢性基础疾病易导致老人肺部感染率增加。老龄化带来的免疫老化也促进了老年人呼吸道感染的发生。另外，长期吸烟、口腔卫生差、各器官功能下降、御寒能力降低、容易受凉感染、行动障碍、卧床时间长、长期使用安眠药等均可增加老年人肺炎的易感性。

2.老年肺炎病因学特点

大部分为感染性肺炎，细菌性肺炎占主要地位，受生活环境和机体状态影响大。

3.分类

主要分为老年社区获得性肺炎、老年医院获得性肺炎、非典型致病菌肺炎、混合细菌感染和耐药菌株感染、超广谱耐药菌株感染、厌氧菌感染等。

(二)临床表现

1.起病隐匿

多无发热、咳嗽、咳痰等典型肺炎症状。老人最常表现为健康状况逐渐恶化，包括食欲减退、畏食、恶心、呕吐、腹痛、腹泻、倦怠、尿失禁、头晕、急性意识模糊、体重减轻、精神萎靡或跌倒等非特异性症状；老年肺炎的早期表现多为心动过速、呼吸急促；另一方面表现为基础疾病的突然恶化或恢复缓慢，如心力衰竭在适当治疗中仍复发或加重。

2.临床表现不典型

老年肺炎缺乏典型体征，极少出现典型肺炎的语颤增强，支气管呼吸音等肺实变体征。可出现脉速、呼吸快、呼吸音减弱、肺底部可闻及湿啰音，易与并存的慢性支气管炎、心衰等相混淆。有时因老人临床表现不典型，医生缺乏经验而造成漏诊或误诊，导致老年肺炎的早期确诊率低于非老年组。

3.并发症多

老年患者重要器官储备功能差，易合并各种并发症。最常并发呼吸衰竭和心力衰竭，约1/3老年肺炎患者特别是年龄>85岁者易并发急性意识障碍和精神障碍，如谵妄等。其他并发症如酸碱失衡、水电解质紊乱、消化道大出血、急性心梗及多器官功能衰竭常见。

(三)实验室及其他检查

1.炎症标志物

老年肺炎患者外周血白细胞和中性粒细胞敏感性下降，如衰弱、重症和免疫功能低下的老年患者白细胞总数可以不高，多有中性粒细胞升高和核左移。所以老年肺炎需借助其他炎症指标进行综合判断。降钙素原(PCT)现已被认为是一项诊断和监测细菌性感染的重要参数，在细菌性感染的诊断、严重程度判断和随访等方面有重要价值。

2.X线检查

胸部影像异常是肺炎诊断和疗效判定的重要标志，80%以上老年肺炎表现为支气管肺炎，少数呈节段性肺炎。如为金黄色葡萄球菌与厌氧菌性肺炎，致病菌易侵犯胸膜形成脓胸和脓气胸改变。老年肺炎病灶消散较慢，易吸收不全而形成机化性肺炎。

(四)治疗要点

一旦确诊老年肺炎即应住院治疗，老年肺炎的抗菌治疗原则上仍遵循“早期、适当、足量、短程”原则，如果能确定病原体，则针对性治疗；如果不能确定病原体，则尽量选择抗菌谱广、耐药少、作用快、毒性小、排泄快的抗生素，治疗时充分考虑致病菌的种类和血药浓度与不良反应。宜选用静脉给药途径;合并心力衰竭的老人,应控制输液量;选择抗生素时应注意对基础疾病的影响,以及与其他药物的相互作用。

(五)护理措施

1.休息与活动

急性期应卧床休息,仰卧时抬高床头 60°;侧卧时抬高床头 15°;如并发感染性休克者取仰卧中凹位;长期卧床者若无禁忌抬高床头 30°～45°,减少吸入性肺炎的发生。

2.纠正缺氧

一般采用鼻导管或面罩给氧,使 $PaO_2 \geqslant 60$ mmHg 或 $SaO_2 \geqslant 90\%$。若仅为低氧血症,给予较高浓度吸氧(40%～60%);若伴有二氧化碳潴留应采取低浓度<35%持续给氧;重症肺炎老人必要时可应用无创或有创机械通气治疗。

3.促进排痰

老年人咳嗽反射减弱,咳嗽无力、失水等原因使痰液黏稠不易咳出,进而阻塞支气管并加重感染。口服和静脉补充水分是稀释痰液最有效的方法,应注意记录出入液量,静脉补液注意控制速度,鼓励和指导老人进行有效咳嗽、深呼吸,翻身叩背,体位引流,机械排痰机排痰,使用祛痰剂、雾化吸入,必要时吸痰等方法促进痰液排出。

4.口腔护理

定期检查口腔状态,对有口腔黏膜糜烂、口腔溃疡和有感染者应给予及时处理;防止吸入性肺炎及口腔菌进入肺部,加重感染。

5.饮食护理

饮食宜清淡、易消化,高热量、足够蛋白质、充足的维生素及水分,少量多餐。进食时要采取适当体位,防止呛咳;对严重吞咽困难和已发生误吸的老年患者,应权衡利弊选择经鼻胃管、鼻胃肠管、胃肠造瘘管等进行管饲。

6.病情观察

应密切观察老人的神志、呼吸、血氧饱和度、血压及心律等变化,警惕呼吸衰竭、心力衰竭、休克、静脉血栓栓塞症等并发症的发生。准确记录出入液量、必要时测量中心静脉压。

7.做好急救准备

病情危重者应严密观察病情变化,备好急救药品、物品等。

8.高热护理

高热最好备冰毯(全自动控温仪)持续恒定物理降温,或给予温水擦浴、冰袋、冰囊、冰帽等降温措施。以逐渐降温为宜,防止体温骤降引起虚脱。老人大汗时,及时协助擦汗和更换衣物,休克时注意保暖,慎用退热剂。

9.药物护理

(1)应用抗生素前,指导老人正确留取痰培养、痰涂片、病理等各种标本,检查病原菌;按药物说明做好药物敏感试验。

(2)遵医嘱按时应用抗生素,首选静脉给药,做到现用现配,合理安排给药时间,注意与其他药物之间的相互作用。

(3)老年人应用抗菌药物时不良反应发生率明显升高,因此需加强对药物不良反应的监测。如强效镇咳药抑制咳嗽中枢，镇静剂、安定剂抑制呼吸中枢、咳嗽和呕吐反射，使痰液不能有效咳出，导致气道阻塞及感染加重；应用广谱抗生素可引起菌群失调、假膜性肠炎或二重感染；氨基糖苷类药物可引起肾功能损害；喹诺酮类药物可能会出现头晕、意识障碍等中枢神经系统症状；大环内酯类药物易引起胃肠道反应和肝功能损害等。

(4)停用或少用抗精神病药物、抗组胺药物和抗胆碱能药物。

10.心理调适

老年肺炎治疗见效慢、易反复，容易产生忧郁、烦恼、焦虑等心理问题，应关心、安慰老人，耐心倾听老人的主诉，细致解释老人提出的问题。尽可能帮助和指导老人采取积极有效的治疗和护理，使其以积极的心态配合医护工作，尽早康复。

11.健康指导

(1)疾病知识：向老人及其家属介绍肺炎发生的病因和诱因、早期治疗的重要性以及通过接种疫苗预防肺炎。老年人须谨慎应用抗菌药，并注意观察毒副反应。教会家属帮助老人采用翻身、叩背、体位引流、雾化吸入和家庭氧疗改善肺通气和氧合。

(2)生活指导：室内通风 2 次/天，每次 15～30 min，保持温、湿度适宜。少去人多、空气污染的公共场所，恶劣天气应减少外出，预防受凉感冒。为增强机体的抵抗力，应指导老人坚持有氧运动，给予富含蛋白质、维生素和微量元素的饮食，戒烟忌酒、保持口腔清洁卫生。

(3)康复训练：老年肺炎患者如合并慢性呼吸衰竭，其呼吸肌疲劳无力，有效通气量不足，康复护理尤为重要。教会老人腹式呼吸的方法，最好每日锻炼 3～5 次，持续时间因人而异，以不产生疲劳为宜。此外，可配合步行、老年体操等全身运动，以提高老人的通气储备。

(4)长期卧床老人预防吸入性肺炎的发生：尽可能保持床头抬高＞45°，每次喂食前 30 min 给老人翻身、叩背、吸痰，待老人平稳约 5 min 后进餐，避免餐中、餐后吸痰等引起反流。留置胃肠管进行肠内营养者，每次喂食前检查营养管深度和位置，喂食前查看胃残余量，每次喂食 200～300 mL，每次喂食前后用温水冲洗营养管，按照产品说明书的要求定期更换营养管。

第二节　循环系统常见疾病

2015 年我国人均预期寿命为 76.34 岁，80 岁以上人群死亡人数大幅度增加。大多数死亡和残疾原因是与年龄相关的慢性非传染性疾病，其中心脑血管疾病占首位，2015 年城市心脑血管病死亡的构成比为 45.01％。在美国和欧洲，心脑血管疾病死亡约占全部死亡的 50％，高于我们国家。缺血性心脏病的死亡率受年龄影响非常明显，随着人口老龄化，全球的缺血性心脏病死亡人数继续增加。

我国人群的心血管病患病率、发病率及其危险因素水平也呈不断上升的趋势，随着我国人口老龄化趋势的加快，老年心血管疾病日益突出，并成为我国老年人群中致残致死的重要原因。老年心血管疾病主要包括冠心病、高血压、心力衰竭、心律失常、老年退行性心脏瓣膜病和血脂异常等。

冠心病是目前世界范围内危害最大的心脏病，是目前中国成人心脏病住院和死亡的第一位原因，其发病率和死亡率在我国依然呈上升趋势，60 岁以上人群冠心病的患病率增加约 3 倍。随着冠心病治疗效果持续改善，越来越多的患者在急性期存活，而以慢性疾病状态下生存很多年，因此大约有 30%的心脏病患者年龄≥70 岁，是老年人群中的主要疾病负担。2015 年发布的资料表明，我国高血压的患病率为 25.2%，高血压患者有 2.7 亿。随着年龄增长，高血压呈持续增加趋势，60 岁以上人群高血压患病率接近 60%。老年高血压患者合并至少一个其他心血管危险因素的比例为 85.9%。这种增高的高血压发病率是导致心脑血管疾病增加的主要原因。老年心力衰竭的问题也越趋严重，中国心力衰竭注册研究显示心衰患者的平均年龄为(66±15)岁，呈上升趋势，而在 85 岁及以上的人群中约 1/7 的患者有心力衰竭。老年心衰患者的共病患病率较高，常伴有高血压、冠心病、心房颤动等疾病。心衰也是导致老年人再住院和死亡的主要原因。其他疾病如老年退行性瓣膜病变，老年心律失常中的慢性心房颤动，老年人的血脂异常等，比较常见和高发，需要密切关注并应给予积极干预。本节将重点讨论老年高血压、冠心病和心力衰竭的护理。

一、老年高血压的护理

高血压是以体循环压力增高为主要表现的一组临床综合征，是最常见的一种心血管疾病。高血压在临床上可以分成两大类，即原发性和继发性高血压。原发性高血压病因不清，又称为高血压病，占高血压的 90%以上，且随着年龄的增加而增加，是老年人中最常见的疾病。继发性高血压常可以查出明确的病因。高血压是动脉粥样硬化的重要危险因素，长期慢性高血压可以显著增加老年人缺血性心脏病、脑卒中、肾功能不全等重要靶器官损害的风险，是老年人致死、致残的一个重要原因。

(一)病因及发病机制

高血压病的病因目前尚不明确，发病机制也不十分清楚。一般认为是在一定的遗传因素基础上，由于多种后天的环境因素共同作用使正常的血压调节机制失代偿导致。可能的发病因素有：

1.遗传因素

原发性高血压有明确的家族发病倾向，双亲均有高血压病的子女，发生高血压的比例明显增高。

2.精神、神经因素

在长期精神紧张、压力、焦虑的刺激下，可引起高血压。这与大脑皮层长期持续兴奋，导致交感神经持续活动增强，儿茶酚胺类递质释放增加有关，可以促使小动脉收缩，形成高血压。交感神经还可以激活肾素血管紧张素系统，血管紧张素是促使血管收缩的重要物质。所以交感神经活动增强是高血压发病机制中的重要环节。

3.高钠因素

流行病学资料显示，食盐摄入量高与高血压的发生密切相关。高钠摄入可以使血压增高，而低钠饮食可以降低血压。这种和钠的摄取密切相关的血压增高机制也常和遗传因素相关。钠盐摄入增加，易导致钠水潴留和血容量增加，心排血量增加，易发生高血压。

4.衰老和大动脉硬化

随着年龄增大，血管逐渐老化，大动脉中层弹力纤维减少，胶原纤维和钙化增多，导致大动脉弹性降低，使大动脉对血管腔内的压力负荷调整能力下降，产生收缩压增加，舒张压降低的老年人群特有的高血压现象。

5.其他

肥胖、大量饮酒、胰岛素抵抗、血管内皮功能紊乱等因素也常和高血压的发病有密切关系。

(二)临床特点

1.收缩压增高多见

老年人的收缩压随年龄增加而升高，舒张压却随着年龄增加呈现降低趋势。与舒张压相比，收缩压对心、脑、肾等重要靶器官损害更为明显，是心脑血管事件更重要的独立危险因素。

2.脉压增大

老年人收缩压增高，舒张压下降，导致脉压增大。收缩压与舒张压的差值大于 40 mmHg 为脉压增大。脉压是反映动脉弹性功能的重要指标，脉压增大是老年高血压的重要特点。老年人脉压与全因死亡、心血管死亡、卒中和冠心病发病呈正相关。

3.血压波动大

高血压老人自身的血压调节能力下降，容易受到情绪、气温和体位变化而波动，血压昼夜节律常发生异常，非杓型、超杓型和反杓型血压节律多见，清晨高血压增加。更易发生心、脑、肾等靶器官损害，降压治疗难度增加，需谨慎选择降压药物。

4.体位性血压异常

正常老年人或者是高血压者可以发生直立性低血压，也可以出现直立性高血压。直立性低血压是指从卧位改变为立位 3 min 内，收缩压下降大于 20 mmHg 或舒张压下降大于 10 mmHg，同时伴有头晕或晕厥等症状。直立性高血压是指由卧位转为直立位后收缩压升高大于 20 mmHg。老年人由于血管硬化，动脉顺应性降低，自主神经系统调节功能减退，容易发生体位性血压改变。当有糖尿病、低血容量，或使用利尿剂、扩血管药物及精神类药物时，更容易发生。因此，在老年人高血压的诊治过程中需要注意测量卧、立位血压。

5.餐后低血压

指进餐后 2 h 内收缩压下降大于 20 mmHg 或餐后收缩压小于 90 mmHg，并出现头晕、晕厥等症状。

6.特殊的血压异常

(1)白大衣高血压：指在诊室由医生或护士所测的血压增高，而在家中自测血压或动态血压监测不高的现象。易导致过度降压治疗。

(2)隐匿性高血压：是指患者在诊室血压正常，动态血压或家中自测血压升高的临床现象。同样有靶器官损害的风险。

(3)假性高血压：是指袖带法所测血压值高于动脉内测压值的现象，多见于严重动脉硬化老年人。

(三)实验室及辅助检查

1.化验检查

包括血、尿常规，尿微量白蛋白。血生化包括肝、肾功能、血脂、血糖、尿酸、离子等，以评估相关的危险因素和肾损害程度。此外还包括继发性高血压相关的检查。

2.辅助检查

常规心电图、心脏超声检查可以明确左心室受累情况。颈动脉血管的超声和无创性的脉搏波传输速度(PWV)可以早期评价动脉硬化和粥样硬化的程度。动态血压测定有助于准确判断高血压和特殊类型的高血压。

(四)诊断和鉴别诊断要点

1.老年人高血压的诊断

年龄≥60 岁、诊室血压持续或 3 次以上非同日坐位收缩压≥140 mmHg 和(或)舒张压≥90 mmHg,即可诊断高血压。若收缩压≥140 mmHg,舒张压＜90 mmHg,定义为单纯收缩期高血压。准确测量血压对于老年高血压诊治至关重要,需注意在测量血压前老人需静坐休息 5 min 以上;首次需要测量双侧上臂血压;老年人要测量卧、立位血压,观察有无直立性低血压;一般要测量 2～3 次取平均值。老年人诊断时特别要注意多种疾病并存的判定。

2.鉴别诊断

主要是与继发性高血压相鉴别,如肾血管性高血压、肾性高血压、原发性醛固酮增多症及嗜铬细胞瘤等。老年人睡眠呼吸暂停低通气综合征(SAHS)可导致难治性高血压或使高血压加重,应引起足够的重视。

(五)治疗要点

治疗的目的是控制血压,减少靶器官的损伤,防治心、脑、肾的并发症。

1.非药物治疗

非药物治疗是降压治疗的重要措施,需要在饮食、运动、休息等方面建立健康的生活方式,并持之以恒。

2.药物治疗

合理选择降压药物有利于提高血压达标率,预防靶器官损害,降低心、脑血管病的患病率及病死率。理想降压药物应具有平稳、有效、不良反应少、服用简便的特点。常用的降压药物有钙通道阻滞剂(CCB)、利尿剂、血管紧张素转换酶抑制剂(ACEI)、血管紧张素受体阻滞剂(ARB)及β受体阻滞剂,均可用于老年高血压的初始治疗。

(1)CCB:临床上常用的为二氢吡啶类的 CCB,常用的有缓释硝苯地平、氨氯地平等。降压疗效好,不良反应少。慎用于心动过速及心功能不全老年人。

(2)利尿剂:常用小剂量氢氯噻嗪和吲达帕胺片。可以初始及联合降压治疗,尤其适用于合并心力衰竭、水肿的老年人,有肾功能不全时应使用袢利尿剂如托拉塞米或呋塞米等,应用时需注意肾功能及血离子变化。

(3)ACEI 或 ARB:适用于合并糖尿病、慢性蛋白尿的老年患者。ACEI 类常用药物有福辛普利和贝那普利。ARB 类常用药物有氯沙坦、缬沙坦、替米沙坦和奥美沙坦等。推荐用于伴有冠心病、心功能不全的老人,不能耐受 ACEI 者,可使用 ARB。

(4)β受体阻滞剂:如无禁忌证,推荐用于合并冠心病、慢性心功能不全、快速心律失常的老年患者,需从小剂量起始,根据血压及心率调整剂量,常用药物有琥珀酸美托洛尔、比索洛尔等。

(5)α受体阻滞剂:适用于伴有前列腺增生的老年人,常用的有哌唑嗪。应从小剂量开始、逐渐调整剂量。

3.老年高血压的降压目标和药物选择

老年高血压降压目标应该是把血压控制在正常范围,即达到≤140/90 mmHg。当单药常规剂量不能达到降压目标时,应联合使用降压药物,老年高血压患者常需服用2种或以上的降压药物使血压达标。可根据老年个体特点选择不同作用机制的降压药物,可协同增效、减少不良反应。

(1)合并冠心病的老人:如能耐受,血压可降至<130/80 mmHg。可选药物有ACEI或ARB、β受体阻滞剂和CCB。

(2)合并慢性心力衰竭的老人:血压控制目标应<130/80 mmHg,高龄老人可以<140/90 mmHg。可选药物有ACEI或ARB、β受体阻滞剂和利尿剂。

(3)合并肾功能不全的老人:血压应控制在<130/80 mmHg,高龄老人可以<140/90 mmHg,可选药物有CCB、β受体阻滞剂和α受体阻滞剂。

(4)合并糖尿病的老人:血压控制目标<140/90 mmHg,若能耐受可降至130/80 mmHg,可选药物有ACEI或ARB、CCB。

(5)合并脑卒中的老人:血压应该不低于140/90 mmHg,可选药物有ACEI或ARB、CCB和β受体阻滞剂。

4.高龄及虚弱老年高血压患者的降压治疗

80岁或以上老年人为高龄老年人,建议将血压控制在150/90 mmHg以内,如果老人能够耐受,可降至<140/90 mmHg。高龄老人常合并多种疾病,需要联合使用多种药物,临床表现复杂,在降压的同时,要注意对伴随疾病的影响并加强靶器官的保护,避免过度降低血压。降压药物应从小剂量开始,避免血压降低速度过快和大幅度波动,警惕直立性低血压与餐后低血压。

(六)护理措施

1.运动和休息

(1)充分休息:高血压的发病和生活密切相关,因此高血压的老人注意按时休息,避免熬夜,保证充足的睡眠。在高血压危象时,需要卧床休息,每5min测量血压一次,直至血压平稳。

(2)环境舒适:寒冷和高温环境均有可能诱发血压增高,因此要创造安静、温暖、舒适的环境。

(3)运动和适度减轻体重:老年人可以根据身体的耐受情况,做适量的运动,建议将BMI控制在25kg/m^{2}以内,可根据个人身体情况选择容易坚持的运动方式,如走步、游泳、骑车等,一般每周5次,每次30～60min,避免过于剧烈的体育运动,运动强度以自我感觉良好为标准。美国运动医学会提出了"体适能"的概念:即机体在不过度疲劳状态下,能以最大的活力从事体育休闲活动的能力,以及应付不可预测紧急情况的能力和从事日常工作的能力。适当运动不但有利于血压下降,而且可提高其心肺功能。运动强度是否合适也可以用心率监测法来评估,即不同年龄靶心率的范围不同(表7-1)。

表 7-1 美国心脏协会推荐的不同年龄靶心率范围

年龄(岁)	靶心率范围(次/分)	极限心率(次/分)
45	88～131	175
50	85～127	170
55	83～123	165
60	80～120	160
65	78～116	155
70	75～113	150

2.饮食

(1)低盐饮食:指导老人低盐、低脂、清淡、易消化饮食,少食腌制食品,建议每日摄盐量应<6g。同时注意过度限盐可引起低钠血症和低血压,少喝咖啡,鼓励摄入多种新鲜蔬菜、水果,必要的优质蛋白,如鱼类、豆类、脱脂奶,富含钾、钙、膳食纤维及多不饱和脂肪酸的食物。超重的老人需要控制体重,可以从控制饮食和规律运动两个方面同时进行。

(2)戒烟和限酒:诊断高血压的老人需要戒烟,避免吸入二手烟。不鼓励老年人饮酒,戒白酒,其他种类的酒可以少量饮用,要限制日饮酒量,酒精摄入量为男性<25g/日,女性<15g/d。

酒精量(g)=饮酒量(mL)×酒精度数(%)×0.8

3.用药护理

药物治疗是高血压治疗的重要环节,避免"血压不高不服药"的误区,不当的停止服用降压药物会造成血压的反弹,会使血压更高。因此降压药应该规律服用,避免停药,让血压控制在理想水平。应准备充足的药品,老年人及其照顾者应尽量知道和了解所用药物的作用和不良反应。

4.心理护理

老人焦虑、紧张、情绪激动等均会影响血压,造成血压波动,给降压治疗增加难度,因此需要指导老人学会管理自己的情绪。

5.健康指导

因老年人血压波动大,更容易受情绪、气温、睡眠等因素影响,甚至部分老年人血压会出现昼夜节律异常,在高血压治疗过程中也需要监测治疗效果,因此需要监测血压数值,指导老年人学会正确的血压测量方法,正确的记录血压数值非常重要。测量血压时要记录相关的事件,如睡前、清晨起床前、餐前、餐后,卧位、站立位等,必要时需要监测 24 h 动态血压变化,便于医生判断病情,及时调整治疗药物,鼓励家庭成员参与老人的血压测量与管理。

此外,要告知老人及照顾者定期复诊的重要性,并按时到门诊复查,监测是否出现了视力损害、肾功能损害等并发症。

6.其他

因为老年人对血管张力的调节机制受损,对低血容量更加敏感,容易出现低血压或直立性低血压,因此使用利尿药的老年人需要注意监测血压,在由卧位转变成站立位时,需要减慢速度,先保持坐位几分钟后,再改变成站立位,避免直立性低血压的发生,也可以鼓励老人使用拐杖或助行器，避免因头晕发生跌倒。

二、老年冠心痛的护理

冠心病(CHD)是指在冠状动脉粥样硬化的病理基础上，发生冠脉供血减少(可包括痉挛、血栓形成等)或者心肌耗氧量增加而引起的以心肌缺氧、缺血甚至坏死为表现的一组心脏病，临床上也称为缺血性心脏病。

我国的流行病学资料显示冠心病的患病率约为7.7‰，目前患病人数接近1000万，呈上升趋势，冠心病的死亡率总体也呈上升趋势。其中危害健康最严重的是急性心肌梗死(AMI)，其发病率也随年龄增加而增加。

(一)病因和危险因素

冠心病的病因是冠状动脉粥样硬化，动脉粥样硬化的直接原因不清楚，但是发现大量的危险因素与其发生密切相关。

1.血脂异常

血清总胆固醇(TC)增高，低密度脂蛋白胆固醇(LDL-c)增高或者高密度脂蛋白胆固醇(HDL-c)降低均可增加动脉粥样硬化的危险，其中LDL-c增高是致病的核心因素。

2.高血压

高血压是增加动脉粥样硬化的重要因素之一，其发生率随着年龄的增加而增加。血压增高可以损伤血管壁，促进动脉粥样硬化的发生，脉压增大是老年人冠心病重要的预测因素。

3.糖尿病

糖代谢紊乱损伤血管内皮，加快动脉粥样硬化进展，导致冠心病的发生和进展。老年糖尿患者常合并冠心病，临床上糖尿病和冠心病常并存，是预后不良的预测因素。

4.吸烟

吸烟主要损伤血管内皮，可以使HDL-c降低，升高纤维蛋白原，增加动脉粥样硬化的风险性。

5.肥胖和体力活动减少

可以加重其他已知的危险因素，如高血压、血脂异常、糖尿病等。

6.增龄

冠心病是一种老年性疾病，随着年龄的增长，冠状动脉发生粥样硬化病变的危险性进行性增加。

7.其他因素

主要包括遗传因素、性别、应激刺激等因素。冠心病及其部分危险因素具有遗传的特点，男性的患病率要高于女性，持续或者经常处于应激状态是冠状动脉粥样硬化发生的重要危险因素。

如果同时具有多个危险因素，则患病率增加，而老年人群往往具备多重危险因素聚集的特点。

(二)发病机制

冠心病发病机制的核心是心肌缺氧，心肌缺氧进一步引起缺血和坏死。心肌氧供减少或者是耗氧增加都会出现心肌缺血、坏死。粥样硬化的斑块可引起血管狭窄，在安静状态下有时可以满足心肌供血,一旦心肌负荷增加,耗氧量增加,可产生心肌缺血,这样多为稳定性冠心病。由于局部冠状动脉斑块破裂、痉挛、血栓形成,造成部分或者完全阻塞血流则属于急性冠状动脉综合征(ACS),临床表现为不稳定型心绞痛(UAP)或者急性心肌梗死(AMI)。AMI根据心电图的改变分为ST抬高性心肌梗死(STEMI)和非ST抬高性心肌梗死(NSTEMI),其中STEMI发生血流完全阻塞。

(三)分类和临床特点

冠心病一般可以分成两大类,即稳定性缺血性心脏病(SIHD)和ACS。SIHD在老年人群中的发病明显高于成年人组,主要包括稳定型心绞痛(SAP)、无症状性心肌缺血、ACS血运重建和药物治疗稳定后的患者(如陈旧性心肌梗死)和表现为慢性心力衰竭和(或)心律失常为主的缺血性心肌病四种类型。ACS主要包括UAP、NSTEMI和STEMI三种类型,前两者又叫作非ST段抬高急性冠状动脉综合征。以上各种类型的冠心病可以相互转变。

(四)临床表现

1.稳定型心绞痛

典型的心绞痛位于胸骨中段后方及心前区,老年心绞痛可发生于牙至上腹部之间的任何部位,如咽喉部、下颌部、颈椎、肩背部及上腹部,容易误诊为其他疾病。老年人心绞痛的症状常不典型,疼痛的程度较轻,很多时候表现为非疼痛性的症状,如气促、乏力、胸闷、紧缩感、酸胀、胃灼热、出汗等一过性的症状。症状的发生可能与活动或情绪激动等诱发因素有关,常常是一过性的,应用硝酸酯类药物能缓解。通常心绞痛的体征较少,可有心率增快、血压上升。

2.不稳定型心绞痛和非ST抬高性心肌梗死

这一组患者病情不稳定,可以迅速进展为STEMI或猝死,也可以控制好转为SAP。这组患者的症状在老年人群中多数不典型,表现的疼痛程度常偏重,也可表现为气短、胸闷、出汗、乏力等。部位可不典型,诱因可有可无,持续时间多半较长,但一般不超过30 min,应用硝酸酯类药物常有效果。重要的特点是发病频繁,发病持续时间渐长,症状逐渐加重且药物效果逐渐减弱。缺乏特异性的体征,和一般的心绞痛体征相似。

3.STEMI

这是冠心病中最重的一种类型,发病急,变化快,风险高。典型的症状为心前区疼痛,较剧烈,持续时间长,一般超过30 min,用药不缓解。有的老人表现为异位疼痛,可有牙疼、颈部疼痛、上腹疼等。有的老年人表现为非疼痛性的首发症状,如呼吸困难、意识不清、晕厥、恶心、呕吐、大汗伴乏力等。在体征上可表现为血压升高或降低,心率可快,可慢,心律可不齐。心音常减弱,可以听到奔马律和收缩期杂音。重者可以发现心力衰竭和心源性休克的体征。

(五)辅助检查

1.心电图

常规12导联心电图最常用、最实用。心绞痛发作时心电图发现ST段下移,症状缓解后ST段恢复,有诊断价值。对于胸痛原因待查的老人可行心电图运动试验或者动态心电图检查。对于UAP和NSTEMI,常规心电图常能发现缺血性ST段下移或者T波倒置等改变,且常有动态变化。心电图对于STEMI的诊断价值极大,可以发现不同程度的ST段抬高及其演变,并且可以定位和判断梗死范围。

2.生化检查

血尿便常规，肝肾功能，血离子，凝血情况，血脂，血糖，尿酸和同型半胱氨酸应该常规检查，以评价周身状态和危险因素。心脏生化标记物，包括肌钙蛋白，肌酸激酶同工酶（CKMB），C反应蛋白，脑钠肽（BNP）等对于诊断心肌梗死及其心功能的评价具有重要价值。

3.心脏超声检查

二维心脏超声结合多普勒可以评价心脏的功能、室壁运动情况以及瓣膜的状态。STEMI等重症适合床头检查。

4.心脏核素显像检查

核素显像适合稳定性冠心病老人的评估，可以显示心肌缺血以及坏死的部位和范围，也可以评价心脏功能。

5.多排CT冠状动脉成像

多排CT冠状动脉成像（CTCA）技术不仅可以显示冠状动脉病变的部位、范围和程度，而且还可以判断斑块的特点，包括软斑块、钙化斑块或者是混合性斑块。对于各种不同类型的冠心病，可以根据病情的需要进行冠状动脉的评估。多排CTCA可以初步明确冠状动脉病变的程度和范围，考虑进行血运重建治疗的老人必须进行冠状动脉造影及其相关检查。

6.有创性的冠状动脉检查技术

这一技术核心是冠状动脉造影，可以确定冠状动脉病变程度、范围和特殊病变，如侧支循环、心肌桥和先天性异常等。可以直接指导冠状动脉介入和外科旁路手术血运重建治疗。对于一些复杂病变需要结合血管内超声（IVUS）、血管内光学相干断层显像（OCT）和血管内压力导丝技术进一步指导复杂冠状动脉病变的介入治疗。

（六）诊断

（1）典型的SAP可以根据典型的临床表现，结合心肌缺血的证据就可以诊断。老年人多症状不典型，但这种症状的发生应该具有心脏负荷增加而诱发的特点，并具有一个月以上的稳定的病程。结合心电图运动试验，核素药物负荷试验可以诊断。

（2）静息性发作、发作频繁、劳力恶化等都属于UAP和NSTEMI的发病特点，结合心电图缺血性改变较易诊断，心脏生化标记物肌钙蛋白升高可以区别UAP和NSTEMI。

（3）STEMI的诊断，早期心电图ST段抬高，心脏生化标记物肌钙蛋白（cTnT，cTnI）、肌酸激酶同工酶（CK-MB）升高即可确诊。

（七）治疗和预防

冠心病的防治原则是控制危险因素，稳定动脉粥样硬化斑块，改善心肌缺血，防治冠脉内血栓，合理的血管重建。

1.药物治疗

（1）抗栓治疗：包括抗血小板和抗凝治疗。冠心病一经诊断就应该立刻启动抗血小板治疗。SIHD以抗血小板治疗为主，首选阿司匹林300 mg，一天1次，3天后改为100 mg，一天1次。不耐受阿司匹林者用氯吡格雷。对于ACS，特别是STEMI，应该尽早给予阿司匹林和氯吡格雷双联负荷量同时应用，严重者可以应用血小板Ⅱb Ⅲa受体拮抗剂替罗非班。也可以同时进行抗凝治疗，包括低分子肝素、磺达肝癸那的应用。

(2)β受体阻滞剂:对于各种类型冠心病均有益。所以只要没有禁忌证,原则上都要应用。常用的有琥珀酸美托洛尔和比索洛尔。

(3)他汀类药物的应用:应用他汀类药物积极降低LDL-c在动脉粥样硬化的控制中尤为重要。降低LDL-c不仅可以预防动脉粥样硬化的进展,而且是唯一有部分循证医学依据可以稳定和(或)逆转动脉粥样硬化斑块的治疗措施。

(4)抗心肌缺血治疗:β受体阻滞剂是抗心绞痛的一线药物。此外还有①硝酸酯类:控制心绞痛的一线药物,包括硝酸甘油、长效的单硝基异山梨醇酯。可以口服、含服或者静脉应用。②钙通道阻滞剂:此类药对冠状动脉痉挛所致的心绞痛很有效。③目前还有改善心肌能量代谢的药物如曲美他嗪,及其一些中药方剂。

2.血运重建治疗

主要是通过介入技术或者外科旁路手术的方法改善心肌缺血。

(1)心绞痛的血管重建治疗:对于SAP,在药物治疗的基础上,如果仍有顽固性心绞痛,而且影响生活质量时,应行冠状动脉造影检查,根据病变的情况考虑介入或者外科手术治疗。对于UAP和NSTEMI的患者,高危者应该积极考虑进行血管重建的干预,低危的老人可以首选保守药物治疗的策略。

(2)STEMI的血运重建治疗:STEMI早期血运重建极其重要,尽早开通闭塞的冠状动脉、挽救濒死的心肌、保护心脏功能是STEMI的重要治疗措施,对于老年人治疗效果更加明显。应该争取在发病6～12 h开通血管,完成冠状动脉的血管再通,目前应用的技术包括血栓抽吸、球囊扩张、支架植入等技术。

没有介入治疗条件的基层医院应该考虑溶栓治疗,然后尽快转运到有条件进行介入治疗的医院。70岁以上者要谨慎,80岁以上者原则上不用溶栓治疗。溶栓治疗的时间越早越好,尽量在发病6～12 h。溶栓药物多选用特异性的溶栓药,目前常用的有组织型纤溶酶原激活剂(tPA)、重组链激酶(rSK)和尿激酶(UK)等。溶栓治疗的禁忌证包括:①既往有过脑出血;②脑血管器质性病变;③颅内肿瘤;④缺血性脑卒中3个月内;⑤主动脉夹层;⑥活动性出血或出血体质;⑦3个月内的头部外伤史;⑧没有控制的高血压(血压＞180/110 mmHg);⑨心肺复苏后。

3.相关疾病和并发症的治疗

老年人常有多病共存,其中贫血、感染、甲亢、肾功能不全和脑血管等疾病都可影响心肌耗氧和供氧,控制这些疾病有利于冠心病的控制和恢复。老年STEMT患者常见的并发症有心力衰竭、心律失常、心源性休克、心室破裂、室壁瘤、梗死后综合征等,积极预防和治疗并发症对于改善冠心病的预后极其重要。

4.控制危险因素

可控制的危险因素包括高血压、血脂异常、吸烟、糖尿病、肥胖、体力活动减少等,控制这些危险因素是预防和治疗冠心病的基本环节。尤其对于有家族遗传因素的患者更应该早期关注。

（八）护理措施

1.运动和休息

老年人发生心绞痛时需要立即停止所有活动，半坐卧位，减少心肌耗氧量，直至症状缓解。应用疼痛评估表 PQRST（P，provocation，诱因；Q，quality，性质；R，radiation，放射；S，severity，程度；T，timing，持续时间）评估并记录疼痛。如果发生了心肌梗死，需要绝对卧床休息 24 h，然后根据病情适当开始床上活动，床边活动。出院后，3 个月内避免做剧烈的体育运动，可以选择散步、太极拳等方式的体育运动，3 个月后可以逐渐增加运动量，但仍需避免剧烈的体育运动。

2.饮食

高脂血症是冠心病重要的危险因素，在成人高脂血症专家共识中提出了“治疗性生活方式改变”（TLC），鼓励高脂血症的患者采用低盐、低脂、低热量、高膳食纤维饮食方案（表 7-2）。

表 7-2　高脂血症饮食方案

营养成分	推荐摄入量
热量	维持身体摄入与利用平衡，保持理想体重
总脂肪	占总热量 25%～35%
饱和脂肪酸	低于总热量 7%
多不饱和脂肪酸	超过总热量 10%
单不饱和脂肪酸	超过总热量 20%
碳水化合物	占总热量 50%～60%
膳食纤维	20～30g/d
蛋白质	占总热量的 15%
胆固醇	低于 200 mg/d

3.用药护理

（1）硝酸甘油：硝酸甘油是重要的扩血管药物，在心肌缺血发作的急性期使用，一般需舌下含服。含服硝酸甘油需要注意以下事项：在放入口中的硝酸甘油完全溶解前，要确保口腔湿润，没有吞咽动作，如果疼痛剧烈，可以用牙咬碎硝酸甘油片；建议硝酸甘油随身携带，但是硝酸甘油稳定性差，建议将药品保存在棕色避光的玻璃容器，不要将药片放在塑料或金属容器内；硝酸甘油具有挥发性，会因时间、潮湿、光照等因素失效，建议随身携带的硝酸甘油每 6 个月更换一次；因为硝酸甘油可以提高运动和应激的耐受性，可以在疼痛发作前服用，例如，运动、上楼、性生活前等；如果每 5 min 含服硝酸甘油一次，已经含服了三次，疼痛仍然持续不缓解，需要拨打急救电话；老人及照顾者需要掌握硝酸甘油的不良反应，如面红、搏动性头痛、低血压、心动过速等。

（2）其他药物：心肌梗死后老人需要按照医嘱服用阿司匹林、氯吡格雷、β 受体阻滞剂、他汀类药物等，老人及照顾者需要掌握常见药物的作用和不良反应。

4.心理护理

心绞痛发作或心肌梗死的老人会出现紧张、焦虑的情绪，会加重心肌缺血，因此需要安慰老人,解释病情及治疗方法,以减轻焦虑的症状。

5.健康指导

吸烟和饮酒都是冠心病的危险因素,因此需要戒烟、限制饮酒。老人及其照顾者掌握心肌缺血和心肌梗死的疾病知识,早期发现、早期识别,可以使用居家照顾查检表来评估是否有心肌缺血(表 7-3)。

表 7-3 心绞痛老人居家照顾查检表

序号	内容	老人	照顾者
1	保持运动和休息平衡,减少心绞痛发作		
2	每天坚持活动,活动量以没有心前区不适、没有气短、没有疲劳感觉为宜		
3	避免剧烈运动,避免无氧运动		
4	知晓寒冷天气可以诱发心绞痛发作,注意保暖		
5	活动期间注意休息,避免疲劳		
6	控制情绪,避免情绪激动		
7	避免使用引起心率增快、血压增高的药物		
8	戒烟,避免吸入二手烟		
9	低盐、低脂、低热量、高纤维素饮食		
10	血压达到正常水平		
11	规律服用阿司匹林和β受体阻滞剂		
12	随身携带硝酸甘油,能够准确叙述药物使用的适应证、用法和不良反应		

三、老年慢性心功能不全的护理

慢性心功能不全,是由于心脏结构或功能的慢性异常引起的心室收缩功能下降,射血和(或)充盈能力降低,导致出现心脏向动脉系统泵血减少,静脉系统淤血为主要特点的一组临床综合征。又称为慢性心力衰竭,简称慢性心衰。

根据心衰的发病机制,慢性心衰又分为射血分数下降型心衰和射血分数保留型心衰,前者又称为收缩性心衰,后者为舒张性心衰。慢性舒张性心衰在老年人群中发病率较高,且有发病率逐渐增加的趋势。根据心衰的发生部位又分为左心衰和右心衰,临床上左心衰发病率较高,危害较广,其和右心衰常常共存并相互影响。此外还有和慢性心衰相对应的发病较急的急性心衰。心衰不是一个独立的疾病,而是多种慢性心脏血管疾病发展的终末阶段。慢性心衰是影响我们人口健康的重大疾病,是心血管疾病终末期的重要死亡因素,随着年龄的增加,心衰的患病率增加更加明显。心力衰竭已经成为危害老年人健康的重要疾病之一。

(一)病因及发病机制

1.心肌损害

原发性的心肌损害有心肌缺血和坏死、心肌炎、心肌病等,其中老年人以冠心病、缺血性心肌病最常见,其中心肌梗死及其梗死后的相关疾病,特别是近年来大量冠心病患者经过血运重建术后已经构成了老年心力衰竭患者的主体。而心肌炎、心肌病等在老年人群中发病率明显偏低。继发性的心肌损害包括糖尿病心肌病、甲状腺功能亢进或减低性心肌病以及心肌淀粉样变性等。心肌损害主要是由于心肌细胞的损伤坏死,导致心肌收缩力下降,常可引起心肌变薄,心腔增大,心腔内舒张末期压力增加,导致射血分数下降,动脉系统供血减少,心腔内压力增高导致回心血流量降低,从而导致心力衰竭的发生。心肌损害是收缩性心力衰竭的主要原因。

2.心脏充盈受损

见于高血压引起的心肌肥厚,肥厚性心肌病,以及老年人心肌纤维化和硬化等改变。其中高血压引起的心肌肥厚是这部分老年人群心力衰竭的主要原因。心脏充盈受损主要是由于心肌肥厚或者是心肌硬化使心脏舒张期充盈受限,导致回心血流受阻。常表现为心室射血分数正常,心房内压力增加,心房扩大,肺淤血,心排血量减低,是舒张性心力衰竭的主要机制。

3.心脏负荷过重

心脏后负荷增加的疾病有高血压、肺动脉高压、主动脉瓣狭窄和肺动脉瓣狭窄等。心脏前负荷增加的疾病有瓣膜关闭不全和心内分流性疾病。近年来老年人中退行性瓣膜病变的发生率随着年龄增加而增加,主要累及主动脉瓣,瓣膜纤维化钙化病变为主,可以是狭窄和(或)关闭不全,可以明显地影响心脏功能。全心负荷增加的疾病有慢性贫血和甲状腺功能亢进症等。心脏负荷增加可以使心排血量相对下降,出现体、肺循环淤血,发生心力衰竭。

(二)诱发因素

1.感染

是导致心衰发作最常见的诱因,肺内感染最为常见。此外要注意周身其他系统的感染,比如感染性细菌性心内膜炎、泌尿系统感染等。

2.心律失常

新发的心房纤颤是诱发心力衰竭常见的原因,另外一些严重的缓慢性的心律失常也可诱发心衰。

3.心脏负荷增加

老年人对心脏负荷的代偿能力降低,心脏负荷增加的因素均可以诱发心衰发作。例如钠盐摄入过多、摄入过多的水分、输液速度过快过多、情绪激动、过度劳累等因素均可诱发心力衰竭。所以在老年人群要特别注意心脏负荷增加诱发的心衰。

(三)临床表现

心力衰竭的临床表现不特异,左右心室发生心衰后,临床表现完全不同,常有可能进展为全心衰竭。

1.左心衰竭

以肺循环淤血和心排血量降低为主要表现,主要症状为乏力和呼吸困难,根据疾病的轻重不同,早期常表现为劳力性呼吸困难,活动后、上楼、情绪激动后出现气短。而后可以出现夜间阵发性呼吸困难,表现为夜里睡眠中憋醒,感觉呼吸困难,坐起后逐渐缓解。重者可表现为不能平卧,端坐呼吸。还可以伴有多汗、咳嗽、咳痰、不同程度的咯血。可以痰中带血、可以咳粉红色泡沫样痰,也可以大咯血。主要体征为心率加快、心音减弱、奔马律和心脏杂音。双肺可听到对称的密集的水泡音,根据心力衰竭的程度不同分布范围不同。

2.右心衰竭

以体循环淤血为主要表现,主要表现为消化道淤血的症状,早期可以出现腹胀、食欲下降,重者可见恶心、呕吐、腹痛等。同时伴有体循环淤血的周身症状,表现为凹陷性水肿,低垂部位明显,严重者可以出现全身弥漫性水肿,伴有胸腔积液,多为双侧,或者多浆膜腔积液,同时常有尿少的表现。晚期常见消瘦、气短和不能平卧。主要体征为口唇发绀、颈静脉充盈或怒张、肝脏增大伴压痛、肝颈静脉回流征阳性和下肢或周身水肿。查体可以发现心率快、奔马律和心脏杂音。

3.全心衰竭

可以表现为既有左心衰竭、肺淤血、呼吸困难的表现,又有右心衰竭体循环淤血的表现。临床上多数慢性心力衰竭患者常两者兼有,以其中之一为主。早期的慢性左心功能不全,可以继之出现右心功能不全,右心衰发生后,肺淤血会减轻,但常常呼吸困难并不会明显减轻。

4.老年心力衰竭的特点

老年人心力衰竭的症状常常不典型,老年人活动偏少,左心衰时劳力性呼吸困难的特征常较少,夜间阵发性呼吸困难较多。平时表现乏力、出汗和不愿行走的情况较多。右心衰时最早易表现出味觉异常、恶心、呕吐和腹痛的症状。老年人早期心力衰竭的表现还常常被肺内感染、心律失常等诱发因素的表现所掩盖。老年人的心力衰竭中舒张性心力衰竭发病率较高,主要表现为左心衰竭的临床表现,应该引起足够的重视。

(四)实验室及其他检查

1.化验检查

包括血、尿常规,血生化包括肝功能、肾功能、血脂、血糖、离子等,特别要包括特异性的心功能评价指标,脑钠肽(BNP)和氨基末端 B 型利钠肽前体(NT-pro BNP),两者的临床价值接近。还需要一些心脏基础病的相关化验如肌钙蛋白、甲状腺功能和风湿相关的指标等。

2.辅助检查

包括常规心电图和心脏超声检查,心电图可以发现心脏原有疾病的改变,V1 导联的 ptf 值对于判定左房负荷增重很有意义,并且可以动态观察,评价疗效。心脏超声可以明确心脏各腔室的大小和功能、瓣膜的结构和功能、心包正常与否,可以定量测定心脏的收缩和舒张功能,特别常用的是射血分数和心脏舒张功能指标,非常有助于诊断和鉴别诊断。此外常用的检查还有胸部放射线检查来判定肺部炎症或者淤血性改变。特殊的病因学检查还可以应用有创性心脏造影检查技术,包括冠状动脉造影检查和左心造影检查。

(五)诊断和鉴别诊断

老年人心衰的诊断和成人相同,根据病史中的症状和体征,辅助检查中心电图、心脏超声的特点结合 BNP 的改变可以确诊。诊断时要确定心力衰竭的病因、类型和程度。特别是舒张性心力衰竭在老年人群中居多,主要的特点是在有心力衰竭症状的基础上,左室不大,左房大,射血分数正常,多有房颤,结合心脏超声的舒张功能测定和 BNP 水平可以进行诊断。鉴别诊断中左心衰主要和肺源性呼吸困难相区别,右心衰主要需和肝肾性水肿进行鉴别。

(六)治疗要点

治疗的目的是控制心衰的症状,改善心脏功能,提高生活质量,改善预后,从而延长老年人的生命。

1.病因和诱因的治疗

早期积极治疗高血压、冠心病等,预防和延缓心脏结构改变,预防心衰发作。及时发现和处理诱发因素,特别是肺内感染的早期诊断和治疗,心律失常的适当控制,尤其注意保护心脏,避免过度的心脏负荷。

2.药物治疗

(1)收缩性心力衰竭:这一类心力衰竭应该以金三角药物治疗为基础,即如果没有禁忌证都要使用β受体阻断剂、血管紧张素转换酶抑制剂(ACEI)和醛固酮受体拮抗剂(MRA),ACEI不耐受者应该用血管紧张素受体拮抗剂(ARB)来代替。循证研究已证实这三类药物可以改善心力衰竭患者的预后,降低死亡率,延长心衰患者的生命。尽管上述治疗适合成年人及低龄老年人,但是80岁以上的老年人也可以参考这一治疗原则并结合个体的差异来指导临床应用。

洋地黄和利尿剂是心衰治疗中改善症状的重要药物,可以间断或长期应用,但不改善预后。利尿剂中常用的有噻嗪类、袢利尿剂和抗利尿激素抑制剂,前两者排钾、排钠,后者适用于低钠血症。重症心力衰竭时还可以应用洋地黄类正性肌力药物。此外,对于窦性心律偏快者可以应用伊伐布雷定,较新的有价值的药物还有复合脑啡肽抑制剂,既可以发挥ARB的作用同时还具有内源性的脑钠肽的利尿作用。这两类药均已初步得到了循证医学证实,也可以改善心力衰竭患者的预后。

(2)舒张性心力衰竭:截至目前这一类心衰仍然没有太理想的措施,目前的各种药物治疗措施均很难改善这类心衰患者的预后,目前仍然以改善症状治疗为主。主要措施有应用利尿剂,包括噻嗪类、袢利尿剂和抗利尿激素抑制剂;合并高血压的老人积极进行降压治疗,降压药物可以选择ARB、ACEI、β受体阻断剂和钙通道阻滞剂;合并房颤或者心肌缺血的老人应积极进行心率控制和采取有效的抗缺血的干预措施;舒张性心力衰竭一般禁止应用正性肌力药物。

3.非药物治疗

在收缩性心力衰竭合并左右心室收缩明显不同步时,如伴有完全性左束支传导阻滞者(CLBBB),可以考虑心脏三腔起搏同步化治疗,临床循证研究已证实有效,可以改善预后,部分老人心功能甚至可以恢复正常。终末期心衰药物治疗效果差,可以考虑心脏移植手术治疗。

(七)护理措施

1.运动和休息

(1)在疾病的急性期建议老年人卧床休息,近期心肌梗死或心脏手术的老年人需充分休息,这是心脏康复的重要环节。老年人出现呼吸困难时,需抬高床头,给予半卧位,以改善呼吸状况。

(2)症状改善后,需要制订活动计划,进行规律的运动。在活动的初期,需要有人在旁协助,活动速度比平时慢,量宜小。活动前、中、后需监测生命体征的变化,尤其是脉率的变化,是否在允许的范围内。停止活动后脉率在3min内是否能回到基线水平,如果老年人能够耐受活动,应建立短期和长期的活动目标,逐渐增加活动量,避免剧烈运动或单次运动量过大。

2.饮食

指导老年人进食易消化的软食,注意低盐饮食,快餐食品中含有较高的盐,应避免进食成品快餐;少量多餐,可以减少饱食时食物消化所需要的能量。帮助老年人制订饮水计划,均匀摄入每日的液体量,避免短时间内喝大量的液体。

3.用药护理

(1)利尿剂宜在晨间服用,如夜间服用,夜尿增多,会影响老年人的睡眠。每日监测体重和24 h出入液体量,定期监测血清中离子的变化特别是 K^+ 的变化,注意预防高钾血症和低钾血症的发生。

(2)应用ACEI类药物时需监测老年人的血压变化,特别是既往没有高血压的老年人,服药后可能会出现低血压,少数老年人服药后可能会出现咳嗽,如果出现上述症状需要停药。

(3)应用ARB类药物时,需要监测血压的变化,避免出现低血压。

(4)β受体阻断剂可以减慢心率,降低心肌细胞的耗氧量,也可以降低血压,因此心率低于50次/分或血压低于90/60 mmHg时,需停止服用。

(5)服用洋地黄类药物的老年人需要定期监测血药浓度,监测老年人是否出现心率慢(低于50次/分)、黄绿视、恶心、呕吐等地高辛中毒症状。

4.心理护理

老年人焦虑情绪会增加机体的负荷,增加心脏的负担,因此需要指导老年人学会放松的技术和方法,减轻焦虑的症状。

5.健康教育

(1)指导老年人及照顾者学习疾病相关知识,理解治疗的内容及意义,鼓励老年人和照顾者在自我照顾方面提出问题,便于了解他们对自我照顾的掌握情况,提高居家治疗的依从性。

(2)与老年人和家属共同制定居家生活时饮食和液体管理方案,指导老年人每日测量并记录体重,记录出入液体量,记录是否出现心衰症状等相关数据,便于随访。

(3)评估老人居家环境、家庭成员的情况,以了解家庭是否能为老人提供良好的照顾环境。

(4)根据老人的情况提出建议,以满足老人生活和治疗的需求。

6.皮肤护理

下肢水肿时穿宽松的鞋袜和衣裤,注意变换体位,改变受压部位,防止某一部位长时间受压,预防压疮发生。进行皮肤清洁时使用性质温和的溶液,避免使用香皂等碱性强的清洗剂,清洗后注意涂抹护肤液。

第三节　消化系统常见疾病

消化系统(图7-1)疾病是老年人常见病之一,临床资料显示,老年人消化系统疾病发病率高于青年人,以慢性胃炎、消化性溃疡、肝硬化等器质性疾病占绝大多数。我国居民慢性病患病率的前十种疾病中包括胃肠炎、胆结石和胆囊炎、消化性溃疡3种疾病;我国城市居民住院治疗的第二位原因是消化系统疾病。在我国,肝癌和胃癌分别居恶性肿瘤老年人死亡的第二位和第三位疾病,食管癌、结肠直肠癌和胰腺癌排在老年人恶性肿瘤死亡的前十位。近年来,随着人们生活方式、饮食习惯的改变,一些以往少见的疾病发病率有逐年增高的趋势,如胃食管反流病、急性胰腺炎、慢性胰腺炎、功能性胃肠病、炎症性肠病、酒精性和非酒精性脂肪肝病等，恶性肿瘤如结肠直肠癌和胰腺癌的发病率也在增加。

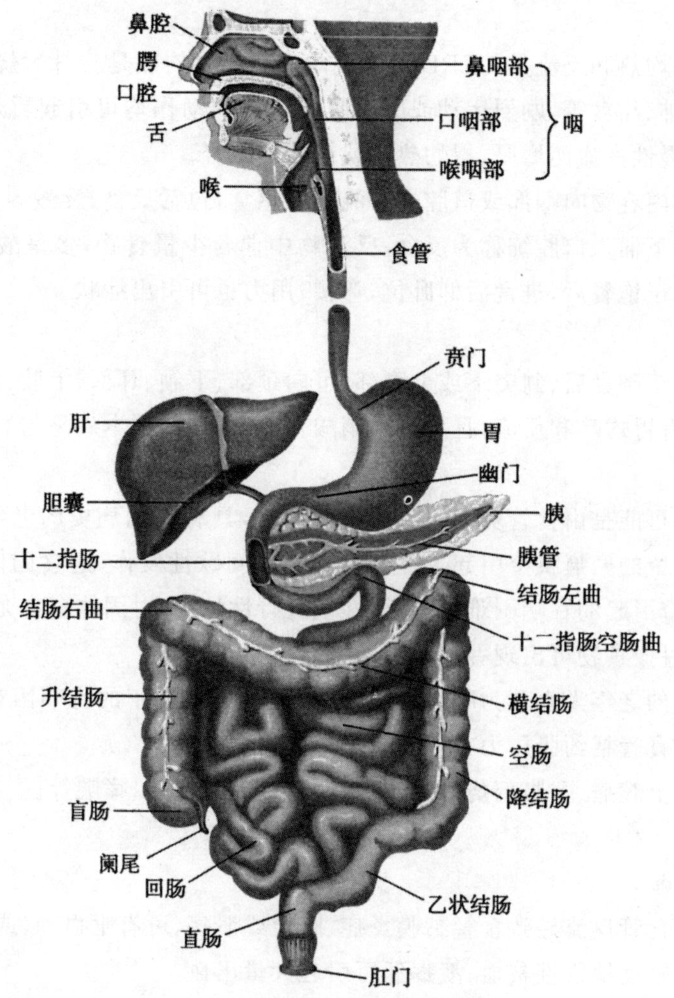

图 7-1　消化系统结构示意图

老年人消化系统疾病发病隐匿，病情较复杂，并发症较多，容易发生出血、穿孔，甚至器官衰弱而危及生命。另外，老年人对一些特殊检查的耐受力下降，使检查不能顺利进行，往往导致疾病诊断与治疗的延误。所以，了解与掌握老年人消化系统疾病的特点，对临床医务工作者至关重要。

一、老年胃食管反流的护理

胃食管反流病（GERD）是指胃、十二指肠内容物反流入食管及咽部引起的不适症状或并发症的一种疾病，是由于老年人肌张力下降，胃内压增高，上皮增生，抵抗力降低，食管黏膜组织的防御功能下降，因而更容易发生胃食管反流。有研究表明，此病的发病高峰为 60～70 岁，在亚洲国家的发病率为 2.5%～7.1%，在我国老年人 GERD 发病率高达 8.63%，随着生活方式的改变，GERD 的患病率呈上升趋势。

（一）临床表现

GERD 临床表现多样，轻重不一，与年轻人相比，老年 GERD 患者症状不典型，胃灼热或反流的发生率较低，而畏食、消瘦、贫血、呕吐和吞咽困难等症状的发生率随年龄增长显著升高。

1.典型症状

(1)胃灼热：胃灼热和反流是GERD最常见的症状。胃灼热是胸骨后烧灼感，可向颈部放射，进食酒、茶、咖啡、甜食等，剧烈运动或引起腹压增高的动作均可引起胃灼热。病史长的老年人，食管黏膜因慢性炎症而增厚，胃灼热症状反而会减轻。

(2)反流：指胃内容物向咽部或口腔方向流动的感觉，包括反食、反酸等。胃内容物在无恶心和不用力的情况下涌入口腔统称为反食，反流物中偶含少量食物，多呈酸性或带苦味，此时称为反酸。多发生于饱餐后，进食后仰卧位，弯腰，用力也可引出症状。

2.非典型症状

(1)胸痛：发生于胸骨后、剑突下或上腹部，可向颈部、下颌、耳部、上肢、肩胛区及后背部放射，可伴有或不伴有胃灼热和反流，且均可用硝酸甘油所缓解，故本病易与心绞痛相混淆，称为非心源性胸痛。

(2)吞咽困难：可能是由食管炎症引起的食管痉挛，具有长期病史的老年人则可能是由食管溃疡性炎症所遗留的瘢痕狭窄引起。吞咽困难常呈间歇性发作，进食固体或液体食物均可发生，但由食管狭窄引起的吞咽困难，呈持续性或进行性加重，对固体食物尤为明显，当炎症加重时，摄入酸性或过烫食物可出现吞咽困难。

(3)癔球症：有的老年人表现为咽部不适伴堵塞感，但无真正的吞咽困难，称为癔球症，是由于酸反流引起上食管括约肌压力升高的缘故。

(4)其他：包括上腹痛、上腹部烧灼感、腹胀、咳嗽、咽喉症状、哮喘等。

(二)并发症

1.上消化道出血

长期反复的胃食管反流导致食管黏膜炎症、糜烂或溃疡，可有呕血和(或)黑便。食管黏膜不断少量出血可致轻度缺铁性贫血；溃疡偶可引起大量出血。

2.食管狭窄

食管炎症使纤维组织增生，导致食管壁的顺应性丧失形成食管狭窄。狭窄通常出现在食管的远端，长度为2～4 cm或更长。长期放置鼻胃管也易出现狭窄。狭窄出现后，一般不再有明显的胃灼热。

3.Barrett食管

在食管黏膜修复过程中，鳞状上皮被柱状上皮取代称之为BarrPtt食管，其可发生消化性溃疡，又称Barrett溃疡。Barrett食管是食管腺癌的主要癌前病变，其腺癌的发生率较正常人高30～50倍。

4.其他

重症反流性食管炎因反流物吸入，可导致慢性咽炎，声带嘶哑、哮喘发作或吸入性肺炎。

(三)实验室及其他检查

1.24h食管pH测定

是诊断胃食管反流病的重要检查方法，可了解食管内的pH情况，了解酸反流程度与其症状发生的关系。

2.内镜检查

是诊断反流性食管炎最准确的方法，能直接观察到黏膜病变，可判定反流性食管炎的严重程度和有无并发症。但胃镜下食管显示正常者，也不能除外胃食管反流病。

3.食管 X 线钡餐检查

对反流性食管炎诊断敏感性不高。对不愿接受或不能耐受内镜检查者行此检查可了解整个食管、胃的运动功能状态，判定病变部位，了解有无食管裂孔疝，排除食管癌、食管憩室等疾病引起的食管炎。如老人不存在吞咽困难等症状，不推荐行食管钡剂造影。

4.食管滴酸试验

可区分心源性胸痛和非心源性胸痛。滴酸过程中，出现胸骨后疼痛或胃灼热的老年人为阳性，且多于滴酸的最初 15 min 内出现。

5.食管测压检查

可测食管下括约松弛肌(LES)的长度和部位，LES 压、LES 松弛压、食管上括约肌压及食管体部压力等。当 LES 压$<$6 mmHg 时易导致反流。食管测压多用于术前评估，不能作为 GERD 的诊断手段。

(四)诊断要点

病史和典型症状有利于诊断。当出现典型胃灼热和(或)反流症状可作出初步诊断。内镜检查如发现有反流性食管炎并能排除其他疾病引起的食管病变，本病诊断成立。有典型症状而内镜检查阴性者，行 24 h 食管 pH 监测证实有食管过度酸反流，则诊断成立。PPI 诊断性治疗(如服用奥美拉唑 20 mg 每日 2 次，连用 7～14 d)，如果有明显效果，可诊断本病。

(五)治疗要点

老年人 GERD 治疗的原则是根据病情采用综合性和个体化的治疗方案，减轻或缓解老人的临床症状，防止食管狭窄、出血、癌变等并发症的发生，改善生活质量。

1.一般治疗

改变生活方式，饮食方面，注意戒烟限酒，避免浓茶、咖啡等；情绪方面，注意避免长时间处于抑郁、焦虑等不良情绪；用药方面老年人因患有多种老年病，合理使用硝酸甘油、钙拮抗剂、地西泮、茶碱及多巴胺受体激动剂等降低 LES 压力的药物、影响食管蠕动及损伤食管黏膜的药物；生活习惯方面避免餐后平卧，睡前 2h 不进食，睡觉时可将床头抬高 15～20cm 等。

2.药物治疗

(1)抑酸药：主要包括质子泵抑制剂(PPI)、H_2 受体拮抗剂(H_2RA)。①PPI 为治疗 GERD 的首选有效药物，常用药物有奥美拉唑、兰索拉唑、泮托拉唑等。PPI 单剂量治疗无效时，可改用双倍剂量，一种 PPI 无效可尝试换用另一种 PPI，疗程不少于 8 周。②H2RA 一般用于轻中度 GERD 老年人的治疗。常用药物有西咪替丁、雷尼替丁、法莫替丁等。对肾功能不全及肝酶转化能力下降者宜选用稍小剂量。PPI 和 H_2RA 还可影响小肠对维生素 B_{12} 的吸收。因此，老年人，特别是在抗酸分泌治疗时，最好每天适当补充一些维生素 B_{12}。

(2)促胃肠动力药：常用药物有多潘立酮、莫沙必利、依托必利等，主要通过使 LES 压力增高减少反流、改善食管蠕动、促进胃肠道蠕动功能提高老年人的抗反流防御功能。适用于轻症老年人或作为抑酸药物的辅助用药。

(3)胃黏膜保护药:胃黏膜保护药主要作用是增加食管黏膜的防御作用,促进食管黏膜损伤的愈合。

3.外科手术治疗

对于药物治疗无效或药物治疗有效但需长期口服大剂量 PPI 维持治疗者,可考虑行手术治疗。因老年人常合并心肺等系统疾病,存在一定的手术禁忌证,因此,目前对老年人 GERD 的手术治疗仍持谨慎态度。

4.维持治疗

胃食管反流病易反复发作,故需维持治疗,药物以 PPI 为首选药物。维持治疗分长程维持和按需维持两种。前者用于停药后短时间内症状再次反复者及出现食管狭窄等并发症的反流性食管炎老年人,后者则用于无食管黏膜损害、但有反流症状的非反流性食管炎老年人。由于随着年龄的增长,老年人发生 GERD 的危险因素增多,所以老年人 GERD 更需要维持治疗,甚至终身治疗。

(六)护理措施

1.休息和体位

取舒适的体位;对于反流较重的老人,进食后不可立即平卧,指导餐后取直立位或半卧位;睡眠时可将床头抬高 20cm,借助重力作用加快食管对酸性胃内容物的清除。侧卧位以右侧卧位为主,一旦有反流症状,应立即坐起,将反流物及时吐出并漱洗口腔,以防食物残渣吸入引起肺部感染。保持环境安静、舒适,减少对老年人的不良刺激和心理压力;减少探视。

2.病情观察

观察老年人疼痛的部位、性质、程度、持续时间及伴随症状,及时发现和处理异常情况。

3.去除和避免诱发因素

避免应用降低 LES 压的药物及引起胃排空延迟的药物如茶碱、地西泮、钙拮抗剂等;避免饭后剧烈运动,睡前 3～4h 不再进食,餐后可适当散步 15～30 min,以改善食管的排空功能;病情平稳后应进行适当的体育锻炼,如慢跑、散步、健身操、太极拳等,增强体质;避免进食使 LES 压降低的食物,如高脂肪、巧克力、咖啡、浓茶等,戒烟禁酒;注意减少一切引起腹内压增高的因素,如肥胖、便秘、紧束腰带等。

4.用药的护理

遵医嘱使用促胃肠动力药、抑酸药。告知老人规律用药的重要性及正确的服药方法与时间。如奥美拉唑等制酸剂应晨起空腹及睡前服用;胃动力药应在饭前服用;铝碳酸镁片剂餐后 2h 嚼碎后吞服效果更好;硝苯地平等钙离子通道阻滞剂及地西泮、普洛萘尔等可直接刺激食管黏膜,应避免使用。

5.饮食

指导老年人进食营养丰富的清淡易消化食物,少量多餐,细嚼慢咽,避免过饱;专心用餐,忌烟、限酒;避免喝浓茶、咖啡,忌食过热、过辣、过酸的食物。

6.心理护理

GERD 老年人因长期受病痛的折磨而产生紧张、焦虑和恐惧,甚至感到无助和绝望,护士应仔细观察、认真评估、耐心劝导、主动给予关心和帮助，做好健康教育，使其处于接受治疗护理的最佳心理状态，积极配合治疗。

（七）健康指导

1.疾病知识指导

改变生活方式和生活习惯对多数老年人能起到一定的疗效，应向老年人及家属介绍有关GERD的知识，指导老年人避免摄入过多易引起反流和胃酸过量分泌的高脂肪食物；鼓励老年人咀嚼口香糖，增加唾液分泌，中和反流物；适当控制体重，减少由于腹部脂肪过多引起的腹压增高；平时避免重体力劳动和高强度体育锻炼等。

2.用药指导及病情监测

指导老年人严格按照医嘱规定的剂量、用法服药，了解药物的主要不良反应。应用抑酸药者，治愈后逐渐减少剂量直至停药或者改用缓和的其他制剂再逐渐停药。平时自备铝碳酸镁、硫糖铝等碱性药物，出现不适症状时可服用。胸骨后灼热感、胸痛、吞咽不适等症状加重时，应及时就诊。

二、老年感染性胃肠炎的护理

感染性胃肠炎是一种由病毒、细菌等感染而引起的胃肠道的感染性疾病。临床上主要以腹泻为特征，伴有恶心、呕吐等症状。

WHO估计，全世界每天约有数千万人发病，每年腹泻病例高达30亿～50亿例次，有500万～1000万病例因严重腹泻而死亡。

老年人因其机体抵抗力减弱，加之肠道菌群结构发生较多变化，容易导致肠道的生物屏障被破坏，易被外界病原体侵袭造成感染。老年人腹泻与普通人群腹泻有相同的趋势，但因居住地、居住环境的不同（如社区生活、长期护理机构及住院的老人）有病原学差异。在医院、长期护理机构及社区生活的老年人引起急性感染性腹泻的最常见的致病细菌主要是梭状芽孢杆菌，其他常见病原菌为副溶血性弧菌、Salmonella菌、致病性大肠杆菌、产气荚膜杆菌和金黄色葡萄球菌；常见病毒主要有轮状病毒和诺沃克病毒。一般意义上所述的感染性肠炎是指除去副伤寒、伤寒、阿米巴痢疾、细菌性痢疾、霍乱之外的感染性腹泻。这里重点论述老年人常见的急性细菌性肠炎。

（一）流行病学

1.传染源

感染的家畜、家禽及其他动物，显性感染、隐性感染和带菌者，被污染的肉类、水产及食物。

2.传播途径

粪-口传播、手-口传播等。

3.易感人群

年老体弱及严重慢性病者。

（二）病因和发病机制

非伤寒沙门菌主要通过使用污染的食物或水源，多数与被污染的肉类有关，且多以暴发流行为主，其致病作用是由细菌在肠黏膜内繁殖引起炎症反应，严重者细菌入血可引起菌血症和败血症。

其他如大肠埃希菌、空肠弯曲菌、变形杆菌等细菌可引起肠道黏膜损伤、肠功能紊乱、电解质紊乱。金黄色葡萄球菌可引起呕吐,发热、休克、神经系统症状及全身中毒等表现。

(三)临床表现

细菌性肠炎潜伏期多在 24 h 内。多急性起病,少数起病较缓慢。临床表现轻重不一,以胃肠道症状最突出。

1.消化道症状

腹泻是最常见的症状。老年人有食欲缺乏、恶心、呕吐、腹痛等症状,先有上腹部不适,继而出现中上腹或脐周疼痛,呈持续性或阵发性,腹泻每日数次或数十次,腹泻后腹痛暂时缓解。粪便因感染菌株不同呈不同性状:Salmonella 菌感染者粪便呈暗绿色,恶臭,可有黏液,偶有脓血便,重者可呈霍乱样水泻;副溶血性弧菌感染者粪便多为水样糊便,2～3 次/天,也有 1/4 老年人呈典型的洗肉水样便,重者为黏液脓血便;致病性大肠杆菌感染者,轻者呈黄水样或糊状便,重者可呈血便、脓血便;金黄色葡萄球菌感染者,粪便为水样便,呈蛋花样或绿色黏液样稀便。

2.全身中毒症状

轻者偶有低热,重者常有发热、畏寒、头痛、头晕、肌肉疼痛、精神萎靡、意识蒙眬甚至昏迷。

3.水电解质和酸碱平衡紊乱表现

(1)脱水:虚弱、极度口渴、少尿或尿色加深、皮肤干燥、口干、眼球下陷,皮肤弹性差,烦躁、嗜睡甚至昏迷、休克。

(2)水电解质及酸碱平衡紊乱:严重的呕吐或腹泻可以引起电解质紊乱。①低钾血症:老人表现为疲乏无力、精神萎靡、腹胀、肠鸣音减弱、重者可出现麻痹性肠梗阻、心律失常。②低钠血症:主要症状为软弱乏力、恶心呕吐、头痛嗜睡、肌肉痛性痉挛,重者可出现神经精神症状和可逆性共济失调等,饮用大量低盐或无盐的水分来补充液体的老年人尤易出现低钠血症。③低钙和低镁血症:表现为四肢发麻、手足抽动,严重时全身骨骼及平滑肌痉挛。对于病重、虚弱老年人有水和电解质紊乱的风险,严重的病例会出现休克和肾衰竭。酸碱平衡紊乱表现为代谢性酸中毒,轻者仅有呼吸稍快,重者呼吸深快、口唇发绀或呈樱桃红色、精神萎靡或烦躁不安、嗜睡甚至昏迷。

(四)辅助检查

1.血常规检查

血中白细胞总数可正常或升高,中性粒细胞比例高,可初步鉴别细菌性肠炎和病毒性肠炎。

2.便常规检查

注意有无脓细胞、红细胞与吞噬细胞。

3.便培养加药物敏感实验

便培养至少要连续进行 3 次,以便确定病原体。

4.血培养

血培养阳性有助于病原诊断,对菌痢、大肠埃希菌和沙门菌等细菌性肠炎有诊断意义。

5.血生化检查

严重呕吐与腹泻者可有电解质紊乱、酸碱平衡失调。

6.其他

对有血便者应查结肠内镜,对腹痛剧烈者建议作腹部超声检查以明确诊断。

(五)诊断要点

根据老人流行病史、临床表现作出初步诊断,对血、呕吐物及粪便进行致病菌检查,即可确诊。应仔细排除溃疡性结肠炎等疾病的可能。

(六)治疗要点

治疗的目标是缓解症状、预防和治疗并发症,其治疗原则则以对症治疗为主。

1.一般疗法

卧床休息,进食清淡易消化、富含维生素的食物。呕吐剧烈者暂时禁食,予口服或静脉补液。监测生命体征变化,应同时注意对老年人基础病的监护和治疗。

2.抗菌治疗

临床上,对于轻症病例不宜采取抗菌治疗。老年人应用抗生素应同时兼顾肝脏、肾脏及心血管的功能,注意给药剂量,避免应用毒性大的药物;同时要注意用药配伍禁忌。常用治疗感染性胃肠炎的抗生素有:

(1)喹诺酮类药物:为首选药物,对大肠埃希菌、肠杆菌属、沙门菌属、变形杆菌、金黄色葡萄球菌等敏感。常用药物有氧氟沙星、环丙沙星、诺氟沙星,可口服或静脉。

(2)氨基糖苷类:对大肠埃希菌、肠杆菌属、变形杆菌、金黄色葡萄球菌疗效显著。

(3)头孢菌素类:对革兰氏阴性菌(大肠埃希菌、志贺菌属、沙门菌属、变形杆菌)杀菌作用强大。

3.支持治疗

通常老年人只需卧床休息并饮用足量的水分,一般口服补液盐(ORS)。补液总量为每日生理必需液体 1500 mL 以及吐泻的液体量。即使是呕吐的老年人也要尽量多饮水。如果呕吐或腹泻持续时间较长或有严重脱水,要进行静脉补液,原则上应补充等渗性溶液,包括生理盐水及林格液。

4.对症处理

腹痛者可适当用解痉药物如山莨菪碱(654-2)或颠茄片,腹痛剧烈者可皮下注射阿托品或山莨菪碱。

(七)护理措施

1.一般护理

(1)休息与活动:急性期腹泻频繁、全身症状明显者应卧床休息。频繁腹泻伴发热、疲乏无力、严重脱水者应协助老年人床上或床边排便,以减少体力消耗,预防跌倒等不良事件发生。呕吐的老年人需协助其选择头部偏向一侧的体位,防止误吸引起吸入性肺炎或窒息。

(2)饮食指导:严重腹泻伴呕吐者,先禁食,静脉补充所需营养;能进食者,宜进食高热量、高蛋白、高维生素、少渣、少纤维素,清淡易消化流质或半流质饮食,避免生冷、油腻、多渣、产气多及纤维素含量高的辛辣刺激性食物。少量多餐,可饮糖盐水。病情好转后可逐步过渡到正常饮食。

(3)隔离措施:严格执行接触隔离措施,注意粪便、便器和尿布的消毒处理。解除隔离条件:急性期症状消失,粪检阴性,粪便培养连续2次阴性。

2.病情观察

(1)腹泻的观察:严密观察排便的状况,如排便频次、颜色、性质、量以及伴随症状。评估老年人的意识、精神状态和皮肤末梢循环情况,详细记录24 h液体出入量,判断其体液丢失的量,评估脱水的程度和性质,同时还需积极关注老年人基础病和体重。营养状况的改变。采集标本时取含有脓血、黏液部分的新鲜粪便标本及时送检,以提高阳性率。

(2)保持水电解质平衡:根据24h出入量的变化,结合实验室检查结果,了解血糖及电解质平衡情况;必要时根据病情给予氧气吸入、心电监护、酌情应用血管活性药物等抢救措施。及时补充水、电解质,避免发生水及电解质紊乱。对于能够进食、无呕吐者,在补液的同时,鼓励老年人口服补液盐,每日饮水量在3000 mL左右(分次引用)。严重者迅速建立静脉通路静脉补液,注意补液速度不宜过快。

3.用药护理

遵医嘱用药,告知老年人及其家属药物的名称、服用方法、剂量、治疗效果、常见不良反应等,对其用药后的药效及不良反应进行密切监测。对于使用利尿剂的老年人需要监测血钾变化,以免发生低钾血症;对于使用呼吸兴奋剂的老年人,需要观察其意识状态变化;对于使用氨茶碱的老年人,需要观察其心率变化,以防出现药物不良反应。早期禁用止泻药,便于毒素排出。

4.皮肤护理

频繁的排便易造成肛门周围皮肤的刺激、擦伤,易引起感染,指导老年人每次排便后以温水及无刺激的肥皂轻拭,以保持肛周皮肤的完整性。伴明显里急后重者,嘱老年人排便时不要用力过度,以免脱肛。发生脱肛时,可戴橡胶手套助其回纳。

5.心理护理

本病往往发病突然,会给老年人造成极大的焦虑、恐惧等消极心理。护士应关心老年人,加强沟通,耐心倾听老年人的诉说,全面评估老年人的心理状态,运用浅显易懂的语言解释老人提出的问题;尊重老年人,保护其隐私,给予积极的心理疏导,清除负性情绪造成的影响;叮嘱老年人家属尽可能陪伴在老年人身边,使其时刻感受到来自家庭的温暖、关怀和支持;介绍本病治疗成功的病例,以帮助老年人增强与疾病抗争的信念,提高其治疗依从性,帮助老年人树立战胜疾病的信心,以最佳的心态配合治疗和护理。

(八)预防

1.加强卫生宣传教育

加强卫生常识的普及教育,提高老年人的自身防护能力。教育老人自觉养成良好的个人卫生习惯,防止"病从口入",注意手卫生,养成好的习惯,做到饭前、便后洗手;安全卫生用水,不喝生水。食品卫生是重点:食物生熟要分开,避免交叉感染;食用易带致病菌的食物,如螺、贝壳、螃蟹等时要煮熟,同时吃蒜以助杀菌;生食瓜果前须用清水反复冲洗数次;避免与腹泻患者密切接触,尤其是不要共用餐具。

2.避免进食刺激性饮食

对冷食和辣食等刺激性食物需根据个人条件、原有的饮食习惯和季节选择,避免进食过量，改变嗜酒等不良嗜好。

三、老年消化性溃疡的护理

消化性溃疡主要指发生在胃和十二指肠的慢性溃疡，即胃溃疡（GU）和十二肠溃疡（DU），因溃疡形成与胃酸/胃蛋白酶的消化作用有关，故称为消化性溃疡。临床特点为慢性过程、周期性发作、节律性上腹部疼痛，其发作有明显的季节性，秋冬和冬春之交发病较常见。临床上十二指肠溃疡比胃溃疡多见。

老年人消化性溃疡（PUA）系指年龄在60岁以上老年人的消化性溃疡。近年来，随着诊疗技术的提高，消化性溃疡的发病率已在世界范围内呈下降趋势，但在老年人群，却仍然维持较高的人院和死亡率。据国内统计资料显示，65岁以上人群胃溃疡的发病率为5.2%，70岁以上增至8.5%，胃溃疡与十二指肠溃疡比率为1.1∶1。国外老年人活动性消化溃疡的尸检发病率约为5%。老年人与中青年相比，无论溃疡成因、临床表现还是治疗上，都具备独有的特征，被认为是一种特殊类型的消化性溃疡。

（一）病因与发病机制

消化性溃疡是一种多因素疾病，溃疡发生的基本原理是由于黏膜自身防御/修复因素与黏膜侵袭因素之间失去平衡的结果。

1.胃黏膜抗溃疡能力降低

老年人胃动脉发生硬化，血流减少，胃黏膜发生萎缩，黏膜的重碳酸盐分泌减少，胃黏膜上皮更新率降低，从而导致抗溃疡形成能力下降，而致消化性溃疡的发生。

2.胃激素分泌亢进

老年人常有胃蠕动功能减退，使食物淤积刺激幽门管，导致胃激素分泌亢进，胃液酸度增加，促使溃疡形成。

3.肺功能减退

老年人常有肺部疾病，肺功能减退，一方面因缺氧导致胃壁血管收缩，使胃黏膜抵抗力降低，另一方面因二氧化碳潴留，促使胃壁细胞的碳酸酐酶活性亢进，胃酸分泌增加，诱发或加速溃疡形成。

4.服用多种药物

老年人常患多种疾病，需服用更多的药物，尤其是非甾体抗炎药（NSAIDs），可直接刺激胃黏膜的分泌或刺激胃酸分泌，损伤黏膜形成溃疡。NSAIDs为消化性溃疡的致病因素之一。而老年人消化性溃疡与NSAIDs的关系更为密切。其原因有：①老年人胃和十二指肠黏膜更易受到NSAIDs损害，由于老年人血清白蛋白水平下降，肝血流量减少和肾小球滤过率降低，使得NSAIDs易于在体内聚集，增加其毒性；②老年人使用NSAIDs的人数较多。据估计，西方国家有11%～16%的60岁以上老年人服用NSAIDs，占医疗处方的一半。而且NSAIDs为非处方用药，因而实际用药人数更多。在美国，给65岁以上的老年人所开的处方中，9.4%的有止痛药，另外还有39.6%的非处方用药。此外，NSAIDs还能增加老年人消化性溃疡并发症的发生率，使老年人消化性溃疡的死亡率增加2%～4%。

5.幽门螺旋杆菌感染（HP）

幽门螺旋杆菌与消化性溃疡的发生关系密切，在本病的发病中有很重要的作用。有资料报道，十二指肠溃疡老年人的 HP 的检出率高达 85%～100%，胃溃疡老年人的检出率为 60%～75%，同样 HP 感染者中发生消化性溃疡的危险性亦显著增加。HP 的感染随着年龄增长而增加，但就其在老年人消化性溃疡中的作用仍有待于进一步研究。

6.胃十二指肠运动异常

胃排空延缓，引起十二指肠液反流入胃而损伤胃黏膜；胃排空增快，使十二指肠酸负荷增加。此病因可加重 HP 感染或 NSAIDs 对胃黏膜的损伤。

7.应激和心理因素

长期精神紧张、焦虑或过度劳累，易患消化性溃疡。溃疡愈合后再遭受精神应激时，容易复发或发生并发症。

8.其他

烟、酒、浓茶、咖啡等刺激胃酸分泌，增加发生溃疡的危险；高盐饮食损伤胃黏膜，增加胃溃疡发生的危险。

(二)临床表现

老年消化性溃疡的临床症状与体征多不典型。具有疼痛不典型，高位溃疡较多，巨大溃疡较多，出血、穿孔等并发症发病率高的特点。主要表现为：

1.无痛性溃疡

研究显示，无疼痛的老年消化性溃疡约占 35%，而年轻人只有 8%。

2.疼痛不典型

疼痛部位模糊，难以定位，呈不规则放射。如近端胃溃疡可以出现胸骨后疼痛，类似心绞痛；邻近胃食管连接处的胃溃疡可以吞咽困难为首发症状，易与食管癌和胆绞痛等疾病相混淆；食管裂孔疝内的胃溃疡可表现为不典型胸痛，穿孔时可并发纵隔炎和胸腔积液。

3.常以并发症首诊

13%的老年人以上消化道出血、穿孔、贫血等并发症为首发表现。

4.体重减轻

老年消化性溃疡患者，常因呕吐和食欲减退，以及与年龄相关的肌肉萎缩和营养贮备减少使体重减轻，体重减轻往往成为唯一或首发表现，易误诊为恶性肿瘤。

5.易误诊

老年人有时不能确切描述自己的症状，以至非特异腹部不适被误诊为其他并存疾病。如老年人多见的胆道疾病、食管裂孔疝和憩室病。

(三)并发症

1.出血

是消化性溃疡最常见的并发症，也是上消化道出血最常见的病因。胃溃疡比十二指肠溃疡容易发生，常因服用 NSAIDs 而诱发。出血引起的表现取决于出血的速度和量，出血量取决于被侵蚀血管的大小，毛细血管破裂出血量少，表现为呕血、黑便；动脉破裂出血量大而急，出现眩晕、出汗、脉搏增快、血压下降等周围循环衰竭的症状，甚至发生低血容量性休克。

2.穿孔

由于老年人胃黏膜保护功能减弱，胃穿孔的发生率比年轻人高 2～3 倍。临床上将穿孔分为急性、亚急性和慢性3种类型，以急性穿孔最常见，是消化性溃疡最严重的并发症，常发生于十二指肠前壁或胃前壁。饮酒、劳累、服用NSAIDs等因素可诱发急性穿孔，主要表现为突发的剧烈腹痛、大汗淋漓、烦躁不安，疼痛多自上腹开始迅速蔓延至全腹，腹肌强直，有明显压痛和反跳痛，肝浊音界缩小或消失，肠鸣音减弱或消失，甚至出现休克。但老年人反应较差，穿孔时症状较轻，体征不明显，极易造成延误诊断或手术时机。

3.幽门梗阻

主要由DU或幽门管溃疡引起。溃疡急性发作时，引起幽门部痉挛和炎性水肿，形成暂时性幽门梗阻；溃疡多次复发，愈合后瘢痕收缩形成持久性幽门梗阻。表现为上腹饱胀不适，餐后加重，反复大量呕吐，呕吐物为酸性宿食，呕吐后症状可以缓解。严重频繁呕吐可致脱水和低钾低氯性碱中毒，常继发营养不良。上腹部空腹振水音、胃蠕动波及空腹抽出胃液量＞200 mL是幽门梗阻的特征性表现。

4.癌变

胃溃疡老年人可发生癌变，十二指肠溃疡癌变则极少见。老年溃疡癌变率为2%～6%。多数学者认为由于胃黏膜上皮反复破坏，可由异型增生转而发生癌变，故主张对老年胃溃疡者应做定期随访。若经正规治疗，症状无明显改善或疼痛规律改变，大便隐血持续阳性，体重下降，消瘦明显。X线龛影持续存在或出现充盈缺损，应警惕癌变的可能。有些老年人的癌变溃疡可被边缘上皮细胞修复，表现胃溃疡愈合的征象，若这类老年人已在服用H_2受体拮抗剂类药物，常会误以为是良性溃疡经药物治疗后而愈合。因此，应定期行胃镜检查，胃镜是安全可靠的检查方法，活检可鉴别恶性病变。

(四)实验室及其他检查

1.X线钡餐检查

是常用的一种诊断溃疡病的方法。适用于对胃镜检查有禁忌或不愿接受胃镜检查者。溃疡的X线直接征象是龛影。对溃疡诊断有确诊价值。由于溃疡周围组织的炎症和水肿，以及随病程发生的纤维组织增生和收缩，则会出现龛影周围透明带、局部痉挛和激惹现象，周围黏膜皱裂向溃疡集中和十二指肠球部变形等间接征象。

2.纤维胃镜检查

是当前确诊消化性溃疡的首选检查方法，对于怀疑有消化性溃疡的老年人，胃镜检查优于X线钡餐检查。胃镜检查可直接观察溃疡部位、病变大小及性质，还可采取黏膜活检做病理组织学检查和幽门螺杆菌检测，对合并出血者可给予止血治疗。

3.HP检测

是消化性溃疡的常规检测项目。其中13^C或14^C尿素呼气试验检测幽门螺杆菌感染的敏感性及特异性均较高，且无须通过胃镜检查，常作为根除治疗后复查的首选方法。

4.粪便隐血试验

有一部分活动性溃疡老年人的粪便隐血试验可呈阳性反应，当溃疡愈合后粪便潜血消失。如GU老年人粪便隐血实验持续阳性，应怀疑有癌变的可能。

(五)诊断要点

2011年中国中西医结合学会消化系统疾病专业委员会公布的《消化性溃疡中西医结合诊

疗共识意见》规定了 PU 的临床诊断标准:①初步诊断:慢性、周期性、节律性上腹部痛伴反酸者;②基本诊断:伴有上消化道出血、穿孔史;③确定诊断:胃镜发现 PU 病灶。

(六)治疗要点

老年消化性溃疡总的治疗原则是消除病因、缓解症状、愈合溃疡、防止复发和防治并发症。针对不同病因和发病机制,给予相应处理。

1.药物治疗

消化性溃疡的常用药物及药物作用。

(1)降低胃酸的药物:溃疡愈合与抑酸治疗的强度和时间成正比。①碱性抗酸剂:中和胃酸,迅速缓解疼痛症状;但促进溃疡愈合需长期、大量应用,不良反应较大,故很少单一用药。②抑制胃酸分泌的药物:有 H_2 受体拮抗剂(H_2RA)和质子泵抑制剂(PPI)两类。H_2RA 抑制壁细胞分泌胃酸,PPI 使壁细胞分泌胃酸的关键酶,即 H^+-K^+-ATP 酶不可逆失活,从而抑制胃酸分泌,且作用比 H_2RA 更强、更持久,是抑制胃酸分泌作用最强的药物。

(2)保护胃黏膜的药物:常用胃黏膜保护剂有硫糖铝、枸橼酸铋钾和前列腺素类药物。①硫糖铝和枸橼酸铋钾:黏附覆盖在溃疡面上形成一层保护膜,阻止胃酸/胃蛋白酶侵袭溃疡面,促进内源性前列腺素合成和刺激表皮生长因子分泌;②前列腺素类药物,如米索前列醇,具有增加胃黏膜防御能力的作用。

(3)根除 HP 三联疗法:促进溃疡愈合,预防溃疡复发,从而彻底治愈溃疡。联合用药采用胶体铋剂或一种 PPI 加两种抗生素的三联治疗方案,或采用 PPI、胶体铋剂合用加两种抗生素的四联疗法。

2.并发症治疗

上消化道大量出血经内科紧急处理无效、急性穿孔、瘢痕性幽门梗阻、内科治疗无效的顽固性溃疡以及胃溃疡疑有癌变者,可考虑手术治疗。

(七)护理评估

1.病史

(1)健康史:询问老人有无长期服用阿司匹林、吲哚美辛等用药史;是否遭受严重的创伤、烧伤、颅内疾病及不良精神刺激;有无长期饮浓茶、咖啡,食用过冷、过热及过于粗糙的食物;是否嗜烟酒;有无家庭聚集现象。询问病程经过,如首次疼痛发作的时间,疼痛与进食的关系,是餐后还是空腹,有无规律,部位及性质,缓解疼痛的方法,既往做过的检查及治疗结果。

(2)目前病情与一般情况:询问此次发病与以往有无不同,是否伴有恶心、呕吐、嗳气、反酸等其他消化道症状,有无呕血、黑便、频繁呕吐等症状。

(3)心理-社会状况:消化性溃疡有周期性发作和节律性疼痛的特点,易使老年人产生焦虑、急躁情绪;当合并上消化道出血、癌变等并发症时,老年人表现为紧张、恐惧;慢性过程、反复发作及担心溃疡癌变,使老年人产生焦虑、抑郁、恐惧等心理反应。注意评估老年人及家属对疾病的认识程度,了解老年人家庭经济状况和社会支持情况,老年人所能得到的社区保健资源和服务如何。

2.身体评估

(1)全身状况:有无痛苦面容、消瘦、贫血貌,生命体征是否正常。

(2)腹部体征:上腹部有无固定压痛点、胃蠕动波,全腹有无压痛、反跳痛、肌紧张,肠鸣音有无减弱或消失等。

3.实验室及其他检查

(1)血常规:有无红细胞计数、血红蛋白减少。

(2)粪便隐血实验:是否为阳性。

(3)HP 检测:是否为阳性。

(4)胃液分析:BAO 和 MAO 是增高、减少还是正常。

(5)X 线钡餐造影:有无典型的溃疡龛影及其部位。

(6)胃镜及黏膜活检:溃疡的部位、大小及性质如何,有无活动性出血。

(八)护理措施

1.一般护理

(1)休息与活动:一般休息 4～6 周,溃疡活动期、症状较重或有并发症者,应卧床休息以缓解疼痛,避免劳累和不良精神刺激。溃疡缓解期,鼓励老年人适当活动,劳逸结合,以不感到劳累和诱发疼痛为原则,避免餐后剧烈活动;避免劳累、情绪激动、精神紧张、吸烟、饮酒等诱发因素。夜间疼痛者,遵医嘱夜间加服抑酸剂 1 次,以保证睡眠。

(2)饮食护理:指导老年人规律进食,定时定量,少食多餐,细嚼慢咽,选择营养丰富、清淡、易于消化、低脂、刺激性小的食物。避免餐间零食和睡前进食。溃疡活动期主食以面食为主,避免食用刺激性较强的生、冷、硬食物及粗纤维食物,忌用刺激胃酸分泌的食品和调味品,避免烟酒、咖啡、浓茶和 NSAIDs。

2.病情观察

观察上腹部疼痛的规律及特点;观察有无呕血、黑便的发生;对突发性腹部剧痛者,考虑是否并发穿孔;监测生命体征、意识状态及腹部体征,及时发现和处理并发症。

3.并发症护理

出现急性穿孔时,应立即禁食和胃肠减压,尽可能做急诊胃镜检查,24 h 内的胃镜干预能够改善高危患者的预后,对无条件行胃镜治疗或胃镜治疗失败时遵医嘱做好术前准备;发生急性幽门梗阻时,做好呕吐物的观察与处理,准确记录出入液量,注意监测电解质、酸碱平衡变化,指导老年人禁食禁水,给予胃肠减压,并遵医嘱静脉补液。

4.疼痛护理

老年人出现腹痛时,注意观察详细了解疼痛的规律和特点,老年人消化性溃疡导致的胃部不适,进食与服药后也不易缓解,疼痛也多失去正常的节律,并且老年人胃溃疡位置较高,引起疼痛可放射到胸部或胸骨后,导致老年人紧张焦虑。耐心向其讲解发生疼痛的机制,让其正确认识消化性溃疡的性质,同时积极帮助老年人去除加重或诱发疼痛的各种因素,减轻老年人的痛苦。

5.心理护理

消化性溃疡是一种生理因素及心理因素共同作用所致的疾病,因此对消化性溃疡老年人进行心理护理十分重要。精神紧张、情绪激动或过分忧虑都会对大脑皮层产生不良的刺激,使得丘脑下中枢的调节作用减弱或丧失,引起自主神经功能紊乱,不利于食物的消化和溃疡的愈合。所以，保持老年人心情轻松愉快，是治愈消化性溃疡的关键。与老年人沟通交流时要热情有礼貌，语言温和，面带微笑，要给老年人及其家属留下良好的印象。选择合适的教育时机，运用通俗易懂的语言向老年人介绍疾病的相关知识，对于采取的检查、治疗和护理措施要事先解释，以消除老年人的顾虑，减少其情绪波动，保持心情舒畅、乐观、平和，帮助其树立战胜疾病的信心和对生活的乐观态度。

(九)健康指导

1.疾病知识指导

向老人及家属讲解老年人消化性溃疡病的病因及诱发因素，介绍消化性溃疡及其并发症的临床表现，嘱老人及家属若出现腹痛剧烈并蔓延至全腹，或出现呕血、黑便时，立即就诊。

2.用药指导

向老人讲解药物知识使其了解药物的不良反应、用药的注意事项，叮嘱其遵医嘱服药，不可随意增减或停用药物。慎用阿司匹林、泼尼松、咖啡因及利血平等药物，叮嘱老年人及其家属若出现异常情况要及时到医院接受治疗，在停药后 1 个月、6 个月后来院复查。

3.运动指导

消化性溃疡老年人要结合自己的情况，适当的运动锻炼，提高机体抗病能力，减少疾病的复发，促进身心健康。

4.生活指导

指导老年人建立良好的饮食习惯，戒烟酒，避免摄入刺激性食物；避免食用洋葱、芹菜、韭菜等粗纤维食物和油炸食物；避免浓咖啡、浓茶等刺激性饮料；忌食生姜、生蒜、生萝卜及辣椒等辛辣食物；饮食不宜过酸、过甜、过咸，烹调方法以蒸、煮、炖、烩为主。秋凉之后，昼夜温差变化大，消化性溃疡老年人要特别注意胃部的保暖，适时增添衣服，夜晚睡觉盖好被褥，以防腹部着凉而引发胃痛。注意控制情绪，放松精神，愉快生活。

第四节　神经系统常见疾病

一、帕金森病的护理

帕金森病(PD)是一种常见的神经系统退行性疾病，在我国 65 岁以上人群的患病率为 1700/10 万，并随年龄增长而升高，给家庭和社会带来沉重的负担。该病由英国医生 James Parkinson 首次报道，因而命名为帕金森病。

(一)病因及发病机制

帕金森病主要的病理改变为黑质多巴胺能(DA)神经元变性、死亡。帕金森病至今病因未明，可能的病因包括：

1.环境因素

有机磷农药中毒、一氧化碳中毒、除草剂、鱼藤酮中毒、重金属污染等。

2.遗传因素

10%～15%的 PD 患者有家族史，呈不完全外显的常染色体显性或隐性遗传。

3.年龄老化

黑质多巴胺能神经元、纹状体 DA 递质，随年龄增长逐年减少。但老年人发病者仅是少数，只是 PD 发病的促发因素。

(二)临床表现

帕金森病通常在 40～70 岁发病，起病隐袭，发展缓慢，首发症状以震颤最多见(60%～70%)，其次为步行障碍(12%)，肌强直(10%)和运动迟缓(10%)。症状常自一侧上肢开始，逐渐波及同侧下肢、对侧上肢与下肢，呈 N 字形的顺序进展。

1.静止性震颤

上肢明显，搓丸样动作，节律 4～6 Hz，静止时出现，精神紧张时加重，随意动作时减轻，睡眠时消失。

2.肌强直

锥体外系病变导致屈肌与伸肌张力同时增高，关节被动运动时始终保持阻力增高，即“铅管样强直”，如伴有震颤，呈“齿轮样强直”。

3.运动迟缓

随意动作减慢或消失。典型表现如随意动作减少，面部表情肌活动减少，造成“面具脸”；手指精细动作困难，书写时字愈写愈小，称为“写字过小征”。

4.姿势步态异常

老人四肢、躯干和颈部肌强直呈特殊屈曲体姿，行走时起步困难、起步后前冲，愈走愈快，不能停步，称为“慌张步态”。

5.非运动症状

(1)感觉减退：早期可以出现嗅觉减退，中晚期出现肢体麻木、疼痛。

(2)心理障碍：抑郁。

(3)睡眠障碍：包括快速眼动期睡眠行为障碍、不宁腿综合征。

(4)自主神经功能障碍：便秘、多汗、性功能减退、直立性低血压等。

(5)其他：轻度认知功能减退或痴呆等。

(三)实验室及其他检查

1.CT、MRI 检查

通常无特异性异常。

2.生化检测

高效液相色谱-电化学法检测脑脊液和尿中高香草酸(HVA)含量降低，放免法检测脑脊液中生长抑素含量降低。血及脑脊液常规检查无异常。

3.基因检测

家族性帕金森病患者可分析基因突变。

4.超声检查

可见对侧中脑黑质高回声。

(四)治疗要点

1.治疗原则

采取综合治疗，包括药物治疗、手术治疗、康复治疗、心理治疗等；目前应用的所有治疗手段，只能改善症状，不能阻止病情发展。

2.药物治疗

首选药物治疗，从小剂量开始，缓慢递增，以较小剂量达到较满意的疗效。常用的治疗帕金森病的药物如下：

(1)抗胆碱能药：苯海索(安坦)。

(2)金刚烷胺：对少动、强直、震颤均有改善作用。

(3)左旋多巴：是治疗PD最基本、最有效的药物，常用的药物有美多芭、息宁。

(4)DA受体激动剂：普拉克索、罗匹尼罗、溴隐亭。

(5)单胺氧化酶B(MAO-B)抑制剂：司来吉兰、雷沙吉兰。

(6)儿茶酚-氧位-甲基转移酶(COMT)抑制剂：恩他卡朋、托卡朋。

(7)抗精神病药：氯氮平、喹硫平。

(8)镇静安眠药等。

3.手术治疗

对于长期药物治疗疗效明显减退，同时出现异动症的老人可以考虑手术治疗，手术方法为立体定向神经核毁损术和脑深部电刺激术(DBS)。

4.其他

中医、康复、心理治疗等。

(五)护理评估

1.运动症状

有无静止性震颤，震颤的部位及方式；有无肌强直及其特点；是否有运动迟缓，有无"面具脸"，精细动作的完成情况；是否有姿势步态的异常，有无"慌张步态"。

2.非运动症状

有无感觉障碍，有无自主神经功能障碍，如便秘、排尿困难、多汗、流涎等，有无睡眠障碍及智能障碍。

3.心理状况

有无焦虑、抑郁情绪。

4.疾病诊治及用药情况

评估老人的诊治情况、用药情况以及是否合并其他疾病。

5.日常活动能力

可参照日常生活活动能力评估量表。

(六)护理措施

1.运动和休息

指导老人适当运动锻炼以防止和推迟关节强直与肢体挛缩，维持关节的灵活性，防止便秘，保持并增强自我照顾能力。同时，应保证休息和睡眠，以维持良好的体力和状态。

(1)在疾病早期，指导老人日常生活中保持或培养适当的兴趣爱好或运动，如：养花、打太极拳、散步等，以维持身体和各关节的灵活性。

(2)在疾病中期，指导老人有计划地练习感到困难的动作。①起步练习：起步困难者可以在老人脚前放置一个视觉提示，帮助起步，也可使用有明显节拍的音乐作为听觉提示，练习走路。②步行训练：指导老人步行时要目视前方，集中注意力，尽量迈大步，保持步行的幅度与速度；双臂摆动，以增加平衡。③转身方法：转身时要以弧形线形式前移，尽量不要在原地转弯。

(3)在疾病晚期，老人卧床不起，应帮助其采取舒适体位，被动活动关节，按摩四肢肌肉，注意动作轻柔。

2.饮食与营养

(1)饮食原则：给予高热量、高维生素、高纤维素、低盐、低脂、适量优质蛋白的易消化饮食，戒烟、酒。由于高蛋白饮食会降低左旋多巴类药物的疗效，故不宜盲目给予过多的蛋白质。

(2)饮食内容：主食以五谷类为主，多选粗粮，多食新鲜蔬菜、水果，每天喝水 2000 mL 以上；摄入优质蛋白，每天适当的奶制品(2 杯脱脂奶)和瘦肉、蛋、豆类；少吃油、盐、糖。补充钙质，预防骨质疏松。

(3)进食方法：①进食或饮水时抬高床头，保持坐位或半坐位；注意力集中。②环境安静，时间充足，不催促、打扰老人进食。③对于流涎过多的老人可使用吸管吸食；对于咀嚼能力和消化功能减退的老人应给予易消化、易咀嚼的细软、无刺激性的软食或半流质食物，少量多餐；对于吞咽功能障碍者应选用稀粥、面片、蒸蛋等精细制作的小块食物或黏稠不易反流的食物，并指导老人少量分次吞咽，避免吃坚硬、滑溜及圆形的食物如果冻等。

(4)特殊营养支持：对于进食困难、饮水呛咳的老人要及时插胃管给予鼻饲，防止经口进食引起误吸、窒息或吸入性肺炎。根据病情需要，必要时可给予经皮胃管(胃造瘘术)进食。

(5)营养状况监测：评估老人饮食和营养状况；老人的精神状态与体重变化。

3.用药护理

护士应认真查对，保证老人按时服药，可将药物统一保管，每次送服到口，防止错服或误服。

4.心理护理

帕金森老人由于震颤、流涎、面肌强直等身体形象改变和言语障碍、生活依赖他人，会出现自尊低下。因此应密切关注老人的心理变化，给予老人相应的心理护理。

(1)心理变化：帕金森病老人早期动作迟钝笨拙、表情淡漠、语言断续、流涎，老人往往产生自卑、脾气暴躁及忧郁心理，回避社交活动，整日沉默寡言，闷闷不乐；随着病程延长，病情加重，生活自理能力也逐渐下降，会产生焦虑、恐惧甚至绝望心理。

(2)应对策略：①护理人员应细心观察老人的心理反应，鼓励老人表达并倾听他们的心理感受，及时给予正确的引导，使老人能够接受和适应目前的状态；②鼓励老人尽量维持过去的兴趣与爱好，多与人交往，不要孤立自己；③指导照顾者关心体贴老人，多鼓励、少指责，减轻他们的心理压力；④告诉老人本病病程长、进展缓慢、治疗周期长，而疗效的好坏常与精神和情绪有关，鼓励他们保持良好心态；⑤自我修饰，协助老人进食后及时清洁口腔，擦净口角溢出物，注意保持个人卫生和着装整洁等，以尽量维护自我形象，形成积极的心理暗示。

5.健康教育

(1)指导老人及照顾者了解疾病的相关知识，如临床表现、病程进展和主要并发症，帮助老人和照顾者适应角色的转变。

(2)指导老人掌握自我护理知识,鼓励老人自己完成力所能及的日常活动,增强自我照顾能力。指导照顾者为端碗持筷困难的老人准备带有大把手的餐具,如大手柄的水杯、汤勺等,增强老人的生活自理能力。

(3)给予老人行走指导、饮食宣教及自我情绪调节的指导,改善老人的运动及非运动症状,提高老人的生活质量。

6.安全护理

(1)预防跌倒:①行走指导。指导老人不要边走路边讲话、碎步急速移动、起步时拖着脚走路、双脚紧贴地面站立及穿着拖鞋行走等,以避免跌倒;照顾者在协助老人行走时,勿强行拉老人向前行走,当老人感到不能迈步时,可指导老人先向后退一步再向前走。②环境指导。评估环境中易致跌倒的因素,并给予预防,如地面防滑、无障碍物,走廊及卫生间设置扶手等。③老人行走时根据情况由照顾者协助或使用稳固的助行器。

(2)预防意外伤害:①对于上肢震颤,动作笨拙的老人,避免拿热水、热汤,避免老人自行使用液化气炉灶,尽量不让老人自己从开水瓶中倒水,谨防烧伤、烫伤等。为端碗持筷困难老人准备带有大把手的餐具,选用不易打碎的不锈钢饭碗、水杯和汤勺,避免使用玻璃和陶瓷制品等,禁止老人自行使用锐利器械和危险品。②对有幻觉、错觉、欣快、抑郁、精神错乱、意识模糊或智能障碍的老人应特别强调专人陪护。智能障碍的老人应安置在有严密监控的区域,避免自伤、坠床、坠楼、走失、伤人等意外发生。

7.对症护理

(1)沟通障碍的护理:对有言语不清、构音障碍的老人,应耐心倾听老人的主诉,了解老人的生活需要和情感需要,可指导老人采用手势、纸笔、画板等沟通方式与他人交流;在与老人沟通的过程中态度要和蔼、诚恳,注意尊重老人,不可随意打断老人说话。

(2)便秘的护理:对于顽固性便秘者,应指导多进食含纤维素多的食物,多吃新鲜蔬菜水果,多喝水,每天双手顺时针按摩腹部,促进肠蠕动;还可指导老人适量服用蜂蜜、麻油等帮助通便;必要时遵医嘱口服乳果糖、番泻叶等缓泻药,或给予肛注开塞露、灌肠、人工排便等。

(3)排尿障碍的护理:对于排尿困难的老人,应评估老人有无尿潴留和尿路感染的症状和体征。可指导老人放松,给予腹部按摩、热敷以刺激排尿;必要时在无菌操作下给予导尿和留置尿管。

(4)皮肤护理:①对于出汗多、皮脂腺分泌亢进的老人,要指导其穿柔软、宽松的棉布衣服;经常清洁皮肤,勤换被褥、衣服,勤洗澡。卧床老人应给予床上擦浴,每天1～2次。②预防压疮:保持床单位整洁平整、干燥无碎屑,卧床老人可卧气垫床保护皮肤,给予老人定时翻身、拍背,并注意做好骨突处保护。

二、阿尔茨海默病的护理

阿尔茨海默病(AD),是发生于老年和老年前期、以进行性认知功能障碍和行为损害为特征的中枢神经系统退行性病变。临床上表现为记忆障碍、失语、失用、失认、视空间能力损害、抽象思维和计算力损害、人格和行为改变等。AD是老年期最常见的痴呆类型,占老年期痴呆的50%～70%。随着对AD认识的不断深入,目前认为AD在痴呆阶段之前还存在一个极为重要的痴呆前阶段,此阶段已有AD病理生理改变,但没有或仅有轻微临床症状。

(一)病因及发病机制

AD迄今病因不明,研究发现其发病与脑内β淀粉样蛋白异常沉积有关。β淀粉样蛋白对突触和神经元具有毒性作用,可破坏突触膜,最终引起神经细胞死亡。

流行病学研究显示AD患者的危险因素最主要是年龄增长、阳性家族史及载脂蛋白E基因型这三个方面。AD可分为家族性AD和散发性AD,家族性AD呈常染色体显性遗传,多于65岁前起病,最为常见的是淀粉样前体蛋白(APP)基因、早老素1(PSEN1)基因、早老素2(PSEN2)基因突变。散发性AD占AD患者90%以上,载脂蛋白E(APOE)ε4等位基因携带者是散发性AD最为明确的高危人群。

(二)临床表现

AD起病隐袭,病程呈慢性进行性进展,主要表现为认知功能减退和非认知性神经精神症状,包括痴呆前阶段和痴呆阶段。

1.痴呆前阶段

分为轻度认知功能障碍发生前期(pre-MCI)和轻度认知功能障碍期(MCI)。pre-MCI期没有任何认知障碍的临床表现或仅有极轻微记忆力减退症状,神经心理学检查无异常。MCI期主要表现为记忆力轻度受损,学习和保存新知识的能力下降,神经心理学检查有减退,但未达到痴呆的程度,也不影响日常生活能力。

2.痴呆阶段

因认知功能损害导致日常生活能力下降,主要表现有:

(1)在智能方面出现抽象思维能力丧失、推理判断与计划不足、注意力缺失。

(2)在人格方面出现兴趣与始动性丧失、迟钝或难以抑制、社会行为不端、不拘小节。

(3)在记忆方面出现遗忘,地形、视觉与空间定向力差。

(4)在言语认知方面出现说话不流利,综合能力缺失等。

(5)在疾病晚期,老人虽可行走但为无目的的徘徊,可能出现判断力、认知力的完全丧失,因而幻觉和幻想更为常见。自我约束能力丧失,可出现好斗或者完全相反而处于一种远离社会的消极状态。最后,老人在个人卫生、吃饭、穿衣、洗漱等各个方面,都完全需要他人照料。

(6)在病程早、中期,神经系统查体一般无阳性体征,但部分患者可出现病理征。到病程晚期逐渐出现锥体系和锥体外系体征,如肌张力增高、运动迟缓、拖曳步态、姿势异常等,最终呈强直性或屈曲性四肢瘫痪。

(三)实验室及其他检查

1.血液学检

测对所有首次就诊的老人,进行血液学检测有助于揭示认知障碍的病因或发现伴随疾病。血液检测项目主要有血常规、红细胞沉降率、血电解质、血糖、肝肾功能和甲状腺功能;在有些老人常需要进行更多的检测,如维生素B_{12}、梅毒血清学检测、HIV等。

2.脑脊液检测

当怀疑痴呆为中枢神经系统炎症、血管炎或脱髓鞘疾病等所致时,推荐进行脑脊液常规检查。

3.颅脑CT或MRI

AD主要表现为脑萎缩、脑室扩大,主要病变部位在颞叶、脑白质及脑灰质。

4.FDG-PET

表现为局部脑区低代谢。

5.脑电图

AD老人90%可有脑电图异常,表现为α节律减慢、不规则、消失或波幅下降。脑电图检查对于鉴别正常老化与痴呆有一定的实用价值。

(四)治疗要点

本病目前无根治方法,针对AD患者神经递质改变的药物治疗及非药物治疗和护理能够减轻病情、延缓疾病的发展。

1.非药物治疗

职业训练、认知康复治疗、音乐治疗等。

2.药物治疗

(1)胆碱酯酶抑制剂(ChEI):代表药物有多奈哌齐、加兰他敏等。

(2)N-甲基-D-门冬氨酸(NMDA)受体拮抗剂:代表药物有美金刚等。

(3)脑代谢赋活剂:如奥拉西坦等。

(4)抗抑郁药物:如氟西汀、帕罗西汀等。

(5)抗精神病药物:如利培酮、奥氮平等。

(6)支持治疗:针对营养不良、肺部感染等并发症的支持治疗。

(五)护理评估

1.认知能力

可应用简易智能量表进行认知能力的初步评定,评估老人的记忆力、定向力、计算力、理解力等。

2.行为和精神状态

通过与老人交谈或询问照顾者,评估老人日常生活的表现,了解其行为和精神状态有无异常。

3.疾病诊治及用药情况

评估老人的诊治情况、用药情况以及是否合并其他疾病。

4.日常生活活动能力

可参照日常生活活动能力评估量表。

(六)护理措施

1.活动和休息

(1)指导老人根据自身情况进行适当运动,如散步、集体游戏、集体运动(如做操)、功能锻炼等,可增加老人的血液循环,改善体能、认知功能和行为心理症状。

(2)鼓励老人参与力所能及的日常生活事务,如摘菜、打扫卫生、洗小物件、叠衣物、做蛋糕、浇花等,可以帮助老人恢复自我存在的价值感,恢复自信。

(3)培养老人的兴趣爱好,组织参加兴趣活动,如棋牌麻将、书法、绘画、听音乐、做手工、织毛衣等,可以帮助老人重拾昔日兴趣、刺激思维、增强社交能力。

(4)保证充足的休息与睡眠,维持充沛的体力。

2.饮食护理

(1)食物选择:选择营养丰富清淡宜口的食品,荤素搭配,多食蔬菜、水果。摄入优质蛋白,如肉、蛋、鱼、奶、大豆等。榨制食用油和盐的摄入,控制热量,避免高糖、高脂肪食物的摄入。适当增加含钙食物摄入,如奶类、豆制品、虾皮、核桃、花生等,一般每天饮水量不少于1500 mL。

(2)食物加工:合理烹调保证食物的营养成分不被大量破坏,且易消化吸收,提高营养的利用率。可将食物加工成菜汁、菜泥、肉沫、膏等,易于老人食用,限制油炸、过黏和过于油腻的食物。

(3)进食方式:有能力自己进餐的痴呆老人,应鼓励其自己进餐;进餐有困难者可用特殊餐具,尽量维持老年人独立进餐能力;对吞咽有困难者可指导其缓慢进食,以防噎食及呛咳;完全不能独立进餐者,应喂食;不能经口进食的老人,可在护士指导下,通过鼻饲等方法为老人输送流质食物和营养。

(4)注意事项:护理人员应为老人把好关,给老人的食物或饮料不能太烫或太凉。一日三餐都定时定量,尽量保持老人平时的饮食习惯。对少数食欲亢进、暴饮暴食者,则适当限制食量以防止其因消化吸收不良而出现呕吐、腹泻。保证食物无刺、无骨,易于消化,保证吃饱、吃好。

3.用药护理

根据医嘱协助老人服用治疗阿尔茨海默病的药物及其他对症治疗的药物,观察老人是否有腹泻、恶心呕吐、失眠的情况,发现后及时通知医生,给予对症处理。

4.心理护理

尊重、关爱痴呆老人,维持老人的尊严。通过与老人、家属或照护者沟通了解老人的文化及社会背景,以了解老人个性化的情感需求,给予个性化的心理护理。对于有行为和精神症状的老人,可以通过创造舒缓、舒适的环境,播放老人喜欢的轻音乐,改善睡眠,参加开心活动,如:翻看老照片、玩游戏、做手工等,缓解老人的压力和不安情绪,减少老人的挫败感。

5.健康教育

(1)对轻度痴呆的老人,向其讲解自我护理的重要性,指导老人自己完成日常生活事务,如打扫房间、清理个人卫生等,以维持最大限度的生活自理能力。

(2)指导老人每天按时起床、进餐、活动或锻炼、就寝等,保证生活规律,并保证足够的休息、睡眠。

(3)鼓励老人参加社区或养老机构组织的各项有意义的活动。

(4)给予老人佩戴个人信息卡,防止意外走失时,不能及时联系到家人或机构。

(5)指导老人放松情绪,调节心境。可以指导老人选择清静的环境,采用轻松自然的姿势,使全身肌肉放松。闭眼,做一次深呼吸;或听一段轻松愉快的音乐,随着音乐的节奏,轻轻地哼唱,或用其他方法来转移注意力,如轻闭双眼,想象宁静、美丽的景色。

6.安全护理

(1)防止跌倒、坠床:全面评估痴呆老人易导致跌倒发生的因素,加强风险识别和预警能力,预防风险的发生。根据评估结果,制订个性化的照护计划。如环境方面,保证地面防滑、居住环境有扶手设置、床可以上下升降且有床栏杆;确保老人活动,如走动、穿衣、如厕时能得到护理人员的照护;给老人穿防滑、支撑性好的鞋子,合理使用辅助器具,如拐杖、助行器、轮椅等;协助老人活动,维持改善步态和平衡能力。

(2)防止意外伤害:防止烫伤,进食饮水时,保证温度适宜。沐浴洗澡,有护理人员陪伴,防止温度过高,造成烫伤。痴呆老人不能单独使用刀剪、明火等危险物品。

(3)防止走失:评估痴呆老人的居住环境是否安全密闭,老人是否有易走失的风险。进入陌生环境时,尽快使老人熟悉环境。采用安全报警系统,老人有离开安全区域的动向时,及时提示护理人员。为老人配备智能定位装置,随身携带,保证老人万一走失,能尽快定位。为老人佩戴醒目的个人信息卡片,保证老人万一走失,能及时联系机构或家属。

(4)合理约束:尽量减少约束,避免因照护人员配备不足、以保证老人安全的名义等进行约束,因约束会对老人的各个系统产生不良影响,导致抑郁、焦虑及明显的行为紊乱。除非在进行了综合评估、预防或替代策略失效或紧急特殊的情况下,才能使用约束策略。如老人发生紧急医疗情况,老人或养老机构的其他人住者或护理人员的人身安全受到严重威胁时,可以考虑使用最低伤害的约束物品,如约束带。使用约束,要经常观察老人的反应及约束部位的皮肤,防止皮肤损伤及其他伤害。

7.其他

(1)对于中、重度痴呆老人,安排一定时间帮助训练其生活自理能力,如梳洗、进食、叠衣被、如厕等;指导老人干轻活,如擦桌子、扫地。

(2)与老人交谈时有意识地加强老人思维、记忆、计算能力等的训练,可由照顾者定时陪伴老人外出、认路、认房门等。对有言语障碍者进行口语锻炼和训练。

(3)鼓励老人参加各种活动,安排一定时间读报、看电视,使老人与周围环境有一定接触,以分散病态思维,培养对生活的兴趣,活跃情绪,减缓精神衰退。

三、脑卒中的护理

脑卒中是指各种原因所致的脑血管病变或血流障碍引发的脑功能障碍,分出血性卒中和缺血性卒中。出血性卒中包括脑出血和蛛网膜下隙出血。缺血性卒中是由于脑局部血液循环障碍所导致的神经功能缺损综合征,症状持续时间至少 24h 或存在经影像学证实的新发梗死灶。本文以脑梗死和脑出血为例进行介绍。

(一)流行病学和预防

流行病学资料表明,全国每年新发脑卒中患者约为 200 万人,每年死于脑卒中的患者为 150～200 万人。脑卒中的发病具有明显的季节性,寒冷季节发病率高,发病高峰时间是清晨至中午。男性脑卒中的发病率和死亡率显著高于女性,男女之比为(1.3～1.7):1。

脑血管病的预防措施主要为控制危险因素,危险因素分为可干预性和不可干预性两类,可干预性危险因素包括高血压、心脏病、糖尿病、血脂异常、高同型半胱氨酸血症、吸烟、酗酒、肥胖、动脉粥样硬化、口服避孕药物等,其中控制高血压是预防脑卒中发生的最重要的环节。不可干预性危险因素包括年龄、性别、种族、遗传因素等。

(二)病因、分型及发病机制

脑梗死是最常见的一类缺血性脑卒中,按病因分为五种类型:大动脉粥样硬化型、心源性栓塞型、小动脉闭塞型、其他明确病因型和不明原因型。大动脉粥样硬化型脑梗死是最常见的类型，在脑动脉粥样硬化引起的血管壁病变的基础上，脑动脉主干或分支管腔狭窄、闭塞或形成血栓，造成局部脑组织因血液供应中断而发生缺血、缺氧性坏死，引起相应的神经系统症状和体征。

脑出血是最常见的一类出血性脑卒中，常见病因是高血压合并细、小动脉硬化，其他病因包括脑动静脉畸形、动脉瘤、血液病、梗死后出血、脑淀粉样血管病等。

(三)临床表现

脑梗死以中老年人多见，发病前有脑梗死的危险因素，如高血压、糖尿病、冠心病及血脂异常等，临床表现取决于梗死灶的大小和部位，主要为局灶性神经功能缺损的症状和体征，如偏瘫、偏身感觉障碍、失语、共济失调、吞咽障碍等，部分可有头痛、呕吐、昏迷等全脑症状。基底动脉闭塞或大面积脑梗死时病情严重，出现意识障碍，甚至脑疝形成，最终导致死亡。

脑出血多发生于50岁以上的人，多有高血压病史。一般无前驱症状，急性起病，出现血压升高、头痛、肢体瘫痪、呕吐、失语、意识障碍等。其症状的轻重取决于出血量和出血部位。最常见的部位为壳核出血，占50%～60%，损伤内囊出现对侧偏瘫、对侧偏身感觉障碍和同向性偏盲。出血量大时很快出现昏迷，病情在数小时内迅速恶化。

(四)实验室及其他检查

1.平扫CT

可准确识别大多数颅内出血，并帮助鉴别非血管性病变(如脑肿瘤)，是脑卒中疑似患者首选的影像学检查手段。

2.MRI

T1加权、T2加权对识别急性小梗死灶及后颅窝梗死方面明显优于平扫CT；弥散加权成像(DWI)可早期识别缺血灶；灌注加权成像(PWI)可显示脑血流动力学状态；磁敏感成像(SWI)可发现CT不能显示的无症状性微出血；缺点为费用较高，检查时间长，且有一定的禁忌证(心脏起搏器、金属植入物或幽闭恐惧症等)。

3.血管病变检查

常用检查包括颈动脉超声、经颅多普勒(TCD)、磁共振脑血管造影(MRA)、CT血管造影(CTA)、数字减影血管造影(DSA)等，有助于了解卒中的发病机制和病因。

4.实验室检查

常用的检查包括血糖、肝肾功能和电解质、心肌缺血标志物、全血细胞计数、凝血功能检查等，有助于排除类卒中或其他病因。

(五)治疗要点

1.脑梗死的治疗

(1)静脉溶栓治疗：是目前最重要的恢复血流措施，重组组织型纤溶酶原激活剂(rtPA)和尿激酶是我国目前使用的主要溶栓药，溶栓的时间窗为4.5h或6h以内。

(2)抗血小板治疗：对于不符合溶栓适应证且无禁忌证的缺血性脑卒中老人应在发病后尽早给予口服阿司匹林150～300 mg/d，对于溶栓治疗者应在溶栓24h后开始使用。

(3)抗凝治疗：对于大多数急性缺血性脑卒中患者不推荐无选择地早期进行抗凝治疗，关于少数特殊老年人抗凝治疗，应谨慎评估风险与收益后慎重选择。

(4)神经保护：神经保护剂的疗效与安全性尚需开展更多高质量临床试验来证实。包括依达拉奉、胞二磷胆碱、他汀类药物等。

(5)并发症处理：降低颅内压、抗感染、抗癫痫等。

(6)康复治疗：如果老人的神经功能缺损症状和体征不再加重，生命体征稳定，即可进行早期康复治疗。

2.脑出血的治疗

(1)一般治疗：卧床休息、保持呼吸道通畅、预防感染等。

(2)脱水降颅压：积极控制脑水肿、降低颅内压是脑出血急性期治疗的重要环节，常用的药物包括甘露醇、甘油果糖、人血清蛋白等。

(3)调控血压：脑出血急性期一般不予应用降压药物，而以脱水降颅压治疗为基础。当收缩压＞180 mmHg或舒张压＞100 mmHg可予以平稳降压治疗，并严密观察血压变化。

(4)并发症处理：抗感染、防治消化道出血、纠正水电解质紊乱等。

(5)外科治疗：如老人全身情况允许，壳核出血≥30 mL、丘脑出血≥15mL、小脑出血≥10 mL或合并脑积水，应根据老人具体情况尽快手术治疗。

(6)康复治疗：早期将患肢置于功能位。老人生命体征平稳、病情控制后，尽早进行肢体、语言等康复治疗，以促进神经功能恢复，提高生活质量。

(六)护理评估

1.脑血管病的症状

评估老人有无意识障碍，运动障碍，感觉障碍，语言障碍，吞咽功能是否正常，是否有排泄障碍，是否有认知损害。

2.脑血管病的危险因素

评估老人是否有高血压、糖尿病、高血脂、心脏病，是否有喜食油腻食物、高盐饮食的习惯，是否吸烟、酗酒，是否存在肥胖、体力活动少等。

3.日常生活活动能力

可应用巴氏指数评定量表(ADL)评定老人的日常生活活动能力。

4.心理状态

评估老人是否有焦虑、抑郁、紧张、恐惧、绝望等心理。

5.风险评估

评估老人的压疮风险及跌倒风险。

(七)护理措施

脑卒中的护理贯穿疾病的预防，急性期的救护，慢性期的康复等全过程。本文侧重于脑卒中老人的健康保健，着重介绍脑卒中的预防及慢性期的照护。护理目标是促进脑卒中老人的康复，预防疾病的复发，减少并发症。

1.运动和休息

(1)每天安排适量的运动，以增加肠蠕动，避免久坐、久卧。根据老人自身状况，选择散步、太极拳、慢跑等适当的体育运动，以改善心脏功能，增加脑部血流量，改善脑循环。

(2)鼓励生活自理老人从事力所能及的家务活动,日常生活不过度依赖他人。培养日常生活中的兴趣,如养花、种菜、参与集体活动等,可以锻炼老人的肢体活动能力,促进身心康复。

(3)评估老人的睡眠状况,分析睡眠不佳的因素,采取干预措施,必要时可遵医嘱使用药物帮助睡眠,保证老人充分休息,利于疾病康复。

2.饮食护理

(1)饮食原则:给予高蛋白、高维生素、低盐、低脂、低热量的清淡饮食,如多食谷类和鱼类、新鲜蔬菜、水果、豆类等,限制钠盐摄入量,每天不超过6g。忌食辛辣、油炸食物,少摄入糖类和甜食,避免暴饮暴食;戒烟、限酒。

(2)进食方式:①体位选择:能坐起的老人坐起,头略前屈,不能坐起的老人取仰卧位,床头抬高30°,头下垫枕使头部前屈。此种体位利于吞咽,还能防止误吸。②食物的选择:选择老人喜爱的营养丰富易消化的食物,注意食物的色、香、味及温度,食物应柔软,具有一定黏度,能够变形,利于吞咽,防止误吸。③吞咽方法的选择:对于吞咽障碍的老人,指导空吞咽和吞咽食物交替进行。侧方吞咽:偏瘫的老人,吞咽时头转向健侧肩部,防止食物残留在患侧梨状隐窝内;点头样吞咽:吞咽时,配合头前屈、下颌内收如点头样的动作,利于食物进入食管,防止食物进入气道。④对不能吞咽的老人,应予鼻饲饮食,并教会照顾者鼻饲的方法及注意事项,加强留置胃管的护理。

(3)预防误吸、窒息:①保证老人就餐环境安静、舒适;②指导老人进餐时集中注意力,不要讲话,关闭电视和收音机、停止护理活动等,以免分散老人注意力;③不用吸管饮水、饮茶,用杯子饮水时,保持水量在半杯以上,以防老人低头饮水的体位增加误吸的危险;④备有吸引装置,如果老人呛咳、误吸或呕吐,应立即指导其取头侧位,及时清理口、鼻腔内分泌物和呕吐物,保持呼吸道通畅,预防窒息和吸入性肺炎。

3.用药护理

协助或指导老人及照顾者遵医嘱正确用药,并观察药物的疗效及不良反应。

(1)降压药:合并高血压的老人,每天遵医嘱服用降压药,不能随意停药,以免造成血压波动,每天定时监测血压,观察降压的效果。

(2)降脂药:指导存在动脉粥样硬化的老人遵医嘱服用降脂药,注意观察药物的不良反应,定期复查肝肾功能等。告知老人降脂药,尤其是他汀类药物,不仅起到降脂作用,还能稳定动脉粥样硬化斑块,提高服药的依从性。

(3)抗血小板聚集药:指导缺血性脑卒中老人遵医嘱每天服用,避免空腹服用此药,以免造成胃黏膜损害,注意观察老人有无牙龈出血、皮肤瘀斑、紫癜等皮肤黏膜出血症状,有无出现呕血黑便,出现异常及时停药,寻求医护人员帮助。

4.心理护理

告知老人心理因素与疾病的关系,使老人了解长期精神紧张可致血压增高,加重动脉硬化,不利于疾病的恢复,甚至可以再次诱发心脑血管事件。告知老人注意劳逸结合,保持心态平衡、情绪稳定,努力培养自己的兴趣爱好,多参加有益身心的社交活动。另外,应注意观察老人情绪的变化,加强评估和心理疏导,出现卒中后抑郁及时给予药物和心理干预。

5.安全护理

(1)预防跌倒、坠床:准确评估老人的跌倒风险,确定高危老人,设置警示标识;注意环境的安全设置,活动环境宽敞明亮,无障碍物,地面防滑,清洁干燥;浴室、卫生间、走廊安装扶手;床、座椅高度适宜;指导老人穿合适衣裤,防滑鞋;指导老人仰头或头部转动时应缓慢且转动幅度不宜太大,根据自身活动能力,及时寻求照护者的帮助。

(2)预防压疮:卧床老人,根据病情应每2h翻身一次,不要拖、拉、拽肢体,可以使用体位垫帮助摆放肢体于功能位。保持床单位整洁、平整、无碎屑,可以使用气垫床等防压疮工具。

6.健康教育

(1)指导老人每天进行适宜的运动,以促进血液循环,减少血液淤滞。

(2)进食低盐、低脂、高蛋白、高维生素饮食;戒烟酒;多食蔬菜水果,摄入足量水,预防便秘的发生。

(3)向老人及照顾者介绍疾病发生的症状及体征,加强对早期症状的识别,发现血压异常波动或无诱因的剧烈头痛、头晕、晕厥、肢体麻木、乏力或语言交流困难等症状,应及时就医。

(4)帮助老人分析其自身存在脑卒中危险因素的危害及控制方法,指导老人遵医嘱按时服药,注意观察药物的不良反应,减少疾病复发。

(5)指导老人保持情绪稳定,避免过度喜悦、愤怒、悲伤等不良心理,以免诱发疾病复发。

7.其他

(1)感觉障碍的老人,谨慎使用热疗,如使用热水袋等,防止出现烫伤。

(2)对于尿失禁的老人,尽量避免留置尿管,男性可使用集尿器或纸尿裤,女性可使用尿垫或纸尿裤,加强会阴部皮肤的护理,及时更换集尿袋、纸尿裤、纸尿垫,每日用温水清洗会阴,保持清洁、干燥,防止会阴部湿疹、臀炎的发生。

(3)脑出血老人应避免使血压骤然升高的各种因素,如保持情绪稳定、心态平和;建立健康的生活方式,保证充足睡眠,适当运动,避免过度劳累和突然用力;养成定时排便的习惯,保持大便通畅;保持血压平稳,防止脑出血的复发。

第五节　内分泌与代谢疾病

内分泌系统是由内分泌腺体以及某些脏器的内分泌组织、细胞所构成的机体体液调节系统。内分泌疾病的发生主要由于内分泌腺体和/或内分泌组织发生病理改变,导致激素调节和功能的异常。某些疾病通过代谢紊乱也可影响内分泌系统的结构与功能。新陈代谢包括物质的合成代谢和分解代谢两个过程,是机体生命活动的基础。新陈代谢的过程为机体的生存、生长、生殖和维持内部环境稳定等提供能量;若体内中间某一环节代谢障碍均可引起代谢疾病。如甲亢属内分泌疾病,由于甲状腺激素分泌和功能的异常所导致;糖尿病属代谢病,机体常伴随糖和脂肪的代谢障碍;骨质疏松属代谢病,表现为钙磷代谢的异常等。

一、糖尿病的护理

糖尿病(DM)是由遗传和环境因素复合作用所引起的一组以慢性高血糖为特征的代谢疾

病，是由胰岛素分泌和/或作用缺陷所导致。碳水化合物、脂肪及蛋白质长期代谢紊乱引起多器官损害，导致眼、肾、心脏、血管及神经等组织器官的慢性进行性病变、功能减退和衰竭。应激状态或病情严重时可发生急性代谢紊乱，如糖尿病酮症酸中毒(DKA)、高渗高血糖综合征(HHS)等。根据WHO糖尿病专家委员会提出的病因学分型体系，将糖尿病分为四大类：1型糖尿病、2型糖尿病、其他特殊类型糖尿病及妊娠糖尿病。老年糖尿病中2型DM占90%～95%，1型DM占比<5%。

糖尿病是常见病、多发病，随着我国人口老龄化及生活方式的变化，糖尿病患病率从1980年的0.67%发展至2013年的10.4%。老年糖尿病是指年龄≥60岁(WHO界定≥65岁)，包括60岁以前诊断和60岁以后诊断的糖尿病者，表现为患病率高、起病隐匿、异质性大及危害性大等特点。依据《2016年国民经济和社会发展统计公报》的数据显示，我国≥60岁老年人口有2.3亿，占总人口的16.7%；≥65岁老年人口有1.5亿，占总人口的10.8%。老年人糖尿病患病率高，2010年为22.86%，老年人是糖尿病防治的重点人群。老年人糖尿病的治疗目标是减少急性和慢性并发症引起的伤残及早亡，改善老人的生活质量，提高预期寿命。糖尿病是严重威胁老年人健康的世界性公共卫生问题。

(一)病因及发病机制

糖尿病的病因及发病机制至今尚未完全阐明，总体来说是由遗传因素和环境因素相互作用参与其发病。胰岛素是由胰岛β细胞分泌的一种降血糖的肽类激素，是体内唯一降血糖的激素，胰岛素经血液循环到达机体内相应组织器官和靶细胞，与其特异受体结合从而引发细胞内物质代谢效应，此代谢过程中某一个环节有异常均可导致糖尿病。

关于糖尿病的自然史，无论其病因如何，糖尿病的发生发展将经历以下几个阶段：已存在糖尿病相关的病理生理改变，如胰岛素抵抗、胰岛β细胞功能缺陷；随着病情发展首先会出现糖调节受损(空腹血糖调节受损和/或糖耐量减低)，糖调节受损时期相当于糖尿病前期；最后进展成为糖尿病。1型DM绝大多数属于自身免疫性疾病，由遗传和环境因素共同参与其发病。2型DM也是由遗传和环境因素共同作用参与的多基因遗传性复杂病，是一组异质性疾病。

(二)临床表现

1.基本临床表现

2型DM多见于40岁以上成年人和老年人，多数起病隐匿、缓慢，部分患者可长期无代谢紊乱症状，通过体检或检查其他疾病而发现。1型DM多见于30岁以前的青少年期起病，少数可在30岁以后的任何年龄起病，起病急，症状重，若不及时给予胰岛素治疗，有自发酮症倾向，诱发DKA。不论2型DM还是1型DM，随着病程延长均可出现各种慢性并发症。

(1)代谢紊乱症群：糖尿病典型表现为“三多一少”，即多饮、多尿、多食和体重减轻。血糖升高导致渗透性利尿引起尿量增多，多尿导致失水，使其口渴而多饮水。机体为补充糖分维持活动，常善饥多食。由于机体不能利用葡萄糖，随着蛋白质和脂肪消耗增加，可引起消瘦、体重下降、疲乏。

(2)皮肤瘙痒：由高血糖及末梢神经病变导致的皮肤干燥和感觉异常，老年人常有皮肤瘙痒。老年女性可因尿糖刺激局部皮肤，出现外阴瘙痒。

(3)其他:有四肢酸痛、麻木、腰痛、性欲下降、阳痿、便秘等。

2.并发症

(1)急性并发症:包括 DKA、HHS 及乳酸酸中毒。部分老年人以 HHS 为首发症状。DKA 多由于停用胰岛素或出现感染、外伤等应急状况时导致。乳酸酸中毒常见于严重缺氧及肾功能不全的老人。血糖、酮体、血气、渗透压及乳酸测定有助于鉴别诊断。①HHS:以严重高血浆渗透压、高血糖、脱水为特点,可无明显的酮症酸中毒,常伴有不同程度的意识障碍和昏迷。多见于 50～70 岁的老人,男女发病率相似。②DKA:糖尿病代谢紊乱加重时,脂肪动员和分解加速,大量脂肪酸在肝脏经 β 氧化产生大量的乙酰乙酸、β-羟丁酸及丙酮,三者统称为酮体。当血清酮体积聚超过肝外组织的氧化能力时,血酮体升高称为酮血症;尿酮体排出增多称为酮尿,临床上统称为酮症。乙酰乙酸和 β-羟丁酸均是较强的有机酸,大量消耗体内储备碱,如代谢紊乱进一步加剧,血酮持续升高,超过机体的代偿能力时,将发生代谢性酸中毒,称为 DKA。如出现意识障碍时则称为糖尿病酮症酸中毒昏迷。

(2)慢性并发症:①大血管病变。老年糖尿病大血管病变以动脉粥样硬化为基本病理改变,主要累及心、脑和下肢血管病变,临床表现相对较轻或缺如,但病变范围累及广且严重,治疗困难且预后差,是老年人糖尿病致残损寿的主要原因。②微血管病变。随着年龄及病程的增加,老年人糖尿病微血管病变患病率增高。老年糖尿病肾损害是由多种因素共同作用的结果,血肌酐水平不能完全反映肾功能的状态,需计算血肌酐清除率。糖尿病视网膜病变患病率高,但由于多数老人伴有白内障而导致实际的诊断率下降。③神经病变。病因复杂,可能涉及大血管以及微血管的病变、代谢因素及自身免疫机制等,可累及神经系统任何一部分。老年糖尿病神经系统损害较常见,包含中枢神经、周围神经及自主神经系统病变等。④糖尿病足。老年人常伴有下肢远端神经异常和不同程度周围血管病变,易导致相关的足部溃疡、感染和(或)深层组织破坏。轻症者表现为足部畸形、皮肤干燥、发凉和胼胝(高危足)。重症者可出现足部溃疡、坏疽。糖尿病足是老年人截肢、致残、生活质量降低的主要原因。

(3)低血糖:老年糖尿病发生低血糖的风险将会增加,因为老人对低血糖的感知能力减弱,对低血糖后的自我调节和应对能力减弱,所以老人更容易发生无意识低血糖、夜间低血糖和严重低血糖。严重低血糖的不良后果容易诱发心脑血管事件,加重认知障碍,增加老人死亡风险。老年人常伴有认知功能障碍、自主神经病变,或有频发低血糖发作,需要警惕严重低血糖的发生,老人血糖控制目标应相对宽松。年龄是老人发生严重低血糖的独立危险因素。

3.老年人糖尿病特点

2 型 DM 是老年糖尿病的主要类型。老年糖尿病随着年龄、病程、身体基础状态、各脏器和系统功能、并发症、联合用药情况、经济状况、家庭和医疗支持、治疗意愿及预期寿命等异质性大。老年人日常生活能力下降,视力、听力、认知能力、自我管理能力、运动能力、平衡能力等均不同程度的下降,更易出现跌倒或外伤等。应加强对老年糖尿病并发症的筛查,重视老年人的全面综合评估。老年糖尿病急性并发症症状可不典型,易造成漏诊或误诊。

(三)实验室及其他检查

1.尿糖测定

尿糖阳性是发现糖尿病的重要线索。尿糖阳性只是提示血糖值超过肾糖阈(约 10 mmol/L),

尿糖阴性也不能排除糖尿病的可能。

2.血糖测定

有静脉血血糖和末梢血糖测定两种方法，糖尿病诊断需依据静脉血浆葡萄糖测定，末梢血糖测定仅用于糖尿病病情的监测。血糖升高是诊断糖尿病的主要依据，也是监测糖尿病病情变化和治疗效果的主要指标。

3.口服葡萄糖耐量试验(OGTT)

当血糖值高于正常范围而未达到糖尿病诊断标准或疑有糖尿病者，需进行 OGTT 试验。OGTT 应在清晨空腹进行，将 75 g 无水葡萄糖溶于 250～300 mL 温水中，老人于 5 min 内喝完，空腹及开始喝葡萄糖水后 2h 测静脉血糖。

4.糖化血红蛋白 A_1($GHbA_1$)

因为红细胞在血循环中的寿命约 120d，所以 $GHbA_1$ 测定可反映取血前 2～3 个月的平均血糖水平，为糖尿病病情监测的金标准。$GHbA_1$ 可分为 a，b，c 三种亚型，其中以 $GHbA_1C$ 为主。

5.胰岛素和 C-肽测定

胰岛素和 C-肽以等分子数从胰岛细胞生成与释放，因为 C-肽清除率慢，肝脏对其摄取率低，且不受外源性胰岛素的影响，所以 C-肽比胰岛素更能准确反映胰岛 β 细胞功能。

6.其他

需要时检查血脂、血离子、血酮体、血气、肝功、肾功、血常规、尿常规、血管超声、肌电图等。

(四)治疗要点

1.糖尿病的综合治疗有两个含义

①包括糖尿病教育、饮食治疗、运动治疗、药物治疗、自我监测和心理疏导 6 个方面；②包括降糖、降压、调脂和改变不良生活习惯 4 项措施。老年糖尿病的治疗，需综合评估老人的健康状况是确定个体化血糖控制目标与治疗策略的基础。老年糖尿病的降糖是以安全为前提下的有效治疗。根据老人的血糖情况、重要脏器功能、认知功能和经济承受能力等选择合理、可行、安全的降糖方案。

2.常用口服降糖药物治疗

主要包括促胰岛素分泌剂(磺脲类和非磺脲类)、增加胰岛素敏感性药物(双胍类和噻唑烷二酮类)、α-葡萄糖苷酶抑制剂、二肽基肽酶-Ⅳ(DPP-4)抑制剂和钠一葡萄糖协同转运蛋白 2(SGLT2)抑制剂。老人可以考虑首选不易出现低血糖的口服降糖药如二甲双胍、α-葡萄糖苷酶抑制剂及 DPP-4 抑制剂等。若上述方案血糖难以控制达标，但老人自我管理能力较强，低血糖风险可控的老年人，可酌情应用胰岛素促泌剂。肾功能不全的老年人要慎用主要从肾脏排泄的药物，严重缺氧状态下慎用导致乳酸增高的药物。

3.常用注射降糖药物治疗

胰岛素、胰岛素类似物及胰高血糖素样肽-1 受体激动剂(GLP-1 受体激动剂)。关于老人胰岛素的使用，要充分考虑老人胰岛素治疗的获益，应用的可行性，考虑老人的认知能力、视力、生活自理能力、注射操作的能力以及出现低血糖时自我应对能力等因素。对空腹血糖升高的老年人应首选基础胰岛素治疗。对使用短效或预混胰岛素及其胰岛素类似物时要关注空腹血糖和餐后血糖的生理曲线。

老年糖尿病因涉及多方面的因素，治疗相对复杂，在治疗过程中需要更多一些的人文关怀，全面综合评估老人后，慎重考虑治疗的获益和风险的平衡，确定以改善生活质量为主的安全治疗策略。

(五)护理措施

1.饮食护理

应保证老年人足够的营养，饮食以清淡、易消化为主。碳水化合物占每日总热量的55%～60%，鼓励进食全谷物、豆类及蔬菜等；脂肪占总热量的 25%；建议蛋白质摄入量每天每公斤体重 0.8 g。老年人无须严格禁食含蔗糖食物，每日适量补充复合无机盐和维生素。戒烟限酒。

2.运动护理

老年人当存在心脑血管疾病、视物模糊、慢性疼痛及跌倒病史等，应避免运动；提倡行散步、太极拳等舒缓活动，但需有人陪同，避免发生意外；不推荐晨起空腹运动，避免发生低血糖，建议饭后 1～2 h 期间运动，持续时间 20～30 min 为宜。

3.用药护理

需了解各类降糖药物的作用、用法、剂量、不良反应及注意事项，指导老年人正确用药。

(1)口服用药的护理：①磺脲类药物：协助老人餐前半小时服用，不良反应主要是可引起低血糖；②双胍类药物：协助老人餐中或餐后服用，以减轻胃肠道不良反应；③α-葡萄糖苷酶抑制剂：协助老人与第一口饭同时嚼服，与其他降糖药物伍用出现低血糖时，应给予葡萄糖口服，进食淀粉类或蔗糖类食物无效；④噻唑烷二酮类：有增加水肿、骨折、心力衰竭的风险，老年人慎用。

(2)注射用药的护理：①准确用药：了解各类胰岛素的名称、剂型及作用特点，准确按时注射；选择与胰岛素剂型匹配的注射用具，如 40 U 和 100 U 胰岛素专用注射器、胰岛素笔等。②吸药顺序：短效和中效胰岛素联合应用时，用注射器抽吸时应先抽短效胰岛素，再抽中效胰岛素，混匀。如反向操作，可将中效胰岛素混入短效胰岛素内，影响其速效性。③胰岛素泵和胰岛素笔的注意事项：胰岛素泵应定期更换导管和注射部位以避免感染及针头堵塞。胰岛素笔要注意笔与笔芯匹配，每次使用前应更换针头，预混胰岛素注射前要混匀。④注射部位的选择与轮换：常采用皮下注射部位有腹部、上臂外侧、大腿前外侧和臀部外上侧。胰岛素吸收速度腹部＞上臂＞大腿＞臀部。注射部位要经常轮换，若发现注射部位有硬结、脂肪萎缩或增生等现象，应立即停止在该部位注射，直至症状消失。⑤胰岛素的保存：正在使用的胰岛素常温下(不超过 25℃)可使用 28 d，无须放入冰箱；未开封的胰岛素冰箱 4～8℃冷藏；避免过冷、过热、太阳直晒、剧烈晃动等，可引起胰岛素蛋白凝固变性而失效。⑥胰岛素不良反应：观察老人有无低血糖反应、过敏反应、注射部位皮下脂肪萎缩或增生、水肿、视力模糊等。

4.低血糖护理

老年人低血糖进展快、临床表现异质性大，未及时处理易产生不良后果。

(1)病情监测：一般血糖≤3.9 mmol/L 时出现低血糖症状，但因个体差异，有的老人血糖不低于此值也会出现低血糖症状。观察老人低血糖的临床表现尤为重要：心慌、出汗、手抖、饥饿感、软弱无力、紧张、焦虑、性格改变、神志改变、认知障碍，严重时可发生抽搐、昏迷。老年糖尿病患者应特别注意观察夜间低血糖的发生。

(2)低血糖急救护理：一旦确定老人发生低血糖，神志清醒者，给予 15～20 g 含糖食物(葡萄糖水为佳)，15 min 后测血糖仍≤3.9 mmol/L，继续补充以上食物一份，解除老年人脑细胞缺糖症状。若病情重，意识障碍者，立即给予静推 50％葡萄糖 40～60 mL，密切监测血糖和意识状态。因为反复发生低血糖或较长时间的低血糖昏迷可引起脑部损伤，所以需要给予及时有效的处理。

5.糖尿病足的护理

老年人高危足的防护尤为重要，对已发生糖尿病足部溃疡的给予对症处理。

(1)老年糖尿病足高危因素：①神经病变：感觉、运动功能等障碍。②周围血管病变：血液循环障碍。③外伤性：鞋袜不合适、赤足走路、鞋内异物、滑倒或意外事故、烫伤等。④生物机械力学性：关节活动受限、骨刺(突出)、足畸形或关节病变、胼胝等。

(2)足部的日常护理：①每日足部检查，观察是否有皮损、水疱、足趾间有无破溃；②经常洗脚，水温低于 37℃，保持足部清洁，干燥的皮肤可使用润肤液(避开足趾间)，剪趾甲不要过度，正确处理鸡眼和胼胝；③每日检查鞋内有无异物，选择合适的棉袜，袜口不能太紧，定期去医院检查足部等。

6.心理护理

关注老年人心理状况，给予更多的人文关怀。老年糖尿病抑郁症的发生率明显增加，建议对 65 岁以上的老年人每年进行一次筛查，及时给予相应处理。

7.健康教育

(1)增加对疾病的认识：指导老人及家属增加对疾病的认识，采取多种方法如讲解、示教、播放录像、发放宣传资料等，让老年人和家属了解糖尿病的病因、治疗配合及自我照护方法，提高老人对治疗的依从性，以积极的态度配合治疗。

(2)掌握自我监测的方法：①指导老人学习和掌握监测血糖、血压、体重指数的方法，如血糖仪的使用、血糖值的记录等；②了解老年人糖尿病的控制目标。

(3)提高自我管理能力：①需向老年人耐心讲解各类降糖药的名称、剂量、给药时间和方法，教会老人观察药物疗效和不良反应，使用注射用药的老人，应教会本人及其家属掌握正确的注射方法；②告知饮食与运动疗法的重要性，并指导老人及其家属掌握原则和方法，生活规律，戒烟限酒，注意个人卫生；③指导老人及其家属掌握糖尿病足的预防和护理知识；④预防意外发生，指导老人外出时随身携带识别卡，以便发生紧急情况时及时处理。

二、骨质疏松症的护理

骨质疏松症(OP)是一种以骨量减少、骨强度下降和骨折风险增加为特征的全身代谢性骨病。本病各年龄期均可发病，但多见于老年人，尤其是绝经后的女性，其发病率占所有代谢性骨病的首位。按病因分为原发性骨质疏松和继发性骨质疏松。原发性骨质疏松包含Ⅰ型(绝经后骨质疏松症)和Ⅱ型(老年性骨质疏松症)。继发性骨质疏松症是由任何影响骨代谢的疾病和(或)药物等所导致的骨质疏松。OP 是一种与增龄相关的骨骼疾病，我国 50 岁以上人群骨质疏松症患病率女性为 20.7％，男性为 14.4％。本节主要介绍原发性骨质疏松症。

(一)病因及发病机制

OP 的发生是遗传因素和非遗传因素交互作用的结果。正常成熟骨的代谢主要以骨重建形式进行,骨骼的完整性以不断重复的骨吸收和骨形成过程维持,此过程称为"骨重建"。骨重建由成骨细胞、破骨细胞和骨细胞等组成的骨骼基本多细胞单位(BMU)实施。在激素、细胞因子等调节作用下,骨吸收过多或形成不足,均会导致骨量的减少和骨强度的下降,形成 OP。原发性 OP 的病因和发病机制仍未阐明。

老年性 OP 危险因素很多,如高龄、女性绝经、体力活动少、吸烟、过量饮酒、营养失衡、蛋白质摄入过多或不足、钙和(或)维生素 D 缺乏、影响骨代谢的疾病及药物等。老年性 OP 一方面由于增龄造成骨重建失衡,骨吸收和骨形成比值升高,导致进行性骨丢失;另一方面,增龄和性激素(雌激素、雄激素)缺乏使免疫系统持续低度活化,处于促炎性反应状态,刺激破骨细胞,并抑制成骨细胞,造成骨量减少。

(二)临床表现

在早期通常没有明显的临床表现,多数老人在严重的骨痛或骨折后才被诊断 OP,所以 OP 又称为"静悄悄的流行病"。OP 临床表现。

1.疼痛

腰背部疼痛或全身性骨痛,并可伴有肌肉痉挛,甚至日常活动能力受限。

2.脊柱变形

胸椎、腰椎压缩性骨折常导致身高变矮、驼背、胸廓畸形等。严重畸形可引发心排出量下降,心血管功能障碍、肺活量下降等,极易合并上呼吸道和肺部感染等。

3.骨折

常见部位为椎体、髋部、前臂远端和肱骨近端骨折。老年人由于骨脆性增加,常因轻微活动、创伤、弯腰、挤压、跌倒或负重后即可发生骨折。老人髋部(股骨颈)骨折最常见。

(三)实验室及其他检查

1.骨密度及骨量测量方法

骨密度是指单位体积(体积密度)或者是单位面积(面积密度)所含的骨量。目前常用的测量方法有:双能量 X 线吸收检测法、定量计算机断层照相术和定量超声等。双能量 X 线吸收检测法是检测 OP 的最常用方法,以 X 线为基础,使用微量辐射来测量骨密度,老人最常检测的部位是腰椎前后位、髋部及股骨。

2.骨骼 X 线影像

是 OP 椎体压缩性骨折及其程度判定的首选方法,反映骨骼的病理变化,为 OP 的诊断和鉴别诊断提供依据。

3.骨转换标志物

骨形成标志物检测:血清碱性磷酸酶(ALP)、血清骨钙素(OC)、血清骨特异性碱性磷酸酶(BALP)等。骨吸收标志物检测:空腹 2 小时的尿钙/肌酐比值(UCa/Cr)、血清抗酒石酸酸性磷酸酶(TRACP)、尿吡啶啉(Pyr)等。

4.其他

检测血常规,尿常规,肝、肾功能,血钙、磷等。

(四)治疗要点

骨质疏松症的预防:具有 OP 危险因素者,防止或延缓发展为 OP,避免发生第一次骨折;已有 OP 或脆性骨折者,避免发生骨折或再次骨折。OP 的治疗包括调整生活方式、骨健康补充剂、对症治疗和药物治疗等措施。

1.骨健康补充剂治疗

目前有多种钙剂和维生素 D 制品,应根据老人具体情况进行选择,一般情况下,确定钙剂用量后,再根据需要确定维生素 D 的用量及用法。骨健康补充剂如碳酸钙、葡萄糖酸钙、枸橼酸钙、维生素 D_3、维生素 D_2 等。≥50 岁,元素钙参考摄入量 1000～1200 mg/d;≥65 岁,维生素 D 推荐摄入量 600 IU/d;骨质疏松防治,维生素 D 推荐 800～1200 IU/d。

2.对症治疗

疼痛者可给予适量的非甾体类镇痛药。发生骨折或顽固性疼痛时,可考虑短期应用降钙素制剂。有畸形者应局部固定或采用其他矫形措施防止畸形加剧;有骨折时考虑牵引、固定、复位或手术治疗;同时应尽早辅以康复治疗。

3.药物治疗

(1)抗 OP 药物:①骨吸收抑制剂,如双膦酸盐、降钙素、雌激素(65 岁以上绝经后妇女应用时选择更低的剂量)、选择性雌激素受体调节剂、RAMKL 抑制剂单抗;②骨形成促进剂,如甲状旁腺激素类似物;③其他机制药物,如活性维生素 D 及其类似物、维生素 K_2、锶盐;④中药,如骨碎补总黄酮制剂、淫羊藿苷类制剂、人工虎骨粉制剂。

(2)使用原则:①首选使用具有较广谱抗骨折的药物,如阿仑膦酸钠、唑来膦酸、利塞膦酸钠、迪诺塞麦等;②低、中度骨折风险者(骨密度水平较低但无骨折史)首选口服药物治疗;③对口服药物不耐受、禁忌、依从性欠佳或高骨折风险者(如多发椎体骨折、髋部骨折的老年人、骨密度极低的老年人,应考虑用注射制剂,如唑来膦酸、特立帕肽或迪诺塞麦等;④若椎体骨折高风险,而髋部和非椎体骨折风险不高者,可考虑选用雌激素或选择性雌激素受体调节剂;⑤新发骨折伴疼痛者可短期使用降钙素。

(五)护理措施

1.生活护理

(1)加强营养,均衡膳食:进食富含钙、低盐和适量蛋白质饮食,推荐每日蛋白质摄入量为 0.8～1.0 g/kg,每天牛奶摄入量约 300 mL 或相当量的奶制品。补充维生素 A、维生素 C 及含铁的食物,以促进钙的吸收。

(2)充足日照:建议日照时间为 11:00～15:00,日照部位为四肢及面部,日照时长为 15～30 min,日照频次为每周至少 2 次,不推荐隔着玻璃晒太阳,尽量不涂抹防晒霜。

(3)运动护理:适宜的规律运动,循序渐进、持之以恒,评估老人的身体状况、治疗阶段等做出个体化及专业化的运动指导。

(4)戒烟、限酒。

(5)减少影响骨代谢药物的应用。

(6)预防跌倒:老年人跌倒受多种因素的影响,如身体衰弱、多种药物的治疗、认知能力、平衡能力下降等,应在日常活动或运动中加强跌倒风险评估,做好防护措施,有效预防跌倒和骨折等不良事件发生。保障住院环境安全，如病房走廊和卫生间有扶手，病房地面干燥、灯光明暗适宜，减少老人床单位周围障碍物等。加强日常生活护理，将日常物品如水杯、呼叫器等放置床旁，方便老人取用；对住院老人在洗漱及用餐时间，应加强意外的预防。当老人应用利尿剂或镇静剂时，加强巡视，避免因频繁如厕及精神恍惚而发生意外跌倒。

2.用药护理

(1)服用钙剂时要多饮水，增加尿量以减少发生泌尿系结石的机会。钙剂口服为白天餐后1h或睡前效果最好，同时口服维生素D时，不与绿叶蔬菜同时服用，避免形成钙螯合物从而减少钙的吸收。

(2)老年人性激素治疗严格掌握治疗的适应证和禁忌证，使用最低有效剂量，绝经早期开始应用收益更大，风险更小；定期(每年)进行安全性评估，特别是乳腺和子宫。

(3)双膦酸盐类药物：是目前临床上应用最为广泛的抗骨质疏松症药物，总体安全性较好。如阿仑膦酸钠应空腹服用，用200～300 mL温水送服，服药后30 min内避免平卧，保持直立体位(站位或坐位)；同时避免进食牛奶、果汁等任何食品和药品。有胃及十二指肠溃疡、反流性食管炎者慎用。如唑来膦酸静脉注射剂5 mg/瓶，每年1次静脉滴注。静脉滴注至少15 min以上，药物使用前应充分水化。低钙血症者慎用，严重维生素D缺乏者需注意补充足量的维生素D。老人在输注药物后可能出现一过性发热、肌肉关节疼痛等流感样症状，多数在1～3d内缓解，严重者给予非甾体类解热镇痛药对症处理。

(4)降钙素类药物：降钙素是一种钙调节激素，可抑制破骨细胞的生物活性、减少破骨细胞数量，减少骨量丢失同时增加骨量。降钙素类药物的另一作用特点是能明显缓解骨痛，对骨质疏松症及骨折引起的骨痛有效。目前应用于临床的降钙素类制剂有两种：鳗鱼降钙素类似物和鲑降钙素。降钙素总体安全性良好，少数患者使用后出现面部潮红、恶心等不良反应，偶有过敏现象，需参照药品说明书的要求，确定是否做过敏试验。

3.疼痛护理

行专业的疼痛量表评估，给予有效的疼痛护理措施。为缓解疼痛建议休息，给予对症护理，如使用骨科辅助用具、物理疗法及药物治疗等。药物的使用包括止痛剂、肌肉松弛剂或抗炎药物。遵医嘱用药，同时观察用药后的疗效，做好疼痛的动态评估与记录。因长期剧烈疼痛卧床的老人注意压疮、坠床、静脉血栓等不良事件发生。

4.心理护理

老年OP及伴相关骨折者心理状态易被忽略，常有恐惧、焦虑、抑郁、自信心丧失等。老年OP自主生活能力下降，若有骨折后缺少与外界接触和交流，且OP是一个需要长期治疗的疾病，花费较大，同时伴随的慢性疼痛给生活带来不便，均会给老人造成巨大的心理负担。家人和医务人员应重视骨质疏松症老人的心理异常，积极调节心理状态，保持乐观豁达情绪，消除心理负担，必要时给予药物治疗。

5.健康教育

(1)OP防治健康指导：OP骨折会增加老年人致残率或致死率。OP初级预防：具有骨质疏松症危险因素者，应防止或延缓其发展为骨质疏松症并避免发生第一次骨折；OP二级预防：指已有OP或已经发生过脆性骨折，防治目的是避免发生骨折或再次骨折。向老年人及家人讲解 OP 疾病认知和防治基础措施，主要包括生活方式的干预、预防跌倒、日常生活的注意事项等。

(2)康复指导：指导 OP 老年人正确的姿势，改变不良生活习惯，提高安全性。指导分散老人的注意力，减少对疼痛的关注，缓解由 OP 引发的焦虑、抑郁等不良情绪。指导 OP 行动不便老人选用拐杖、助行架等辅助用具，提高行动能力及协调能力，以减少跌倒发生。规范、综合的康复指导可改善骨强度、降低骨折发生，还可提升老人自护能力，促进老年人生活能力的恢复。

(3)运动指导：对于体质弱或是疾病治疗初期的老人，建议适当的俯卧位、伸直腿和抗阻力运动，或采用散步、太极拳等运动，并做好防护措施，防止其跌倒，控制运动时间在 30min 之内；对于体质相对较好的老人，可建议其采取适当快走的方式进行锻炼，达到增强老年人体质的目的。

第六节　骨关节疾病

随着年龄的增长，骨关节功能会逐渐下降，病痛逐渐增加。骨量丢失、骨骼肌质量和强度的丢失是骨骼肌肉系统衰老过程的典型症状。腰腿痛是老年人群最常见的主诉，是以腰痛、腿痛为主要表现的一组临床症状。在老年人群中发病率高达 60％～80％。骨关节疾病是导致腰腿痛的常见病因，已经成为影响老年人身体健康的常见疾病。全世界 55 岁以上的人群中骨关节疾病的患病率超过 80％，60 岁以上的老年人几乎都患有不同程度的骨关节疾病。

一、退行性骨关节病的护理

退行性骨关节病，又称骨性关节炎(OA)、老年性骨关节炎、增生性关节炎、肥大性关节炎等，是由于关节软骨发生退行性变，引起关节软骨完整性破坏以及关节边缘软骨下骨板病变，继而导致关节症状和体征的一组慢性退行性关节疾病。其症状为逐渐发展的活动后加重的疼痛或扳机样改变，活动后僵硬缓解时间＜30 min，偶尔有关节肿胀。

(一)病因

原发性骨关节病的发病原因迄今尚未完全明了。它的发生发展是一种长期、慢性、渐进的病理过程。一般认为是多种致病因素包括机械性和生物性因素的相互作用所致。其中年龄是主要高危因素，其他包括软骨营养、代谢异常；生物力学方面的应力平衡失调；生物化学的改变；酶对软骨基质的异常降解作用；累积性微小创伤；肥胖、关节负载增加等因素。女性发病率高，在绝经后明显增加，可能与关节软骨中的雌激素受体有关。

(二)分类

退行性骨关节病分为原发性和继发性两类。

1.原发性

发病原因与一般易感因素和机械因素有关，前者包括遗传因素、生理性老化、肥胖、性激素、吸烟等；后者包括长期不良姿势导致的关节形态异常、长期从事反复使用关节的职业和剧烈的文体活动对关节的磨损等。多见于 50 岁以上的中老年人。

2.继发性

常见原因为创伤，如关节内骨折；关节面的后天性不平整，如骨的缺血性坏死造成关节面塌陷变形；关节不稳定，如关节囊或韧带松弛等；关节畸形引起的关节面对合不良，如膝内翻、膝外翻等原因，在关节局部原有病变的基础上发生的退行性骨关节病。

(三)临床表现

1.关节疼痛及压痛

初期为轻度或中度间断性隐痛，休息时好转，活动后加重，疼痛常与天气变化有关。晚期可出现持续性疼痛或夜间痛。关节局部有压痛，在伴有关节肿胀时尤为明显。

2.关节僵硬

在早晨起床时关节僵硬及发紧感，也称之为晨僵，活动后可缓解。关节僵硬在气压降低或空气湿度增加时加重，持续时间一般较短，常为几分钟至十几分钟，很少超过 30 min。

3.关节肿大

手部关节肿大变形明显，可出现 Heberden 结节和 Bouchard 结节。部分膝关节因骨赘形成或关节积液也会造成关节肿大。

4.骨擦音(感)

由于关节软骨破坏、关节面不平，关节活动时出现骨擦音(感)，多见于膝关节。

5.关节无力、活动障碍

关节疼痛、活动度下降、肌肉萎缩、软组织挛缩可引起关节无力，行走时打软腿或关节交锁，不能完全伸直或活动障碍。

(四)辅助检查

1.实验室检查

伴有滑膜炎的老人可出现 C 反应蛋白(CRP)和红细胞沉降率(ESR)轻度升高。继发性骨关节病可出现原发病的实验室检查异常。

2.X 线检查

非对称性关节间隙变窄，软骨下骨硬化和(或)囊性变，关节边缘增生和骨赘形成(图 7-2)或伴有不同程度的关节积液，部分关节内可见游离体。严重者出现关节畸形，如膝内翻。

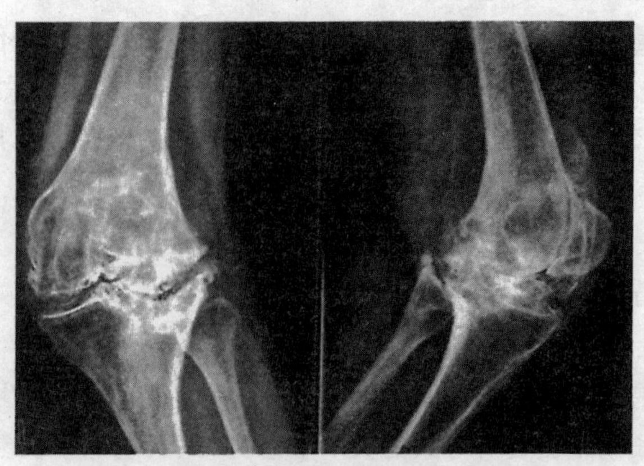

图 7-2　膝的骨关节炎 X 线表现

(五)治疗要点

退行性骨关节病发生后，随着年龄的增长，其病理学改变不可逆转。治疗的目的是缓解或解除症状，延缓关节退变，最大限度地保持和恢复老人的日常生活。

1.非药物治疗

对于初次就诊且症状不重的骨关节病老人，非药物治疗是首选的治疗方式，目的是减轻疼痛、改善功能。

(1)老人教育：减少不合理的运动，避免不良姿势，避免长时间跑、跳、蹲，减少或避免爬楼梯，可进行自行骑车、游泳等有氧锻炼，使膝关节在非负重位下屈伸活动，以保持关节最大活动度，同时要进行肌力训练，适当减轻体重。

(2)物理治疗：增加局部血液循环、减轻炎症反应。

(3)行动支持：减少退变关节负重，可采用手杖、拐杖、助行器等。

(4)改变负重力线：采用相应的矫形支具或矫形鞋以平衡各关节面的负荷。

2.药物治疗

(1)局部用药：首选非甾体抗炎药的乳胶剂、膏剂、贴剂和非甾体抗炎药擦剂等局部外用药。可以有效缓解关节轻中度疼痛，且不良反应轻微。

(2)全身镇痛药物：依据给药途径，分为口服药物、针剂、栓剂。非甾体消炎药物可以缓解疼痛，软骨保护剂在一定程度上可延缓病程，改善老人症状。

(3)关节腔药物注射：①注射透明质酸钠可起到润滑关节，保护关节软骨和缓解疼痛的作用；②糖皮质激素：对非甾体药物治疗4～6周无效的严重骨关节病或不能耐受非甾体治疗、持续疼痛、炎症明显者，可行关节腔内注射糖皮质激素。

3.手术治疗

(1)手术治疗的目的：①进一步协助诊断；②减轻或消除疼痛；③防止和矫正畸形；④防止关节破坏进一步加重；⑤改善关节功能；⑥综合治疗的一部分。

(2)手术治疗的方法：①游离体摘除术；②关节镜下关节清理术；③截骨术；④关节融合术和关节成形术。骨关节病晚期可行人工关节置换术(图7-3，图7-4)。

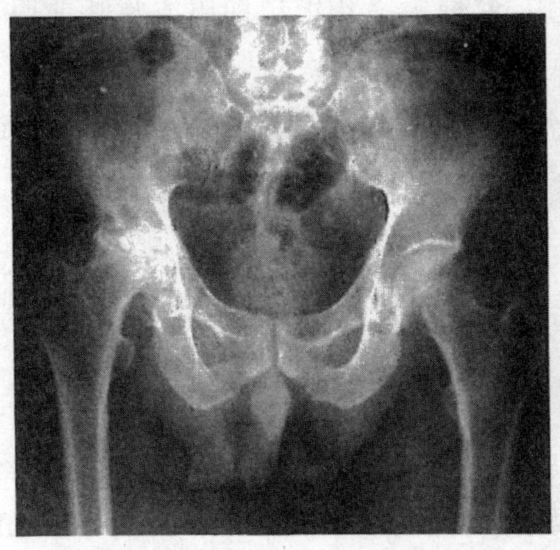
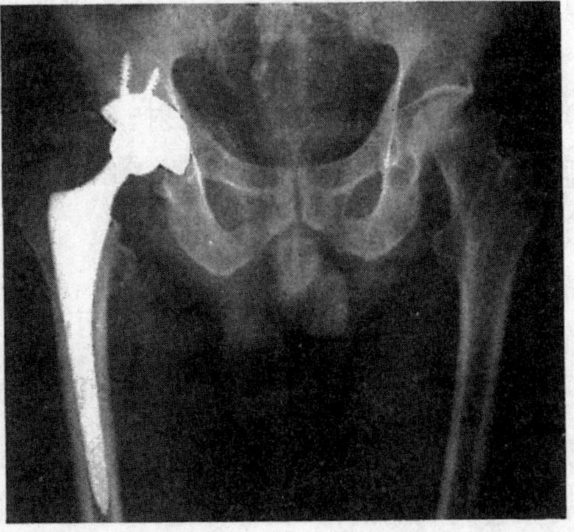

图7-3　人工全髋关节置换术

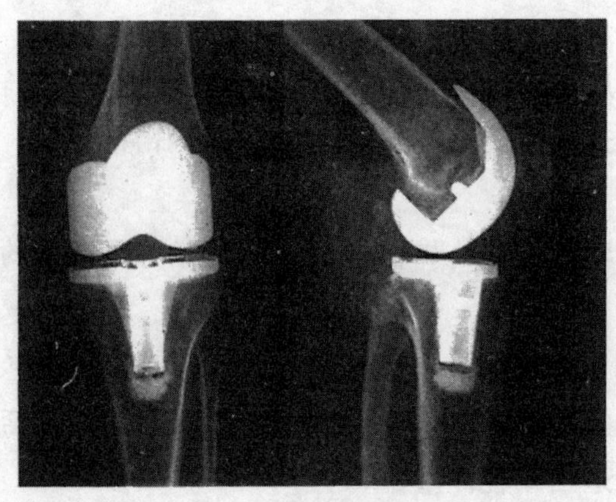

图 7-4 人工全膝关节表面置换术

(六)护理措施

1.一般护理

老人宜动静结合,因为规律而适宜的运动可有效预防和减轻病变关节的功能障碍。急性发作期应限制关节活动,一般情况下应以不负重活动为主。肥胖老人应坚持运动量适宜的锻炼,且在饮食上注意调节,达到减肥的目的。

2.减轻疼痛

减轻关节的负重和适当休息是缓解疼痛的重要措施,疼痛明显可手持手杖、拐、助行器站立或行走或限制活动,严重者需卧床休息,限制活动。另外,局部理疗与按摩综合使用,对任何部位的骨关节炎都有镇痛作用。

3.用药护理

(1)非甾体抗炎药:主要起到镇痛的作用。建议使用吡罗昔康、双氯芬酸、舒林酸硫化物等,因为这几种药不但不良反应小,而且双氯芬酸和舒林酸硫化物对软骨代谢和蛋白聚合糖合成具有促进作用。避免使用阿司匹林、水杨酸、吲哚美辛等药物。对应用按摩、理疗等方法可缓解疼痛者,最好不服用镇痛药。

(2)氨基葡萄糖:不但能修复损伤的软骨,还可以减轻疼痛,常用药物有硫酸氨基葡萄糖(维骨力)、氨糖美辛片等,维骨力最好吃饭时服用,氨糖美辛片饭后即服或临睡前服用效果较好。

(3)抗风湿药:通过关节腔内注射,利用其润滑和减震功能,对保护残存软骨有一定作用。用药期间应加强临床观察,注意监测 X 线片和关节积液。

4.手术护理

对症状严重、关节畸形明显的晚期关节炎老人,多行人工关节置换术。术后护理因手术部位不同而有所区别。

5.心理护理

首先为老人安排有利于交际的环境,增加其与外界环境互动的机会;其次,主动提供一些能使老人体会到成功的活动,加强老人的自尊,增强其自信心;另外,为老人分析导致无能为力的原因,鼓励老人学会自我控制不良情绪。

6.健康指导

(1)健康教育：结合老人自身特点，用通俗易懂的语言介绍本病的病因、不同关节的表现、药物及手术治疗的注意事项。

(2)保护关节：注意防潮保暖，防止关节受凉受寒。尽量应用大关节而少用小关节，如用屈膝屈髋下蹲代替弯腰和弓背；用双脚移动带动身体转动代替突然扭转腰部；选用有靠背和扶手的高脚椅就座，且髋膝关节成直角；枕头高度不超过 15 cm，保证肩、颈、头同时枕于枕头上。多做关节部位的热敷，避免从事可诱发疼痛的工作或活动，如长期站立等，减少爬山、骑车等剧烈活动，少做下蹲动作。

(3)增强自理：对于活动受限的老人，应根据其自身条件及受限程度，运用辅助用具或特色的设计以保证和提高老年人的自理能力。

(4)康复训练：进行各关节的康复训练，通过主动和被动功能锻炼，可以保持病变关节的活动，防止关节粘连和活动功能障碍。

(5)用药指导：用明显的标记保证老人定时、定量、准确服药，并告知药物可能有的不良反应，教会老人监测方法。

二、骨质疏松性骨折的护理

骨质疏松性骨折(脆性骨折)是指原发性骨质疏松导致骨密度和骨质量下降，骨强度降低，轻微暴力(如平地或身体重心高度跌倒所引起的损伤)甚至日常活动中即可发生的骨折，是骨质疏松最严重的后果。常见的骨折部位是脊柱、髋部、桡骨远端和肱骨近端。据报道美国 45 岁以上人群中每年有 1500～2000 万人患骨质疏松，而其中约有 20 万人发生骨折。

(一)临床表现

1.全身表现

大多数骨折只会引起局部症状，但严重骨折和多发骨折可导致全身反应。

(1)休克：多由于出血所致，多见于骨盆骨折、股骨骨折和多发性骨折。

(2)发热：骨折后体温一般正常，股骨骨折、骨盆骨折等出血量大，血肿吸收时可出现吸收热，但一般不超过 38℃。

2.局部表现

(1)一般表现

①疼痛和压痛：骨折处疼痛，移动患肢时疼痛加剧，伴明显压痛。

②肿胀和瘀斑：骨折处血管破裂出血形成血肿，软组织损伤导致水肿，这些都可使患肢严重肿胀，甚至出现张力性水疱和皮下瘀斑。由于血红蛋白分解，皮肤可呈紫色、青色或黄色。

③功能障碍：局部肿胀和疼痛使患肢活动受限。完全骨折时受伤肢体活动功能可完全丧失。

(2)特有体征

①畸形：骨折段移位可使患肢外形改变，多表现为缩短、成角或旋转畸形。

②反常活动：肢体非关节部位出现类似于关节部位的活动。

③骨擦音或骨擦感：两骨折端相互摩擦时，可产生骨擦音或骨擦感。

3.并发症

(1)早期并发症

①休克:严重创伤、骨折引起大出血或重要脏器损伤可致休克。

②脂肪栓塞综合征:多发生于粗大的骨干骨折,如股骨干骨折。由于骨折部位的骨髓组织被破坏,血肿张力过大,使脂肪滴经破裂的静脉窦进入血液循环,引起肺、脑、肾等部位的脂肪栓塞。通常发生于骨折后的48h内,典型表现有进行性呼吸困难、发绀,低氧血症可致烦躁不安、嗜睡,甚至昏迷和死亡,胸部X线片显示有广泛肺实变。

③重要内脏器官损伤:严重创伤性骨折可致肝、脾、肺、膀胱、尿道和直肠等损伤,如骨盆骨折可导致膀胱破裂。

④重要周围组织损伤:骨折可致重要血管、周围神经和脊髓等损伤,如脊柱骨折和脱位伴发脊髓损伤。

⑤骨筋膜室综合征:好发于前臂掌侧和小腿,引起骨筋膜室内压力增高的因素包括骨折的血肿和组织水肿使室内内容物体积增加或包扎过紧、局部压迫使室内容积减小。当压力达到一定程度,供应肌肉血液的小动脉关闭,形成缺血—水肿—缺血的恶性循环。根据缺血程度不同可导致不同结果:a.濒临缺血性肌挛缩;b.缺血性肌挛缩;c.坏疽。

(2)晚期并发症

①坠积性肺炎:主要发生于因骨折长期卧床不起者,以体弱和伴有慢性病的老人多见,有时甚至危及生命。

②压疮:骨突处受压时,局部血液循环障碍易形成压疮。常见部位有骶尾部、髋部、足跟部等。

③下肢深静脉血栓形成:多见于髋部骨折的老人。由于下肢长时间制动,静脉血液回流缓慢,以及创伤导致的血液高凝状态等,都容易导致下肢深静脉血栓形成,若血栓脱落阻塞肺动脉及其分支可引起肺栓塞。

④感染:开放性骨折时,由于骨折断端与外界相通而存在感染的风险,严重者可发生化脓性骨髓炎。

⑤损伤性骨化:又称骨化性肌炎。因关节脱位、关节扭伤和关节附近的骨折使骨膜剥离,形成骨膜下血肿所致。若处理不当或较大的血肿经机化和骨化后,在关节附近的软组织内可形成较广泛的异位骨化,严重影响关节活动功能。

⑥创伤性关节炎:关节内骨折,关节面遭到破坏,又未能准确复位,愈合后使关节面不平整,长期磨损易引起创伤性关节炎。活动时关节疼痛,多见于膝、踝等负重关节。

⑦关节僵硬:最常见,多因长期固定导致静脉和淋巴回流不畅,关节周围组织中浆液纤维性渗出和纤维蛋白沉积、发生纤维粘连并伴有关节囊和周围肌挛缩,致使关节活动障碍。

⑧急性骨萎缩:即损伤所致的关节附近的痛性骨质疏松,亦称反射性交感神经性骨营养不良。常见于手、足骨折后,典型临床表现为疼痛和血管舒缩紊乱。

⑨缺血性骨坏死:是由于骨折段的血液供应中断所致;常见的有股骨颈骨折后股骨头缺血性坏死,腕舟状骨骨折后近侧骨折端缺血性坏死。

⑩缺血性肌挛缩:是骨折最严重的并发症之一,是骨筋膜室综合征处理不当的严重后果。患者可出现爪形手(图 7-5)或爪形足等,严重者可致残。

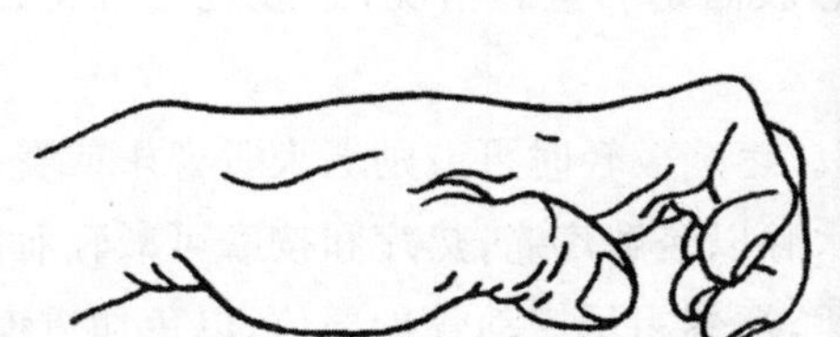
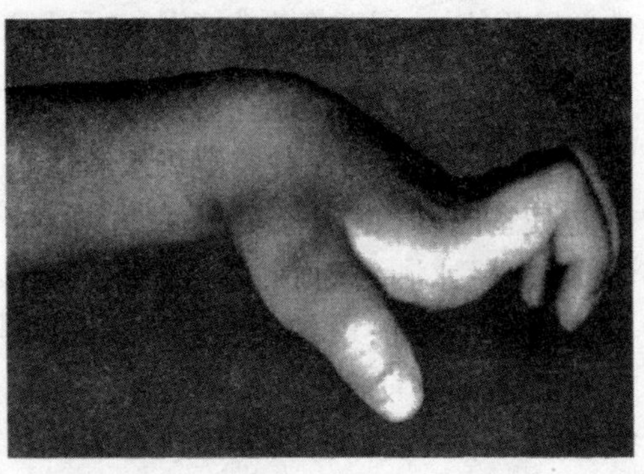

图 7-5　缺血性肌挛缩引起的爪形手

(二)治疗要点

老年人骨折治疗与成年人相比有许多不同之处。①并发症多:老年骨折并发症多,骨科医生既要掌握骨折的治疗,又要熟悉老年人各系统的并发症的诊断、治疗。②术后并发症多:老年人体质差,免疫功能低下,抗感染能力差。骨折和手术双重打击后容易出现肺部或泌尿系感染、压疮、肢体深静脉血栓,术后应对各种可能的并发症进行积极的治疗和预防。③骨质疏松、骨质量差:骨折后因骨强度低,也给骨折内固定带来困难,内固定过于坚强会引起骨折处骨质压缩,内固定物在骨内切割,导致治疗失败。

复位、固定、功能锻炼和抗骨质疏松治疗是治疗骨质疏松骨折的基本原则。在尽可能不加重局部血运障碍的前提下将骨折复位,在骨折牢固固定的前提下尽可能早期进行功能锻炼,使骨折愈合和功能康复均达到比较理想的结果。同时合理选择和使用抗骨质疏松药物,避免骨质疏松加重或再发生骨折。

(三)护理措施

1.急救护理

(1)抢救生命:骨折老人往往合并其他组织或器官的损伤,应先检查老人全身情况,首先处理休克、昏迷、呼吸困难、窒息或大出血等可能威胁老人生命的紧急情况。

(2)包扎止血:绝大多数伤口出血可用加压包扎止血。大血管出血时可用止血带止血,最好使用充气止血带,并记录所用压力和时间。止血带应每 40～60 min 放松一次,放松时间以局部血液恢复、组织略有新鲜渗血为宜。创口用无菌敷料或清洁布类包扎,以减少再污染。

(3)妥善固定:凡疑有骨折者均应按骨折处理。骨折有明显畸形,并有穿破软组织或损伤附近重要血管、神经的危险时,可适当牵引患肢,使之变直后再行固定。固定物可以为特制的夹板或就地取材的木板、木棍或树枝等。若无可利用的材料可将骨折的上肢固定于胸部,骨折的下肢与对侧健肢捆绑固定。对疑有脊柱骨折者应尽量避免搬动,可采用 3 人平托法或滚动法将老人移至硬担架、木板或门板。严禁 1 人抬头、1 人抬脚,或用搂抱的方法搬运,以免加重脊髓损伤。

(4)迅速转运:老人经初步处理后,应尽快转运至就近的医院进行治疗。

2.非手术治疗的护理/术前护理

(1)心理护理:向老人及家属解释骨折的愈合是一个循序渐进的过程,充分固定能为骨折断端提供良好的条件,而正确的功能锻炼可以促进断端生长愈合和患肢功能恢复,因此若能在医务人员指导下积极锻炼,则可取得良好的治疗效果,对骨折后可能遗留残疾者,应鼓励其表达自己的情绪,减轻老人及其家属的心理负担。

(2)病情观察:观察老人的生命体征和意识,患肢固定和愈合情况,患肢远端感觉、运动和末梢血液循环等。

(3)疼痛护理:根据疼痛原因遵医嘱对症处理。疼痛较轻时可鼓励老人听音乐或看电视以分散注意力,也可用局部冷敷或抬高患肢来减轻水肿以缓解疼痛,热疗和按摩可减轻肌肉痉挛引起的疼痛,严重时给予镇痛药。操作时动作轻柔,严禁粗暴搬动骨折部位,以免加重疼痛。

(4)患肢缺血的护理:骨折局部内出血、包扎过紧、不正确使用止血带或患肢严重肿胀等原因均可导致患肢血液循环障碍。应严密观察肢端有无剧痛、麻木、皮温降低、皮肤苍白或青紫、脉搏减弱或消失等血液灌注不足表现。一旦出现应对因对症处理,如调整外固定松紧度,定时放松止血带等。若出现骨筋膜室综合征应及时切开减压,严禁局部按摩、热敷、理疗或使患肢高于心脏水平,以免加重组织缺血和损伤。

(5)外固定的护理:对做石膏或牵引外固定的老人应行石膏或牵引的护理。

(6)并发症的观察和预防:观察老人意识和生命体征,患肢远端感觉、运动和末梢血液循环等,若发现骨折早期和晚期并发症及时报告医生,采取相应的处理措施。

(7)体位与功能锻炼:骨折复位后,遵医嘱将患肢维持于固定体位。在保证有效固定的前提下,应循序渐进地进行患肢功能锻炼,以促进骨折愈合,预防并发症的发生。其他未固定肢体可正常活动。

(8)生活护理:指导老人在患肢制动期间进行力所能及的活动,为其提供必要的帮助,如协助进食、进水、排便和翻身等。

(9)加强营养:指导老人进食高蛋白、高维生素、高热量、高钙和高铁的食物,多饮水。增加晒太阳时间以增加骨中钙和磷的吸收,促进骨折修复。对不能到户外的老人注意补充鱼肝油滴剂、维生素D片、强化维生素D牛奶和酸奶等。

3.术后护理

术后早期维持肢体于固定体位(如抬高患肢),鼓励老人积极进行功能锻炼,早期下床活动,及时拆除外固定,促进肿胀消退,预防压疮、下肢深静脉血栓、关节僵硬和急性骨萎缩等。

4.健康教育

(1)安全指导:指导老人及家属评估家居环境的安全性,妥善放置可能影响老人活动的障碍物,如小块儿地毯、散放的家具等。指导老人安全使用步行辅助器械或轮椅。行走练习需有人陪伴,以防跌倒。

(2)功能锻炼:告知老人出院后继续功能锻炼的意义和方法,指导家属如何协助老人完成各种活动。

(3)复诊指导:告知老人及家属若骨折远端肢体肿胀或疼痛明显加重,肢体感觉麻木、肢端发凉,夹板、石膏或外固定器械松动等,应立即到医院复查并评估功能恢复情况。

第七节　泌尿生殖系统疾病

一、老年人尿路感染的护理

泌尿系统感染，简称尿路感染（UTI），主要是由各种病原微生物感染所致的尿路急性或慢性炎症。多见于育龄女性、老年人、免疫力低下及尿路畸形者。根据病变部位不同分为上尿路感染和下尿路感染，根据起病缓、急可分为急性尿路感染和慢性尿路感染，根据有无症状和病理改变可分为有症状和无症状尿路感染，根据尿路有无结构和功能异常，可分为复杂性和非复杂性尿路感染。

（一）流行病学

UTI 在老年人感染性疾病中居第二位，发病率较高，男女比为 1∶2。一般成年女性尿路感染的患病率为 3.0%～4.5%，65～75 岁老年女性为 20%，80 岁以上则增加至 20%～50%。男性 50 岁以前很少发生尿路感染，65～70 岁老年男性真性细菌尿为 3%，80 岁以上为 22%。

（二）病因及发病机制

1.致病菌

尿路感染最常见的致病菌为革兰氏阴性杆菌，其中最常见的为大肠埃希菌（占 80%～90%），其次为变形杆菌、克雷伯杆菌属等。近年，随着人口老龄化及抗生素和免疫制剂的广泛应用，革兰氏阳性菌与真菌性尿路感染发病率增加。

2.感染途径

（1）上行感染：是最常见的感染途径，大肠埃希菌常通过此途径引起尿路感染。

（2）血行感染：细菌从感染病灶侵入血流，引起菌血症或败血症，还可引发肾盂肾炎或肾脓肿。

（3）淋巴管感染：较少见。

3.易感因素

（1）尿道解剖特点及抗菌能力下降：女性本身由于尿路解剖特点，尿道口短而宽，距离阴道口及肛门较近，易发生尿路感染。随着女性年龄的增长，尤其存更年期之后，尿道黏膜萎缩，分泌有机酸减少，局部抗菌能力减弱，所以老年女性更易发生尿路感染。老年退行性变、血管硬化等因素增加了尿道感染的危险。

（2）尿路梗阻：老年男性可因前列腺增生或膀胱颈梗阻以及尿路结石、肿瘤等因素存在尿路不全或完全梗阻，使细菌在尿路中生存繁殖。

（3）尿流不畅：各种原因所致尿流不畅，也增加了细菌繁殖。

（4）全身或局部免疫力下降：老年人常伴有多种慢性疾病，如糖尿病、慢性肾脏疾病等，老年人肾脏及膀胱黏膜均处于相对缺血的状态，且老年人肾脏的退行性变化，特别是远曲小管和集合管的憩室或囊肿形成，也是尿路黏膜防御机制下降的原因之一。老年男性前列腺液分泌减少，这些都使其局部抵抗力减退。另外，老年人活动能力下降甚至丧失，长期应用免疫抑制剂或抗生素，使机体免疫力进一步下降。

(5)尿路损伤:一些特殊检查,如导尿、膀胱镜检查等侵入性操作,或人为因素的尿道异物,也易造成尿道黏膜损伤,导致尿路感染。

(6)其他原因:老年人生理性因素导致每日饮水量减少,加之肾小管尿浓缩稀释功能的改变,也易发生尿路感染。此外老人生活不能自理,卫生意识差等因素也不可忽视。

(三)临床表现

1.膀胱炎

急性膀胱炎尿路刺激征为最突出的表现是尿急、尿频、尿痛,个别老人会有明显的血尿。老年女性较少伴有发热等全身表现,老年男性可出现畏寒、高热、会阴部疼痛、尿道有脓性分泌物等。慢性膀胱炎由于急性期未彻底治愈,病情反复,老人可出现无症状菌尿。

2.肾盂肾炎

除尿路刺激征以外,往往伴有明显的全身感染症状,如体温升高、寒战、恶心等。

3.前列腺炎

见于老年男性,由于前列腺增生导致尿路排尿不畅,急性期尿道炎表现,慢性期表现为尿道下坠感、尿频、排尿不畅、夜尿增多、会阴部疼痛等症状。

4.无症状性细菌尿

没有尿路感染的症状和体征,尿液中能分离出特定数量的细菌。老人多见,患有糖尿病的老年女性也较常见。

5.尿管相关性尿路感染

老人留置尿管后,或拔除导尿管48h内发生的尿路感染。随着留置导尿管时间的延长,尿管相关性尿路感染的发生率也随之增加。

(四)辅助检查

1.尿液检查

尿常规每高倍视野下超过5个白细胞称为脓尿,清洁中段尿检出同一种细菌的同时,革兰阴性杆菌$\geqslant 10^5$/mL菌落数(CFU),视为病原菌;膀胱穿刺尿培养出细菌,也视为尿路感染。

2.影像学检查

临床怀疑复杂性尿路感染时,可根据不同的情况选择B超、静脉肾盂造影、逆行造影、CT等。

(五)治疗要点

1.一般措施

急性期指导老人卧床休息,多饮水、勤排尿,以冲洗尿路黏膜,注意会阴区的清洁卫生,性生活之后注意排尿,并清洗会阴部。对老年女性尿道炎患者可试行局部使用少量雌激素,对恢复下尿路的生理状态有帮助。

2.对症治疗

确定尿路感染的病因,有尿路结石、肿瘤、异物、前列腺增生等原因应对症处理。

3.抗菌药物治疗

应根据老人的细菌学检查和药敏结果选择敏感抗生素。在尿培养和药敏试验结果出来之前,一般选用对革兰阴性杆菌有效的抗生素,若治疗3d后症状无改善,则根据药敏试验结果选择药物。急性期用药需要规律、足量,防止转为慢性。慢性尿路感染需严格遵医嘱,每种抗生素连续应用2周后再考虑更换另一种药物。较轻、初发的尿路感染可选择口服抗生素,对于急性肾盂肾炎、慢性尿路感染急性发作期需静脉输注抗生素10～14d,注意用药剂量,疗程不宜太长,避免药物的不良反应。注意选用对肾损害小、不良反应小的抗生素。

4.其他方法

碱化尿液,常选碳酸氢钠口服,可减轻尿路刺激症状。中药,如三金片等对尿路感染也有一定效果。

(六)护理措施

1.水分的摄入

无禁忌证的情况下应嘱老人多饮水,勤排尿。每日饮水量不低于2000 mL,每天尿量在2000 mL以上,且每2～3h排尿一次。

2.休息

急性期应卧床休息,为老人提供安静、舒适的休息环境,指导老人从事感兴趣的活动,以分散注意力,减轻尿路刺激征。

3.饮食指导

给予清淡、易消化、营养丰富的食物,高热期应注意水分的补充。

4.降温

高热老人应根据医嘱给予物理降温或药物降温。

5.病情观察

注意监测体温、尿量、尿液性状的变化及有无腰痛加剧等情况的发生。

6.用药护理

注意药物的用法、剂量、疗程及注意事项,如服用磺胺类药物时应指导其多饮水,可同时服用碳酸氢钠,以增强疗效、减少结晶的形成。

7.健康指导

尿路感染容易复发,应做好预防。

(1)指导老人生活规律、避免过劳、适当运动,提高机体免疫力,注意个人卫生,保持会阴部清洁与皮肤干燥。

(2)平时养成多饮水、勤排尿的习惯并保持内裤的清洁卫生。

(3)注意性生活卫生,性交后应立即排尿。

(4)严格掌握留置尿管的适应证,留置尿管期间应指导老人多饮水,大量尿液可起到冲洗尿路的作用。认真做好会阴护理,保持引流袋低于膀胱水平,并指导老人进行膀胱功能锻炼,争取尽早拔除尿管。

(5)存在膀胱输尿管反流者,应每2～3h排尿一次,需"二次排尿",即每次排尿后数分钟再排尿一次。

(6)用药指导。指导老人遵医嘱按时、按量、按疗程服药,做好疾病知识的指导,提高老人用药的依从性。

二、老年人慢性肾功能不全的护理

慢性肾功能衰竭(CRF)是指原发或继发性慢性肾脏病进行性进展引起肾小球滤过率下降和肾功能损害,以代谢产物潴留、水、电解质和酸碱平衡紊乱为主要表现的临床综合征。随着年龄的增加,老人的肾脏解剖结构与生化代谢发生不同程度的退行性变化,出现功能改变,加上老人合并多种疾病,用药复杂,导致老人肾脏疾病更为复杂,应给予高度重视。

(一)病因

病因尚不明确,但认为主要与老人血管疾病有关,且继发性疾病导致的 CRF 显著增多。对于老人药物性肾病所致 CRF 也有增加趋势。

1.继发性肾脏疾病

目前引起老人 CRF 的主要原因是糖尿病肾病和原发性高血压性肾动脉硬化症。其他继发性原因包括梗阻性肾病、淀粉样变性、骨髓瘤肾病、药物相关性肾病等。

2.原发性肾脏疾病

微小病变型肾病多发生于儿童,但在 60 岁以上老人存在第二个患病高峰。链球菌感染性肾小球肾炎由于随着年龄增长、免疫力下降等原因,在老年人中也出现第二高峰。免疫复合物坏死型肾小球肾炎、肾动脉硬化、肾动脉狭窄等也可导致老人发生 CRF。

(二)临床表现

老年 CRF 多起病隐匿,缺乏特异性表现,当其他系统出现疾病时才被发现。大多数老人不可避免地进入终末期肾病,必须依赖肾脏替代治疗来延长生命。

1.不典型症状

老人会出现乏力、食欲缺乏、头晕等非特异性症状,精神神经系统症状表现为失眠、注意力不集中,后期出现性格改变、忧郁、记忆力减退、判断错误、淡漠等表现,在尿毒症期可出现精神异常、幻觉,甚至昏迷等表现。

2.并发症

以心血管和血液系统的改变、水电解质失衡和代谢失调为主要表现。

(1)心血管系统:高血压、心包炎、心肌病及心功能不全等,是终末期肾脏病患者死亡的主要原因。

(2)血液系统:贫血是尿毒症的必有症状,贫血还可加重心血管系统的症状。

(3)水、电解质失衡和代谢失调:主要表现为低血钠、高血钾、钙磷代谢失衡、低血糖和高血糖等,若不能及时纠正也可成为老人致死的原因。

3.尿毒症识别困难

老人出现的行为改变、痴呆、心衰加重等都可能是尿毒症的表现,识别较为困难。

(三)辅助检查

1.血液检查

血常规显示不同程度贫血、肾功能可见肌酐、尿素氮等升高,因老年人肌肉组织减少,血浆肌酐在肾功能异常时升高可不明显,特别对消瘦的老人更是如此,因此一旦血浆肌酐超过正常 133 μmol/L(1.5 mg/d)以上提示有明确的肾功能受损。临床中还应考虑内生肌酐清除率。

2.尿液检查

早期表现为肾浓缩功能下降,多尿,24h 尿量大于 2500 mL,尿比重降低,多在 1.016 以下,常固定在 1.010 左右。晚期出现少尿(24 h 尿量少于 400 mL,或每小时尿量少于 17 mL),或无尿(24 h 尿量少于 100 mL,或 12 h 完全无尿)。

3.影像学检查

B 超、CT、X 线等显示肾脏缩小、皮质变薄、皮髓质分界不清等表现。同位素 ECT 可提示肾功能受损程度。

(四)治疗要点

治疗原发疾病基础上去除导致肾功能恶化的不良因素是 CRF 老人治疗的重要措施。

1.病因治疗

积极治疗原发病,如高血压、糖尿病、肾小球肾炎等,遵医嘱坚持长期合理治疗。

2.保护肾功能

控制血压,及时、有效地应用各种降压药物,达到 24 h 持续、有效地控制血压,使血压控制在理想范围内;控制血糖、减少尿蛋白,将老人 24h 尿蛋白总量控制在 0.5g 以下;合理营养,给予老人优质低蛋白饮食,同时保证老人热量的需要;根据情况给予应用保护肾脏功能的药物;积极纠正贫血,减少尿毒症毒素蓄积,戒烟,通过饮食控制及药物降低血脂等。

3.对症治疗

通过各种药物治疗同时配合饮食的调整以纠正各种水、电解质及酸碱平衡的紊乱,通过给予老人促红细胞生成素、铁剂、叶酸及维生素 B_{12} 等以纠正贫血,治疗心衰,必要时可应用抗生素预防感染。

4.肾脏替代治疗

终末期肾脏病患者治疗包括血液透析、腹膜透析及肾移植。对于没有其他主要脏器功能不全的老人可以选择透析治疗,对于血流动力学状态不稳定的老人可选择腹膜透析。肾移植后的老人生存率与生活质量较透析老人高。

(五)护理措施

1.饮食护理

合理的饮食对于延缓肾功能的下降有非常重要的意义。①给予低蛋白饮食,根据老人 GFR 调整。非糖尿病肾病老人,在 GFR≥60 mL/(min·1.73m^2),蛋白质摄入量 0.8 g/(kg·d),在 GFR<60 mL/(min·1.73m^2),蛋白质摄入量 0.6 g/(kg·d),在 GFR<25 mL/(min·1.73m^2),蛋白质摄入量 0.4 g/(kg·d)。糖尿病肾病的老人,出现蛋白尿,蛋白质摄入控制在 0.8 g/(kg·d),当出现 GFR 下降后,减至 0.6 g/(kg·d)。②每天热量供给在 126～147 kJ/kg(30～35kcal/kg),选用热量高、蛋白质含量低的食物,如麦淀粉、藕粉、薯类等。③钠每天不超过 6 g,水肿、高血压、少尿老人不超过 5 g;每天尿量<1000 mL 时,需限制钾的摄入,将蔬菜煮后沥出水分,可有效减少钾的含量;低磷饮食,每天摄入量<600 mg;补充维生素 C、维生素 B_6、叶酸的摄入,适当补充铁、锌等矿物质和微量元素。食物在烹调时注意色、香、味,以改善老人的食欲,少量多餐。

2.休息与活动

卧床休息，根据老人病情和活动耐力，进行适当的活动。①病情较重或心力衰竭者，指导老人卧床休息，提供安静的环境。②严重贫血、有出血倾向及骨质疏松的老人，卧床休息，并指导老人坐起活动时动作宜缓慢，以免发生头晕，同时注意安全，避免皮肤受损或骨折等意外发生。③长期卧床的老人应指导或帮助其进行适当的床上活动；进行主动、被动肢体活动，避免发生静脉血栓或肌肉萎缩。④若病情允许，鼓励老人进行适当活动，如散步、进行力所能及的家务等，避免劳累和受凉，活动时以不出现心慌、气喘、疲乏为宜，一旦出现不适，应暂停活动，卧床休息。

3.病情观察

准确记录 24 h 出入液量，坚持“量出为入”的原则。观察老人有无体液潴留现象，例如每天测体重，如每天增加＞0.5 kg，则提示补液过多；无感染征象者如出现心率快、呼吸加速和血压增高，也提示体液过多；另外如胸部 X 线有肺充血征象时，也可以提示体液潴留。密切监测与处理血清电解质、酸碱平衡失调，做到发现异常，及时处理。

4.皮肤护理

保持皮肤清洁，勤剪指甲以免抓破皮肤，水肿者更应注意，必要时遵医嘱给予抗组胺类药、止痒剂和炉甘石洗剂等。

5.用药护理

老年人对药物较敏感，应注意肾功能的监测及药物不良反应的发生，如导泻剂应从小剂量开始，逐渐加量，防止造成严重腹泻出现的水、电解质和酸碱失衡。抗组胺类药注意有引起老人嗜睡、认知功能损害的危险。使用血管紧张素转化酶抑制药注意加强对肾功能的监测。

6.预防感染

注意老人体温变化，有无白细胞增高、咳嗽、咳痰等感染征象，注意保暖，减少探视，避免与呼吸道感染者接触以防交叉感染。加强口腔护理和指导卧床老人有效排痰。

7.心理护理

疾病压力、治疗费用等都会给老人心理增加较重的负担，因此护士应关注老人心理变化，积极组织家庭成员的参与，鼓励老人表达自己的想法与感受，对无家庭成员的老人，护士应加强与老人沟通，组织老人开展丰富多样的活动，以调整老人的心态。

8.健康指导

(1)饮食干预对 CRF 老人具有非常重要的意义，应指导老人遵从慢性肾衰竭的饮食原则，保证足够热量、优质低蛋白、限盐限水等，合理调节饮食。

(2)向老人介绍本病的相关知识，尤其注意告知老人消除或避免加重病情的各种因素，做到防潮、防凉、防劳累，防止各种感染发生。

(3)教会老人自测血压的方法，嘱老人自我监测血压。监测体重、尿量、肾功能、离子等指标的变化。

(4)告知老人药物的作用、服用时间和方法，并按医嘱服药，勿擅自减药或停药。教会老人识别药物的不良反应，出现不适症状时及时就诊。当老人蛋白质摄入＜0.6 g/(kg·d)，应补充必需氨基酸或 α-酮酸制剂，定期监测血钙浓度。

(5)对于透析的老人,应向老人讲解不同透析方式的相关知识及注意事项。

(6)按医嘱定期复查。

三、老年人良性前列腺增生的护理

良性前列腺增生(BPH)简称前列腺增生,也有称前列腺肥大,因病理学改变为细胞增生,而不是肥大,因此正确的命名应为前列腺增生,是老年男性排尿困难原因中最为常见的一种良性疾病。

(一)病因

目前对前列腺增生的病因仍不完全清楚,但一致公认的病因包括两个非常重要的因素:老龄和有功能的睾丸,这两个因素缺一不可。随着年龄的增长,前列腺增生的发病率也随之增加。一般男性在35岁以后前列腺会有不同程度的增生,在50岁以后出现临床症状。前列腺的正常发育有赖于雄激素,若在青春期切除睾丸则前列腺不会再发育。

(二)病理

前列腺的组成分为外周带(占70%)、中央带(占25%)和移行带(占5%)。移行带是前列腺增生的开始部位,外周带是前列腺癌最常发生的部位。

前列腺移行带的腺体、结缔组织和平滑肌增生,呈结节状,将外周腺体挤压萎缩形成前列腺"外科包膜",与增生的腺体分界清楚、易于分离。增生的腺体突向后尿道,使前列腺尿道部伸长、弯曲、受压、变窄,造成膀胱出口梗阻,引起排尿困难。此外,围绕膀胱颈部的前列腺内的平滑肌富含α受体,这些受体的激活使尿道的阻力增加,因此加重了排尿困难的症状。梗阻程度与增生的腺体大小不成比例,而与增生腺体的位置和形态有直接关系。

膀胱出口梗阻后,为克服阻力,逼尿肌增强收缩能力而逐渐代偿性肥大,肌束形成网状结构,加之膀胱长期的内压增高,膀胱壁出现小梁、小室改变或出现假性憩室。

逼尿肌退变,顺应性差,出现不稳定收缩,老人会出现明显尿频、尿急和急迫性尿失禁。长期逼尿肌萎缩,收缩能力减退,失去代偿能力,膀胱收缩后不能完全排空尿液,出现残余尿。

输尿管尿液排出阻力增大,引起上尿路扩张、积水。长期梗阻,逼尿肌萎缩,随着残余尿量增加,膀胱壁变薄、张力下降,出现充盈性尿失禁或无症状的慢性尿潴留,尿液逆流引起上尿路积水及肾功能损害。此外尿潴留还可继发感染和结石。

(三)临床表现

症状大多在50岁以后出现,与前列腺增生的体积不成正比,而与梗阻程度、病变发展速度及是否出现并发症有关。临床上主要表现为膀胱刺激症状和梗阻症状。

1.膀胱刺激症状

造成膀胱刺激症状的主要原因是逼尿肌不稳定。主要症状有尿频、尿急、夜尿及急迫性尿失禁。尿频是前列腺增生老人最常见、最早出现的症状,以夜间明显。早期由于增生的前列腺充血刺激引起,随着梗阻加重,逼尿肌功能改变,膀胱顺应性降低或逼尿肌不稳定,尿频则更加明显,此时会出现急迫性尿失禁。

2.梗阻症状

造成梗阻的主要原因是逼尿肌收缩功能受损。主要症状有排尿踌躇、排尿费力、排尿时间延长、尿线变细、尿流无力、间断性排尿、尿潴留等。排尿困难是前列腺增生最重要的症状。进行性排尿困难，典型表现是排尿迟缓、断续、尿后滴沥、排尿费力、射程缩短、尿线细而无力，终呈滴沥状，排尿时间延长，有排尿不尽感。当梗阻程度严重，膀胱残余尿量增多，逐渐发展出现尿失禁。膀胱过度充盈致使少量尿液从尿道口溢出，称为充盈性尿失禁。当前列腺增生老人在气候变化、劳累、饮酒、便秘、久坐等因素下，前列腺会突然充血、水肿导致急性尿潴留(AUR)，老人出现不能排尿、膀胱胀满、下腹痛，需要到医院急诊进行处理。

3.其他症状

前列腺增生合并感染或结石时，膀胱刺激症状加重。当前列腺增生腺体表面黏膜血管破裂时也可发生不同程度的无痛性肉眼血尿。当梗阻引起的肾积水、肾功能受到损害时，老人可逐渐出现慢性肾功能不全的表现，如食欲缺乏、恶心、呕吐、贫血、乏力等症状。长期排尿困难导致腹压增高还可引起腹股沟疝、内痔与脱肛等。

(四)实验室及其他检查

抽血验血清前列腺特异抗原(PSA)，可以排除前列腺癌。正常值为0～4 ng/mL。

直肠指检(DRE)时多数老人可触到前列腺的大小、质地等情况，经腹壁或直肠B超检查，可显示前列腺体积的大小，膀胱内有无结石形成以及上尿路有无积水改变，还可以测定膀胱残余尿量。尿流率检查可确定前列腺增生老人梗阻程度，是真实反映尿道阻力的一项指标。尿动力检查可以发现排尿困难是由于膀胱出口梗阻还是由于逼尿肌功能失常引起的。

(五)治疗要点

前列腺增生老人的治疗要点有等待观察、药物治疗与手术治疗。

1.等待观察

症状减轻，不影响生活与睡眠的老人，无须治疗，等待观察，若症状逐渐加重，应及时到门诊就诊，进行治疗。

2.药物治疗

(1)α_1受体阻滞剂：其作用可使尿道平滑肌松弛而明显改善排尿症状。对于需要迅速减轻症状的前列腺增生老人是首选药物，但其不良反应有头晕、直立性低血压等，因此适合指导老人晚上临睡前服药，以防止晕倒的意外发生。监测老人血压变化，防止出现低血压。

(2)5α-还原酶抑制剂：为激素类药物，通过降低体内雄激素双氢睾酮从而抑制了前列腺增生，使前列腺体积缩小，改善排尿梗阻症状。一般需坚持服用4个月以上才能见效。

(3)其他药物：植物类制剂舍尼通、前列康也有一定的效果。

3.手术治疗

非开放性外科治疗以经尿道前列腺电切(TURP)为主，是前列腺增生经典的术式。开放性手术包括耻骨上前列腺摘除手术或耻骨后前列腺摘除手术。

(六)护理措施

1.抽血验PSA的护理

血PSA受多种因素影响，如前列腺指诊、留置导尿、服用治疗前列腺增生的药物等，因此在验该项指标时一定要避免上述因素，若无法避免，可在7～10 d后重新测定。

2.尿潴留老人的护理

告知老人避免劳累、久坐，气候变化注意添加衣物，饮食上禁忌辛辣刺激性食物，禁止饮酒，避免发生急性尿潴留的诱因。若一旦发生，应立即引流尿液、解除梗阻。导尿术是解除急性尿潴留最简便常用的方法。若不能插入导尿管，可行耻骨上膀胱穿刺造瘘，予以持续导尿。应注意：①导尿或耻骨上膀胱造瘘引流尿液时应间歇、缓慢地将尿液放出，一次放尿不能超过1000 mL，切忌快速排空膀胱，否则易导致膀胱内压骤然降低而引起出血。②做好尿管护理。③耻骨上膀胱造瘘后应经常更换敷料，保持局部干燥，防止感染。术后不必常规冲洗，若留置时间较长者尿液中絮状物或杂质较多，可采用低压冲洗，冲洗原则为无菌、微温、低压、少量、多次。拔出之前应先行闭管，尿道通畅后方可拔出。拔管时间不得少于术后 10 d。过早拔除可引起耻骨后间隙感染。长期带管老人应间断闭管，以训练膀胱功能，避免发生膀胱肌无力。定期更换造瘘管及尿袋。

3.手术老人的护理

(1)体位：术后应取平卧位，尿管牵拉固定在一侧大腿内侧，保持该肢体伸直，减少活动。根据老人冲洗的时间与出血情况决定肢体解除固定、进行活动的时间。在肢体限制活动期间应指导老人双下肢主动与被动活动，可穿抗血栓压力袜防止下肢深静脉血栓的形成。

(2)持续膀胱冲洗的护理：术后留置三腔尿管一根，需用无菌生理盐水持续膀胱冲洗，根据冲出液体的颜色来调整冲洗液冲洗的速度，重点是保持冲洗的通畅。膀胱冲洗时间一般为 3～5 d。应注意：①冲洗液加温至 34℃左右可增强老人舒适、减少膀胱痉挛的发生，准确记录灌注液量和排出液量，严防液体潴留在膀胱内，使膀胱内压增高。②尿量＝排出液量－灌注液量。③排液停止，说明尿管有血块堵塞，应立即停止灌注，行膀胱高压冲洗，冲出凝血块，尿路通畅后再接上生理盐水继续冲洗。

(3)开放手术老人留置引流管的护理：按手术后护理常规执行。

(4)术后并发症的护理

①出血：原因有 a.前列腺窝创缘止血不确实；b.气囊尿管安放位置不当，气囊滑脱或破裂引起出血；c.膀胱痉挛加重前列腺窝出血，而出血、血块堵塞导尿管又可加重膀胱痉挛。护理措施包括：a.固定气囊尿管于一侧大腿内侧，保持伸直、制动，使气囊压迫于尿道内口；b.膀胱持续冲洗保持通畅，并根据血尿的程度调整灌注的速度；c.密切观察血尿的颜色及有无生命体征的变化；d.遵医嘱给予输血、补液、止血等治疗。

②膀胱痉挛：原因有：a.术前存在膀胱逼尿肌不稳定，即不稳定膀胱；b.尿管位置不当及其气囊充盈过大，刺激膀胱三角区；c.出血与膀胱痉挛两者互为因果；d.膀胱冲洗液刺激。护理措施包括：a.冲洗液加温至 34℃；b.术后遵医嘱给予相应的缓解痉挛的药物，安置自控镇痛泵(PCA)也可减少膀胱痉挛的发生；c.调整气囊尿管的位置及牵拉的强度和气囊内的液体量，争取在无活动性出血的情况下，早日解除牵拉和拔除尿管；d.有血块堵塞时，及时行高压反复冲洗，将血块清除，保持尿路的通畅。

③尿路感染：护理措施包括：a.术后遵医嘱应用抗生素；b.严格无菌操作；c.保持会阴部清洁，每日会阴护理 2 次，随时擦拭尿道口周围的出血；d.指导老人每日饮水 2000 mL 以上，保证足够的尿量起到内冲洗的作用；e.冲洗停止后接引流袋，注意防止反流；f.观察体温的变化及有无睾丸和附睾肿胀、疼痛的临床表现，一经发现，及时通知医生。

④TUR 综合征：由于术中低渗性灌洗液大量吸收入血使血容量急剧增加所致的稀释性低

钠血症和水中毒,老人可出现烦躁不安、恶心、呕吐、抽搐、痉挛、昏睡,严重者可出现肺水肿、脑水肿和心力衰竭等症状。护理措施包括:a.术后及时补充含钠液体可以预防老人术后出现TUR综合征;b.若老人一旦出现上述症状则立即遵医嘱减慢输液速度,给予脱水剂和利尿剂,并对症护理。

⑤尿失禁:一般为一过性尿失禁,指导老人进行盆底肌群功能锻炼——凯格尔(Kegel)运动,多可缓解。

4.健康教育

(1)饮食指导:以清淡、易消化食物为主,多吃蔬菜、水果等含纤维丰富的食物,减少辛辣刺激性食物,戒烟、酒,保持大便通畅。便秘、咳嗽或其他增加腹压的因素都可诱发再出血。多饮水.勤排尿,避免憋尿,每天保证尿量维持在1500 mL以上,以冲洗尿路。

(2)活动指导:3个月内切忌久坐或憋尿,避免骑脚踏车和摩托车,避免温水坐浴或久坐潮湿的地方,防止长期会阴部充血诱发前列腺被膜水肿或膀胱过度充盈影响逼尿肌功能,再度造成尿潴留。避免剧烈运动。

(3)功能锻炼:进行凯格尔运动训练,增强盆底会阴部肌肉的张力,以尽快恢复尿道括约肌的功能。

(4)自我观察:术后1个月之内再出现轻微的血尿,可大量饮水,若出血较多、有血块、排尿困难时应到医院及时处理。若最初排尿通畅,一个月后又逐渐出现排尿困难是典型的尿道狭窄的表现,也应及时到医院就诊。

(5)性生活指导:TURP术后1个月、开放手术术后2个月可逐渐恢复性生活。老人会出现逆行射精,但不影响性生活。若出现阳痿,在查明原因的同时应进行心理治疗。

第八章 康复护理

第一节 物理治疗的康复护理

一、概述

物理治疗是应用力、电、光、声、水和温度等物理学因素来治疗患者疾病的方法。其中以徒手及应用器械进行运动训练来治疗伤、病、残患者，恢复或改善功能障碍的方法（主要利用物理学中力学因素）称为运动疗法，是物理治疗的主要部分。随着康复的医学基础理论研究的深入和神经生理学的引入，康复疗法技术已经获得了极大的发展，形成了针对各种运动功能障碍性疾病（如偏瘫、截瘫、脑瘫等）的独具特色的康复治疗技术体系。在物理治疗中利用电、光、声、水、温度等各种物理学因素治疗疾病，促进康复的疗法，常常被称为理疗。运动疗法和理疗同属于物理治疗，但各有不同的侧重。国际上在通常的物理治疗康复工作中，运动疗法占绝大比重，故国外常常把物理治疗等同于运动疗法。运动疗法技术多为主动性的康复治疗技术，即在治疗师的指导和监督下，由患者主动地进行运动治疗活动，如各种运动训练、行走功能训练、转移训练等；而理疗多为被动性的康复治疗技术，由治疗师被动施加声、光、电、磁、热等物理因子治疗。

二、运动疗法及康复护理

（一）目的

康复医学是功能医学，运动疗法是康复医学主要的治疗技术之一。运动疗法主要通过运动的方法，治疗患者功能障碍，提高个人活动能力，增加社会参与的适应性，改善患者生活质量，以促进康复的最终目标，回归家庭，回归社会。

运动医学的目的包括以下诸多方面：牵张短缩的肌肉、肌腱、关节囊及其他软组织，扩大关节活动度；增加肌肉的肌力及肌肉活动的耐力；抑制肌肉的异常肌张力；训练患者改善异常的运动模式；克服患者运动功能障碍，提高患者身体移动、站立、行走功能；提高平衡和协调性的训练；提高日常生活活动能力的运动动作训练；针对不同伤病或为健身进行各种体操训练；通过运动疗法，增加患者体力，改善全身功能状况；通过运动疗法的活动刺激，改善心脏、肺部等内脏的功能；通过运动疗法训练预防或治疗各种临床并发症如压疮、骨质疏松、关节挛缩等。

为达到治疗的目的，在治疗过程中应与患者建立良好的信赖关系，应注意在训练中鼓励患者，提高其治疗的积极性。为使患者能积极配合，在训练前应对患者有充分的交代，尽量让患者了解治疗的目的及方法和预期的效果。治疗的过程中适时的评定使患者看到自己的进步，增加成就感，提高其治疗的信心和主动性。

（二）分类

从临床使用出发，运动疗法主要可分为以下几大类。

1.常规运动疗法技术

主要包括：①关节活动度训练。②增加肌力训练。③增加肌肉耐力训练。④增强肌肉协调能力的训练。⑤恢复平衡能力的训练。⑥恢复步行功能的训练。⑦增强心肺功能的训练。

2.神经生理学疗法(NPT)

神经生理学疗法是主要针对治疗中枢神经损伤引起的运动功能障碍的治疗方法，包括Bobath疗法、Brunnstrom疗法、本体感觉神经肌肉促进技术、Rood疗法等。

3.其他

水中运动、医疗体操、牵引疗法、麦肯基疗法、按摩等。

(三)适用范围

1.神经系统疾病

脑卒中、颅脑损伤、脑肿瘤术后、小儿脑瘫、脊髓损伤、周围神经损伤、帕金森病、急性感染性多发性神经根炎、脊髓灰质炎、多发性硬化等。

2.骨科疾病

骨折和脱位、截肢与假肢、关节炎、肩周炎、颈椎病、腰椎间盘突出症、髋关节置换、膝关节置换等。

3.内脏器官疾病

急性心肌梗死、慢性阻塞性肺病、糖尿病、高血压、胸腔疾病术后等。

4.肌肉系统疾病

主要指肌营养不良。

5.体育外伤后功能障碍及其他

体育外伤、烧伤等。

(四)禁忌证

(1)处于疾病的急性期或亚急性期，病情不稳定者。

(2)有明确的急性炎症存在，如体温超过38℃，白细胞计数明显增高等。

(3)全身状况不佳，脏器功能失代偿期，如：脉搏加快，安静时脉搏＞100次/分；血压明显增高，临床症状明显，舒张压＞16.0 kPa(120 mmHg)或出现低血压休克者；有明显心力衰竭表现：呼吸困难、全身水肿、胸腔积液、腹水等；严重心律失常；安静时有心绞痛发作。

(4)休克、神志异常或有明显精神症状、不合作者。

(5)运动治疗过程中有可能发生严重并发症，如动脉瘤破裂者；有大出血倾向；有静脉血栓，运动可能脱落者；剧烈疼痛，运动后加重者；癌症有明显转移倾向者。

(6)运动器官损伤未做妥善处理者；身体衰弱，难以承受者。

(五)常用运动疗法技术及康复护理

(1)关节活动度的维持与改善训练方法：①持续关节被动活动。②主被动关节活动度训练。③关节松动术。

(2)肌力训练。

(3)肌肉耐力训练。

(4)抗痉挛体位的摆放。

(5)转移训练。

(6)有氧训练指采用中等强度、大肌群参与、反复进行的、周期性的动力性运动,是提高机体氧化代谢能力的锻炼方式。广泛应用于各种心血管疾病康复、各种功能障碍者和慢性病患者的全身运动能力训练,以及中老年人的健身锻炼。常用方式:步行、健身跑、游泳、骑车、登山等。

三、其他物理因子疗法及康复护理

(一)电疗法

电疗法是指利用电能作用于人体以防治疾病的方法。医用电疗方法很多,有直流电疗法、低频电疗法、中频电疗法、高频电疗法和静电疗法。

1.直流电疗法及直流电药物离子导入疗法

直流电疗法是利用小强度、低电压平稳的直流电治疗疾病的方法。这是最早应用的电疗之一。目前单纯应用直流电疗法较少,但是它是离子导入疗法和低频电疗法的基础。使用直流电将药物离子通过皮肤、黏膜和伤口导入体内进行治疗的方法称为直流电药物导入疗法。

(1)特点:在直流电的作用下,人体体液发生电解、电泳与电渗作用。

(2)临床应用:促进局部血液循环和改善组织营养;促进伤口肉芽生长,软化瘢痕,松解粘连和促进消散;促进骨再生修复,改善冠状动脉血液循环;调节神经系统功能。

(3)适应证:①神经炎、自主神经功能紊乱。②慢性溃疡、伤口、术后粘连。③治疗和预防骨质增生引起的颈部、肩部、上肢及邻近组织的麻木、疼痛及放射痛。④治疗骨质增生引起的神经刺激、肌肉无力、肌肉萎缩、关节功能障碍及肢体感觉功能下降。

(4)禁忌证:①恶性肿瘤患者。②恶性血液系统疾病患者。③皮肤存在急性湿疹患者。④重要脏器病变患者。⑤对直流电过敏的患者。⑥肢体神经损伤导致感觉不灵敏或感觉缺失的患者,以及预置金属电极板部位有严重皮肤疾病或皮肤损害的患者。

(5)护理要点:保持皮肤的完整,以免造成皮肤灼伤。正极下组织含水量减少,皮肤干燥,治疗后局部可应用润肤剂。如有皮肤过敏,而治疗必须进行时,疗后局部加糖皮质激素类软膏涂敷。

2.低频电疗法

低频电疗法是指应用频率1 000 Hz以下电流电治疗疾病的方法。

(1)特点:无明显电解作用;对感觉神经和运动神经都有强刺激作用;无热作用。

(2)临床应用:兴奋神经肌肉组织、镇痛、促进局部血液循环、促进伤口愈合、促进骨折愈合、消炎、催眠。

(3)适应证:①防止及治疗失用性肌萎缩。②增加或维持关节活动度。③对神经失用的肌肉进行功能锻炼。④锻炼及增强正常肌肉的力量。⑤治疗痉挛肌。⑥矫正畸形,如脊柱侧弯、扁平足、肩关节脱垂等。

(4)禁忌证:①孕妇患者,电极禁止放于腹部及腰骶部。②严重心力衰竭或心律失常。③心脏安放起搏器者。④禁止在心脏部位、肿瘤部位、喉咙部位和感染部位进行低频电刺激。⑤病情未稳定的癫痫患者、惊厥发作患者。

(5)护理要点:①做好疗前宣教,告知患者治疗中应有的感觉。②治疗部位如有创伤或遇到有创检查之后 24 小时内应避免治疗。③做好治疗部位的准备,如局部创面的处理。

3.中频电疗法

中频电疗法是指应用频率在 1～100 kHz 的电流治疗疾病的方法。

(1)特点:对人体的阻抗明显下降;无电解作用;综合多个周期的连续作用才能引起强烈的肌肉收缩。

(2)临床应用:镇痛、促进局部血液循环、锻炼肌肉、软化瘢痕、松解粘连、消炎等。

(3)常用中频电疗法的应用包括以下几种。

干扰电疗法:将 2 组或 3 组不同频率的中频电流交叉地输入身体,在体内由于干扰现象而产生“内生”低频电场,利用这种电流来治疗疾病的方法称为干扰电疗法。①干扰电疗法的特点:具有中频电流的特点;作用范围大,深度深,最大的电场强度在电极之间的电流交叉点上而非电极下;内生低频电流;频率和电流幅度的变化可避免人体产生适应性。②干扰电临床应用:除有消炎止痛改善血循环外,还可刺激运动神经和骨骼肌,引起比低频电流强且范围广的肌肉收缩反应;作用大,在体内形成干扰场,刺激自主神经和内脏平滑肌,改善内脏血循环,提高胃肠平滑肌张力,调整其功能;刺激和调节自主神经功能,如对血压皮肤温度的调节;促进骨痂形成,加速骨折愈合。③干扰电的适应证:坐骨神经痛、关节疾病(如关节扭伤、肩周炎、退行性骨关节病)、软组织损伤(如软组织扭挫伤挤压伤、肌筋膜炎、肌肉劳损)、骨折、平滑肌张力低下(如胃下垂、弛缓性便秘、子宫脱垂、真性压迫性尿失禁、急迫性尿失禁、大便失禁及术后肠麻痹、尿潴留等)、肌力低下、肌肉萎缩、颈椎病、腰椎间盘突出症、周围神经麻痹、干扰电作用于颈、腰交感神经节及肢体,可以使雷诺病、早期闭塞性动脉内膜炎患者的肢体血管痉挛解除血流改善。④干扰电的禁忌证:急性炎症、有出血倾向、治疗部位有金属、严重心脏病及植入心脏起搏器者。

脉冲调制中频电疗法:用低频调制波对中频载波的波幅频率进行调制,使电流的幅度频率按一定规律发生变化,即得到由低频调制的中频电流,以治疗疾病的方法。①脉冲调制中频的特点:使用不同的脉冲波来调制中频载波电流,使输出的电流产生波形和强度的不断变化。②临床应用:镇痛、促进局部血液循环、锻炼肌肉、提高平滑肌张力、消炎和调整自主神经功能。③脉冲调制中频的适应证(同干扰电)。④脉冲调制中频的禁忌证(同干扰电)。

音频电疗法:应用 1 000～20 000 Hz 音频段等幅正弦交流电治疗疾病的方法,又称等幅正弦中频电疗法。①音频电疗法特点:频率与声波频率范围相同。②音频电疗法的临床应用:消炎消肿、止痛止痒、软化瘢痕、松解粘连、提高生物膜的通透性。③音频电疗法的适应证:各种神经痛,神经炎,周围型面神经麻痹,脑血栓恢复期,神经症,血管性头痛,高血压,胃肠功能紊乱,关节炎,肩周炎,软组织损伤及关节软组织损伤,腰腿痛,纤维组织炎(肌肉风湿)。颈椎病及某些内脏器官疾病。④音频电疗法的禁忌证:参考直流电疗法。

(4)中频电疗法的护理要点:同低频脉冲电疗法。

4.高频电疗法

高频电疗法是指应用频率高于 100 kHz 的电磁波治疗疾病的方法。目前常用的有中波疗法、短波疗法、超短波疗法、微波疗法。

(1)高频电疗法的特点:不产生电解作用;对神经肌肉不产生兴奋作用;高频电通过人体时

能在组织内产生热效应和非热效应；高频电治疗时，电极可以离开皮肤。

(2)高频电疗法的应用：止痛、消炎、解痉、高频电刀可治疗表浅癌肿。

(3)高频电疗法的适应证：炎症、疼痛、急性损伤等，如骨关节炎、风湿性关节炎、肩周炎、坐骨神经痛、颈椎病、肌肉韧带损伤、软组织损伤。

(4)高频电疗法的禁忌证：恶性肿瘤患者、孕妇的腰腹部、心脏起搏器携带者、体内局部金属异物、出血或有出血倾向者等。

(5)护理要点：①体温超过 38 ℃者停止治疗。②女性月经期，下腹部禁忌高频治疗。③治疗部位如有创伤或遇到有创检查之后 24 小时内应避免治疗。④注意保护特殊部位，如眼、生殖器官。

(二)光疗法

光疗法是利用各种光辐射能，包括天然的日光和人工光线(红外线、可见光、紫外线、激光)作用于人体以达到治疗和预防疾病的方法。激光的性质特殊，应用范围广泛，常不列入光疗中讨论。

1.红外线疗法

红外线疗法是指应用红外线治疗疾病的方法。红外线是不可见光，在光谱中位于红光之外，波长较红光长。

(1)红外线疗法的特点：红外线被物体吸收后转变为热能，主要产生热效应，故红外线又有热射线之称，对机体的作用主要是热作用，所有治疗作用都是建立在此基础上。

(2)红外线疗法的临床作用：镇痛作用、缓解痉挛、消炎、促进组织再生。

(3)红外线疗法的适应证：扭挫伤、腰肌劳损、周围神经损伤、冻伤、术后粘连、腱鞘炎、关节痛、风湿性肌炎、慢性胃肠炎等。红外线常与推拿、医疗体育、直流电药物导入等疗法综合应用。

(4)红外线疗法的禁忌证：恶性肿瘤、出血倾向、高热、重症动脉硬化患者。

(5)红外线疗法的护理要点：①红外线治疗时应保护眼部，可戴防护眼镜或以浸水棉花敷于患者眼部，以免引起白内障或视网膜的热损伤；②急性创伤 24～48 小时局部不宜用红外照射，以免加重肿痛和渗血；③植皮术后、新鲜瘢痕处，感觉障碍者在接受治疗时注意拉开距离，以防烫伤。

2.紫外线疗法

紫外线疗法是指利用紫外线照射来预防或治疗疾病的方法。紫外线波长范围是 180～400 nm。波长 320～400 nm 为长波紫外线，生物学作用弱，有明显的色素沉着作用，并可引起一些物质和某些微生物产生荧光反应。波长 280～320 nm 为中波紫外线，最活跃，可使维生素 D 原转化为维生素 D，抗佝偻病，加速再生，促进上皮生长，刺激黑色素细胞产生新的黑色素。波长 180～280 nm 为短波紫外线，对细菌和病毒有显著的杀灭或抑制其生长繁殖的作用。

(1)紫外线疗法的特点：紫外线对人体的穿透度很浅。其主要生物学作用是光化学效应。

(2)紫外线疗法的临床作用：消炎、止痛、促进伤口愈合、促进皮下淤血的吸收、杀菌作用、促进钙磷吸收作用、调节免疫功能。

(3)紫外线疗法的适应证:皮肤、皮下急性化脓性感染,急性神经痛,急性关节炎,感染或愈合不良的伤口,佝偻病,软骨病。此外,也可用于银屑病、白癜风、变态反应性疾病(如支气管哮喘、荨麻疹)等。

(4)紫外线疗法的禁忌证:恶性肿瘤,心、肝、肾衰竭,出血倾向,活动性肺结核,急性湿疹,光过敏性疾病,应用光敏药物(除外光敏治疗)。

(5)紫外线疗法的康复护理要点:①照射时应注意保护患者及操作者的眼睛,以免发生电光性眼炎。②严密遮盖非照射部位,以免超面积超量照射。

(三)磁疗法

磁疗法是应用磁场作用于人体治疗疾病的物理治疗方法。

1.磁疗法特点

刺激神经,引起神经细胞和轴突发生去极化,产生兴奋;刺激机体激素分泌;增强白细胞吞噬功能。

2.磁疗法的临床作用

止痛、镇静、消炎、消肿、调节心血管系统的功能等。

3.磁疗法的适应证

软组织损伤、血肿、神经炎、神经痛、关节炎、神经衰弱、高血压、颈椎病、肩周炎、面肌抽搐、乳腺小叶增生、颞颌关节炎、支气管炎、哮喘、视网膜炎、痛经等。

4.磁疗法的禁忌证

高热、出血倾向、孕妇、心力衰竭、极度虚弱、皮肤溃疡。少数患者进行磁片敷贴后出现无力、头昏、失眠、嗜睡、恶心、血压波动等反应,停止治疗后症状即消失。

5.磁疗法的康复护理要点

(1)眼部治疗时,应用小剂量,时间不宜过长。

(2)密切观察磁场不良反应。常见的不良反应有头晕、恶心、嗜睡、心悸等。

(3)对老年、小儿、体弱者一般均以小剂量开始,逐渐加大剂量。

(四)水疗法

水疗法是利用水的温度、静压、浮力及所含成分,以不同方式作用于人体来防治疾病和促进康复的方法。

1.水疗法的特点

水疗法作用于人体,通过温度、机械和化学性刺激,引起神经、血管、肌肉等一系列反应。

2.水疗法的临床作用

清洁作用、温热作用、浮力作用、促进新陈代谢,有利于代谢产物排出体外。

3.水疗法的适应证

脊髓不全损伤、脑血管意外偏瘫、肩手综合征、肌营养不良、骨折后遗症、骨性关节炎、强直性脊柱炎、疲劳、类风湿关节炎、肥胖、神经衰弱等。

4.水疗法的禁忌证

温水疗法没有禁忌证,过高或过低温度浸浴的禁忌证有动脉硬化(特别是脑血管硬化)、心力衰竭、高血压等。

5.水疗法的康复护理要点

(1)治疗中应随时观察患者的反应,如出现头晕、心悸、面色苍白、呼吸困难等应立即停止治疗,护理患者出浴,并进行必要地处理。

(2)进行全身的浸浴或水下运动时防止溺水。

(3)冷水浴时温度由 30 ℃逐渐降低,治疗时需进行摩擦和轻微运动,防止着凉,注意观察皮肤反应,出现发抖、口唇发绀时,应停止治疗或调节水温。

(4)患者如有发热、全身不适或于月经期等应暂停治疗,空腹和饱食后不宜进行治疗。

(5)如有膀胱直肠功能紊乱者,应排空大小便,方可入浴。

(6)进行温热水浴时,如出汗较多,可饮用盐汽水。

(五)石蜡疗法

石蜡疗法是指利用加温后的石蜡作为导热体敷于患部,达到治疗目的的方法。常用的石蜡疗法有浸蜡法、蜡饼法、刷蜡法。

1.石蜡疗法的特点

石蜡的热容量大,导热性小,在冷却时由于体积逐渐缩小,能放出大量热能,透入组织深部,改善人体血循环及代谢,降低神经系统兴奋性,使皮肤张力降低。

2.石蜡疗法的临床作用

温热作用、润滑作用、机械压迫作用。

3.石蜡疗法的适应证

扭伤、挫伤、劳损、瘢痕、粘连、外伤性滑囊炎、腱鞘炎、关节炎、关节强直、肌炎、神经炎和神经痛、冻疮、冻伤后遗症、营养性溃疡等。

4.石蜡疗法的禁忌证

恶性肿瘤、活动性结核、出血性疾病、甲状腺功能亢进症、心脏功能不全、急性传染病、感染性皮肤病。

5.石蜡疗法的康复护理要点

(1)局部有感觉障碍者温度不宜过热,以免烫伤。

(2)治疗前饮适量盐水,治疗后如出汗多,可多喝水。

(3)全身热疗时,可冷敷头部。

(六)冷疗法

冷疗法是应用比人体温度低的物理因子刺激来达到治疗目的的一种物理疗法。常用的致冷源有冷水、冰块、氯乙烷等。

1.冷疗法的特点

作用于人体体表时吸收热量,使组织温度下降。冷疗法取材方便,操作简单。

2.冷疗法的临床作用

镇痛、止血、降低体温等。

3.冷疗法的适应证

高热、中暑患者、脑损伤和缺氧、神经性皮炎、早期鼻出血、软组织损伤早期等。

4.冷疗法的禁忌证

动脉血栓、雷诺病、系统性红斑狼疮、血管炎、动脉硬化、皮肤感觉障碍。老年人、婴幼儿、恶病质者慎用。

5.冷疗法的康复护理要点

(1)注意掌握时间,防止冻伤。

(2)对冷过敏者,局部瘙痒、荨麻疹、血压下降、虚脱时应停止治疗。

(3)非治疗部位注意保暖,观察全身反应,如出现寒战,可在非治疗部位进行温热治疗或停止冷疗。

(七)超声波疗法

超声波疗法是指将超声波作用于人体以达到治疗疾病和促进康复目的的方法称为超声波疗法。超声波是指频率在 20 000 Hz 以上,不能引起正常人听觉反应的机械振动波。现在理疗中常用的频率一般为 0.8～1.0 MHz。

1.超声波疗法的特点

超声波作用于人体可产生温热效应、理化效应、按摩效应。

2.超声波疗法的临床作用

镇痛作用、改善血液循环、松解粘连、软化瘢痕、促进骨折愈合、高能聚焦超声波具有治疗肿瘤作用。

3.超声波疗法的适应证

神经痛、软组织损伤、冠心病、支气管炎等。

4.超声波疗法的禁忌证

恶性肿瘤、出血倾向、高热者等。

5.超声波疗法的康复护理要点

(1)治疗部位如有创伤或遇到有创检查之后 24 小时内应停止治疗。

(2)使患者了解治疗的正常感觉。

(3)观察治疗后反应,若有变态反应,及时联系治疗师,调整治疗剂量。

(4)体温＞38 ℃者,停止治疗。

(八)生物反馈疗法

生物反馈疗法是利用现代生理科学仪器,通过人体内生理或病理信息的自身反馈,使患者经过特殊训练后,进行有意识的“意念”控制和心理训练。通过学习达到随意调节自身躯体功能,从而消除病理过程,恢复身心健康。

1.生物反馈疗法的特点

借助电子仪器,放大生理活动信息,转换为听觉或视觉信号,学会有意识的控制自身生理活动。

2.生物反馈疗法的临床作用

控制和调节不正常的生理反应。

3.生物反馈疗法的适应证

脑血管意外后遗偏瘫,紧张性头痛,脑性瘫痪,肌痉挛,面瘫后遗症,其他中枢性或周围性瘫痪,高血压,雷诺病,神经衰弱,失眠,心房颤动,心动过缓,夜间磨牙,胃、十二指肠溃疡,胃肠功能亢进。

4.生物反馈疗法的禁忌证

意识障碍,认知功能障碍,低能患者。

5.生物反馈疗法康复护理要点

(1)生物反馈疗法前宣教,使患者明白,此疗法主要依靠自我训练来控制机体功能,且主要靠平时练习,仪器监测与反馈只是帮助自我训练的手段,而不是治疗的全过程。

(2)督促患者每天练习并持之以恒。

第二节　作业疗法的康复护理

一、概述

作业疗法(OT)是指为患者功能的复原,有目的和有针对性地从日常生活活动、生产劳动、认知活动中选择一些作业对患者进行治疗和训练,以缓解症状和改善功能的一种治疗方法。作业治疗学是康复医学的重要组成部分,是联系患者与家庭、社会的纽带,是患者由医院走向社会的桥梁。其重点在于增加手的灵活性、眼和手的协调性、对动作的控制能力和工作耐力,进一步提高和改善日常生活活动能力。

(一)作业疗法的定义

在早期,作业疗法在某种程度上可以理解为利用劳动来治疗,它不仅仅是产生职业前的劳动,而且是利用游戏、运动、手工艺来使用肌肉和脑,从而对人类的健康产生影响。劳动、运动和娱乐是治疗手段,它构成了作业疗法的基础。随着康复医学的进步,以及第二次世界大战以后由于康复医学的兴起和发展,作业疗法的内涵得到不断的完善,世界OT师联盟在宣传手册中对OT是这样定义的:OT是通过有目的的作业行为,达到促进人们健康生活的目的,属于保健性职业;主要是通过促进、发展、恢复肢体功能,维持必要的日常生活能力,预防残障的进一步发生和发展,提高患者的生活质量。作业疗法的目标也是最大限度地减轻残疾程度和提高残疾者的生活自理程度。但作业疗法还包括对精神疾病的康复,对残疾患者的教育、管理和社会状况等的研究,面临的问题更为社会化和复杂化。

(二)作业治疗的治疗范畴

(1)评定和训练患者的日常生活活动能力,如穿衣、进食、洗澡及个人卫生,以使其达到最大限度的独立性;也可以使用矫形器具或采用特殊设施,必要时,评定患者的某些特定的工作、活动习惯,并进行再训练,提供自助具。

(2)提供家政技能的训练,运用简单的方法或简化的活动来减少疲劳,节省体力。

(3)发展职业技能和培养娱乐兴趣,当患者期望改变职业时,同职业咨询人员配合,进行有效的职业活动训练。

(4)帮助维持和改善关节活动度、肌力、耐力及协调性。

(5)评定及训练患者的薄弱环节,以代偿其感觉和知觉方面的缺陷。

(6)进行家庭环境评定,一边为患者提供一个无障碍的环境,评定和训练患者运用环境控制系统。

(7)用设计好的活动、技能,来说明、教育患者及其家庭,以促进患者保持独立性,尽可能减少过度保护。

(8)训练矫形器、自助器、假肢的功能性使用和简易自助器和矫形器的设计和制作。

(9)训练患者及有关人员维护辅助设施的技能。

(10)评定和处理认知功能障碍。

二、作业疗法的种类

作业疗法的种类很多,过去一些国家主要将其分为木工、编织、黏土三大类。随着康复医学的不断发展和完善,一些新的内容不断引入到作业活动之中,目前较常用的有下述分类方法。

(一)按作业名称分类

(1)木工作业。

(2)文书类作业。

(3)黏土作业。

(4)手工艺作业。

(5)皮工作业。

(6)治疗性游戏。

(7)编织作业。

(8)日常生活活动。

(9)金工作业。

(10)书法绘画园艺。

(11)制陶作业。

(12)电气装配与维修。

(13)认知作业。

(14)计算机操作。

(二)按治疗目的和作用分类

(1)用于减轻疼痛的作业。

(2)用于增强肌力的作业。

(3)用于增强耐力的作业。

(4)用于增强协调能力的作业。

(5)用于改善关节活动范围的作业。

(6)用于调节精神和转移注意力的作业。

(7)用于改善整体功能的作业。

(三)按实际要求分类

1.维持日常生活所必需的基本作业

这类作业包括衣食住行、个人卫生等。其目的在于日常生活和健康的基本要求。

2.能创造价值的作业活动

力求通过作业治疗生产出有用的产品,但又不以产品为目的。这类活动包括:手工艺如纺织、泥塑、陶器制作、各种金工、刺绣等,园艺如种花、植树、栽盆景、整修庭院等。其目的在于获得一定技能。

3.消遣性作业活动或文娱活动

利用业余时间，进行各种运动、游戏、琴、棋、书、画、文艺等。其目的在于充分安排时间，转移注意力，丰富生活内容，有益于身心健康。

4.教育性作业活动

主要是针对青少年患者，治疗同时还获得受教育的机会，或获得接受教育的能力。其目的在于提高各种技能。其内容有各种教学活动、唱歌、舞蹈等。

5.矫形器和假肢训练

这是一项特殊的作业活动，即在穿戴矫形器或假肢后进行的各种作业治疗。其目的在于熟练掌握穿戴方法和充分利用这些矫形器或假肢，来完成各种生活或工作。

(四)按照作业治疗的功能分类

1.日常生活活动训练

日常生活活动训练简称为ADL训练，生活自理是患者回归社会的重要前提。因此ADL训练是康复医学中非常重要的环节，其内容一般可分为以下几类：进食、穿衣、转移、个人清洁卫生、上厕所、洗澡、家务劳动等。

2.功能性作业治疗

功能性作业治疗又称活动性作业治疗，患者无论进行哪一种作业活动都必须完成相应的动作。如磨砂板，通过工作条件的变化，扩大关节的活动范围，增加负荷，改变动作复杂性，使患者的肌力、关节活动度、协调性、体力、耐力及平衡能力等各方面得到提高，因此，作业治疗可以根据患者不同情况将各种动作巧妙的贯穿到丰富多彩的活动中，对患者进行治疗。

3.心理作业治疗

心理作业治疗又称为支持作业治疗，是通过作业活动和作业宣教改善患者心理状态的一种疗法。例如，脊髓损伤患者的痊愈，从目前医学的角度来分析是不可能的，而患者都在极力期待，并在不同时期表现出不甘、不安、急躁、抑郁、悲观等各种复杂的心理状态，这个时期称为障碍适应时期。作业治疗师应该通过作业活动给患者以精神上的支持，减轻患者的不安与愤怒或给患者提供一个发泄情绪的条件。如利用木工、皮革工艺等带有敲打动作的作业活动。同时，也可以通过作业宣教对患者阐明疾病的病因、病机，让患者正视疾病，积极参与治疗，充分创造条件，与患者进行交流，这是一种特殊的心理治疗方法。

4.职业作业治疗法

职业作业治疗法包括职业前评定和职业前训练两个部分，当身体障碍者可以回归社会，重返工作岗位以前，必须进行身体和精神方面的能力测定，评定。如果在哪方面仍有困难，就要根据实际功能做训练提高患者适应社会的能力，为其复职创造条件。职业前评定不仅仅是工作质量、数量、工作效率的评定，而且要对工作的计划性、出勤、对上级和同事的态度等人际关系问题进行全面的评定和训练。

5.作业宣教和咨询

作业宣教和咨询是疾病康复工程中为患者及其家庭的宣教咨询提供各种学习机会，帮助患者改变不良的健康行为并坚持这种变化以实现预期的，适合各种患者自身健康水平的目标，健康知识是教育的主要内容。作业宣教与咨询包括：

(1)疾病系统知识的介绍：如身体的解剖结构、疾病的病因、临床表现、处理原则等。

(2)指导患者养成良好的生活习惯，如戒烟，适量限制盐、动物脂肪及总热量的摄入，从而拟定合适食谱，养成散步、体操、文娱活动等习惯。

(3)控制危险因素及治疗有关疾病，如高血压、高脂血症、糖尿病等。

(4)解释在严密监测下定期进行运动试验以明确运动能力并安排分级递增体力活动的必要性。

(5)解释治疗程序及治疗手段，有利于患者积极配合治疗。

6.矫形器配制和使用训练

矫形器是用于人体四肢，躯干等部位，通过力的作用以预防、矫正畸形，治疗骨骼、关节、肌肉和神经疾病促成，提高其功能的器械，如何配制和使用矫形器是作业疗法的工作内容之一。

7.娱乐活动

娱乐活动包括娱乐活动评定和娱乐活动治疗两个部分。娱乐活动在人类生命活动中与工作行为同样重要。人类从孩童时代就开始不断地寻求乐趣和兴趣。娱乐活动在人体的感觉过程、生理功能、认知和语言能力、社会关系等方面的形成及恢复方面发挥着不可替代的作用。患者要完全回归社会，作业治疗是患者娱乐活动能力恢复的重要手段。

8.环境干预

由于环境影响人的行为，同时，人的行为也改变着环境，在临床康复过程中，通过关注环境可以达到意想不到的疗效。

三、作业疗法的基本内容

(一)作业疗法的目的

(1)维持现有功能，最大限度发挥残存的功能。

(2)提高日常生活活动的自理能力。

(3)为患者设计及制作与日常生活活动相关的各种辅助用具。

(4)提供患者职业前技能训练。

(5)强化患者的自信心，辅助心理治疗。

(二)作业疗法的适应证

作业疗法的治疗对象包括所有因疾病或创伤而导致的在自理、工作或休闲娱乐活动等方面存在能力障碍的伤残者。

(1)中枢神经系统损伤：脑卒中、脑瘫、脑外伤、脊髓损伤。

(2)骨骼运动系统损伤或术后：骨折、脱位、各种关节炎、关节置换术后。

(3)外周神经损伤。

(4)任何由于手术而导致的或需要手术的功能障碍。

(5)烧伤。

(6)心肺疾患。

(7)发育迟缓。

(8)学习障碍。

(9)老年痴呆。

(10)任何影响精神功能的障碍:抑郁、精神分裂症。

(三)作业评定

1.作业疗法的资料收集

作业治疗师在收到医生开具的治疗单后,应先对患者的一般情况进行了解。

(1)阅读病历,了解患者的一般情况、治疗情况及并发症。

(2)交谈后了解患者的功能障碍情况,治疗需求和目标,建立治疗师与患者之间的相互信任关系,治疗师还要通过交流进一步获得信息,以及发现问题。

(3)观察与检测,治疗师在患者活动的场所和时间里注意观察,进行动作的评定和分析,通过观测患者在模拟环境中的自我照料、活动、转移等方面来决定作业能力的独立水平和进一步训练的计划。

2.综合分析资料

(1)活动一般分析,活动名称、完成活动的步骤及具体要求、所需的关键动作及体位、所需环境条件。

(2)活动运动分析,在进行动作时,各关节的活动范围和肌肉力量、耐力等,肌肉收缩形式,如何增加/减轻活动难度。

(3)活动感觉分析,检查从活动中获得的感觉刺激。

(4)其他分析,包括认知分析、心理-社会因素分析、活动安全性分析、环境因素分析、就业能力分析等。

(5)作业疗法工作流程示意图见图 8-1。

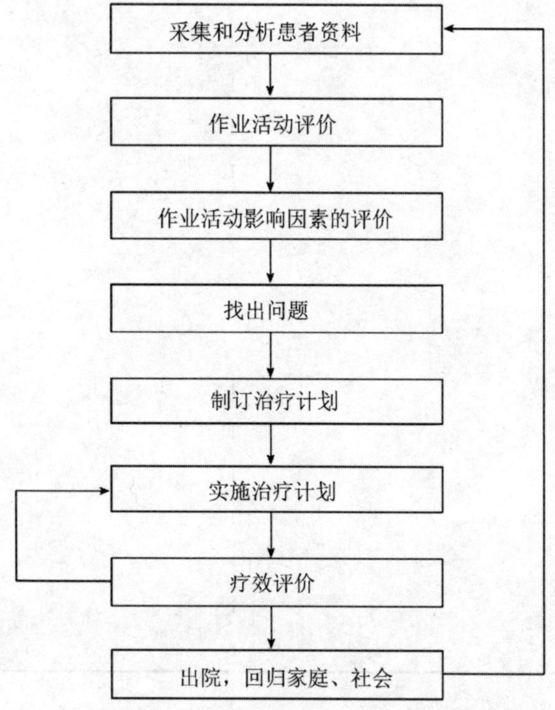

图 8-1　作业疗法工作流程示意图

(四)作业技能评定

1.简易精神状态评定

见表8-1。主要用于神经系统疾患患者的早期进行性痴呆的筛选,以减少长时间检查造成这类患者疲劳和注意力分散。

表8-1　简易精神状态速检表(MMSE)

项目	分数	
1.今年是哪个年份?	1	0
2.现在是什么季节?	1	0
3.今天是几号?	1	0
4.今天是星期几?	1	0
5.现在是几月的?	1	0
6.您现在在哪一省(市)?	1	0
7.您现在在哪一县(区)	1	0
8.你现在在哪一(镇、街道)?	1	0
9.您现在在哪一层楼上?	1	0
10.这里是什么地方?	1	0
11.复述:皮球	1	0
12.复述:国旗	1	0
13.复述:树木	1	0
14.计算:100－7	1	0
15.辨认:铅笔	1	0
16.复述:四十四只石狮子	1	0
17.闭眼睛(按卡片上的指令做动作)	1	0
18.用右手拿纸	1	0
19.将纸对折	1	0
20.手放在大腿上	1	0
21.说一句完整句子?	1	0
22.计算:93-7	1	0
23.计算:86-7	1	0
24.计算:79-7	1	0
25.计算:72-7	1	0
26.回忆:皮球	1	0
27.回忆:国旗	1	0
28.回忆:树木	1	0
29.辨认:手表	1	0
30.按样作图*	1	0

评分标准:评定痴呆的标准根据文化程度不同而不同,文盲＜17分,小学文化程度＜20

分，中学以上文化程度＜24 分。应注意的是，单凭该检查不能诊断痴呆或其他认知障碍，一些痴呆患者评分可能较高，而一些无痴呆患者可能评分偏低。有些集体分数的变化可能比总分更有意义。

2.Brunnstrom 肢体功能恢复阶段

见表 8-2。

表 8-2　Brunnstrom 肢体功能恢复阶段

阶段	描述
第Ⅰ阶段	急性期发作后，患侧肢体失去控制，运动功能完全丧失，称为弛缓阶段
第Ⅱ阶段	随着病情的控制，患肢开始出现运动，而这种运动伴随着痉挛、联合反应和协同运动的特点，称为痉挛阶段
第Ⅲ阶段	痉挛进一步加重，患肢可以完成随意运动，但由始至终贯穿着协同运动的特点，因协同运动达到高峰，故此阶段称为协同运动阶段
第Ⅳ阶段	痉挛程度开始减轻，运动模式开始脱离协同运动的控制，出现了部分分离运动的组合，称为部分分离运动阶段
第Ⅴ阶段	运动逐渐失去协同运动的控制，出现了难度较大的分离运动的组合，称为分离运动阶段
第Ⅵ阶段	由于痉挛的消失，各关节均可完成随意的运动，协调性与速度均接近正常，称为正常阶段

3.日常生活活动能力（ADL）的评价

ADL 的评分标准：总分 100 分，得分越高独立性越强，依赖性越小，但能达到 100 分并不意味着患者能够独立生活，也许他不能够料理家务及与他人接触，提示工具性日常生活（IADL）功能障碍，但他可以自我照顾。60 分以上提示患者基础性日常生活（BADL）基本可以自理。60～40 分者基础性日常生活需要帮助。40～20 分者需要很大帮助。20 分以下者需要完全帮助。Barthel 指数 40 分以上者康复疗效最大。

4.注意力的评定

（1）划销测验：要求患者划去下列字母中的“D”和“A”：BEIFHEHFEGKCHEICBDACBFBIEDACDAFCIHCFEBAFEACFCHIBDCFGHCAHEFACDCFEHBFCADEHAEIEGDGEGHBCAGCIEHCNEFHICDBCGFDEBIEBAFCBEHFAEFEGCIGDEHBAEGDACHEBAEDGCDAFBIFEADCBEACECCDGACBCGBIEHACAFCICABEGFBEFAEABGCGFACDBEBCHFEADHCAKEFEGEDHBCADGEADFEBEIGACGEDACHGEDCABAEFBCHDACGBEHCDFEHAE。

（2）William 数字顺背及逆背测验：韦氏数字认记法是一个非常简单的测试方法，它的内容分为 2 种方法，即顺背和逆背。按读的前后次序复述的为顺背，按读的前后次序完全相反复述的为逆背。评定者按评定表中的数字，每秒 1 行数字的速度读，然后让患者重复说出来。一般成年人能够顺背 6～8 位，及逆背 4～5 位为正常。

5.记忆力评定

（1）瞬时记忆的评价：常用的方法是为检查注意力的数字广度测验。重复的数字长度在 7±2为正常，低于 5 为即刻记忆缺陷。亦可 100 连续减 7，要求患者说出减 5 次的得数。另一个检查瞬时记忆的方法是检查者说出 4 个不相关的词，如牡丹花、眼药水、足球场、大白菜。速度为1个/秒。随后要求患者立即复述。正常者能立即说出3～4个词。检查中重复5遍仍未答对者为异常。只能说出1个,甚至1个也说不出,表明患者瞬时记忆异常。

(2)短时记忆和长时记忆的评价:可分别于1分钟、5分钟、10分钟以后要求患者回忆在检查瞬时记忆时所提的四个无关词语(牡丹花、眼药水、足球场、大白菜)。如果回忆困难,可给一些口头提示,如语义。严重遗忘者不能完全回忆,甚至否认曾提供这些词。

6.家庭环境的评定

注意地面是否光滑,是否有障碍物,患者的活动是否安全、方便,力求达到患者在室内活动高效、安全、舒适。

(五)作业治疗技术

1.生活技能训练

(1)日常生活活动训练:如穿衣、准备食品、使用餐具进食、个人卫生、如厕、转移等。

(2)家务活动训练:如烹饪、购物。

(3)文娱游戏疗法:如室外游戏(排球)、室内游戏(棋牌书画、跳舞)。

2.工作技能训练

根据患者自身的工作情况、兴趣爱好、专长等设计训练的内容,如打字、资料分类、电器装配维修、木工作业等。

3.园艺疗法

如编绳、串珠、折纸、绘画、刺绣等。

4.感知觉的训练

通过触摸辨别不同质地的实物和实物的种类。

5.运动技能的训练

(1)改善肌力和肌张力:利用Bobath技术和Brunnstrom技术调整肌张力,利用作业活动提供抗阻运动改善肌力。

(2)维持关节活动度的训练。

(3)运动协调性和灵巧度的训练:如手眼协调、双手协调、躯干与四肢的协调。

(4)平衡训练(站位平衡和坐位平衡):分为三级,一级是静止状态的平衡,二级是自我活动下保持平衡,三级是受到外力冲撞的情况下保持平衡。

(5)转移训练:如床椅转移、从轮椅向椅子的转移。

6.压力治疗

主要用于多种原因所致的肢体肿胀,手术及烧伤所致的瘢痕,下肢深静脉血栓形成,下肢静脉曲张。

7.辅助具和自助具的使用

指导患者使用轮椅上下斜坡,指导患者使用腋拐、肘拐、穿袜器、穿鞋器、拾物器、洗浴刷、转移板、进食辅助器具。

8.矫形器治疗

主要用于肢体体位摆放,防止关节挛缩及骨折的固定。

四、作业疗法康复护理

疾病处于急性期阶段，患者尚需要安静卧床时，即可开始在床边的训练。

(一)临床特点

(1)腱反射减弱或消失。

(2)肌张力低下。

(3)随意运动丧失。

(二)康复护理目标

(1)配合临床医生抢救治疗。

(2)预防并发症，如关节挛缩、肩关节半脱位、压疮、肺炎等。

(3)为康复训练创造条件。

(三)作业治疗康复护理方法

1.抗痉挛体位设计

为防止或对抗痉挛模式的出现，保护肩关节及早期诱发分离运动而设计的一种治疗性体位。偏瘫患者典型的痉挛模式表现为肩关节内收、内旋、下坠后缩，肘关节屈曲，前臂旋前，腕关节掌屈、尺偏，手指屈曲。下肢髋关节内收、内旋，膝关节伸展，踝关节跖屈、内翻。早期注意偏瘫患者在床上保持正确体位，有助于预防和减轻上述痉挛模式的出现和发展。抗痉挛体位的姿势要点如下：

(1)为防止上肢内收、内旋、挛缩和手的水肿，仰卧位时将患侧上肢置于枕上，使其保持轻度外展位，手略高于心脏的位置。

(2)为防止肩关节半脱位，处于弛缓阶段的患者仰卧位时，患侧肩关节下垫一小枕，可以起到预防肩关节下坠、后缩的作用。

(3)为防止骨盆向前旋转、髋关节屈曲外旋、膝关节过伸展，仰卧位时在患侧臀部垫一个大枕头，使骨盆向后倾，大腿外侧腘窝处分别摆放支持物如枕头、沙袋、毛巾卷，使髋关节伸展并呈中立位，膝关节轻度屈曲。

(4)为防止上肢屈曲痉挛模式的发生与发展，患者取侧卧位时上肢应尽量向前伸，并且置于枕上。

(5)为防止下肢伸展痉挛模式的发生和发展，患者取侧卧位时下肢应取髋、膝关节屈曲位置于枕上。

卧床期常采用的体位有仰卧位、患侧在上方的侧卧位、患侧在下方的侧卧位。

2.体位变换

偏瘫患者康复过程中的抗痉挛体位与骨科的功能位不同，功能位是从功能需要的角度出发设计的永久性体位，即使出现了关节的挛缩或强直也可以发挥肢体的最佳功能状态。而抗痉挛体位是从治疗的角度出发设计的临时性体位，如果在这种体位状态下出现关节挛缩将会严重地影响患者的运动功能。因此，为了防止关节的挛缩和维持某一种体位时间过长而导致的压疮，应及时变换体位。为了预防压疮，应每隔 2 个小时变换一次体位。但是，由于偏瘫患者只有一侧肢体丧失运动功能，而其感觉也未完全丧失，除处于昏迷状态、严重意识障碍的患者外，一般可以根据患者的具体情况掌握变换体位的间隔时间。

3.关节活动度维持训练

当生命体征比较稳定后，应尽早进行被动关节活动训练，以预防关节的挛缩。护理要点如下。

(1)在相对无痛状态下训练：对伴有关节疼痛的患者，训练前可做热敷或止痛疗法，手法应在无痛范围内进行，防止出现肩关节半脱位、肩手综合征和加重痉挛。

(2)防关节的挛缩：训练动作宜缓慢，预防挛缩，在必要时可进行充分的牵引，但快速运动往往无效，还会加重痉挛。一般上肢完成一个动作以默数3～5下的速度为宜，下肢以默数5～10下的速度为宜。每一个动作模式做5～10次即可达到预防痉挛的效果。

(3)特别注意保护肩关节：在弛缓阶段肩关节很容易伴有半脱位，同时因肩胛骨运动受限，早期肩关节活动应在正常范围的50%，随着肩胛胸廓关节运动的改善逐渐扩大活动范围，一般情况严禁使用牵引手法。

(4)鼓励患者自我训练：在告知患者活动的部位、方向和收缩的肌肉，然后缓慢地进行2～3次被动活动，使患者体会运动的感觉，在逐渐减少辅助力量的情况下运动，并过渡到教会患者利用健肢带动患肢运动。

(5)防止运动过量。

4.急性期以后的活动度的训练

随意运动出现后，虽然可以利用主动运动进行关节活动度的训练，但是由于痉挛和协同运动的影响，部分关节不能完成全关节活动范围的运动，所以仍应坚持辅助主动运动训练，尤其是肘关节伸展、前臂旋后、腕关节背伸、膝关节屈曲、踝关节背屈等。

第三节　吞咽功能障碍的康复护理

一、概述

吞咽功能障碍是由于下颌、双唇、舌、软腭、咽喉、食管括约肌或食管功能受损，不能安全有效地把食物由口送到胃内取得足够营养和水分的进食困难。很多疾病与吞咽有关，如文献报道51%～73%的卒中患者有吞咽困难；也有报道卒中患者吞咽困难的发生率为30%～50%。50%的卒中患者都会发生吞咽困难，部分患者吞咽困难两周左右可以自行恢复。但是约10%的患者不能自行缓解，而且吞咽困难可造成各种并发症，如肺炎，脱水，营养不良等，这些并发症可直接或间接地影响患者的远期预后和生活质量，因此，吞咽困难的训练十分重要。

正常的吞咽活动分为4个期，即口腔准备期、口腔期、咽期、食管期。以上任何一个阶段发生障碍都会导致吞咽运动受阻，发生进食困难。与吞咽有关的脑神经主要是三叉神经、面神经、舌咽神经、迷走神经、副神经及舌下神经。所以，除了口、咽、食管病变外，脑神经、延髓病变、假性延髓性麻痹、锥体外系疾病等都可以引起吞咽困难。针对吞咽困难应采用系统化整体治疗模式处理，参与治疗小组成员包括耳鼻喉科医师、康复医师、语言和作业治疗师、营养师、护士、放射科医师、消化科医师及家庭成员等，其目的是多学科协作治疗可提高吞咽安全性，改善患者营养状态，提高康复治疗的效果。

二、吞咽困难的临床表现

吞咽困难的患者有流涎、食物从口角漏出、咀嚼不能、张口困难、吞咽延迟、咳嗽、哽噎、声音嘶哑、食物反流、食物滞留在口腔和咽部、误吸及喉结构上抬幅度不足等临床表现。

并发症：体重减轻、反复肺部感染（误吸性肺炎或反流性肺炎）、营养不良等。

三、康复评定

当患者入院后，经过专业培训的护士应初步筛查出可能吞咽困难的患者，再由康复医师或语言治疗师等对高危人群患者进行诊断性的吞咽检查和全面评估即临床评估和仪器检查。

（一）反复唾液吞咽试验

1.方法

患者取坐位或半卧位，检查者将手指放在患者的喉结和舌骨处，嘱患者尽量快速反复做吞咽动作，喉结和舌骨随着吞咽运动，越过手指后复位，即判定完成一次吞咽反射。

2.结果

观察在 30 秒内患者吞咽的次数和喉上抬的幅度，吞咽困难者可能第一次动作能顺利完成，但接下来会出现困难或者喉不能完全上抬就下降。高龄患者 30 秒内能完成 3 次即可。口干患者可在舌面上蘸1～2 mL水后让其吞咽，如果喉上下移动小于 2 cm，则可视为异常。对于患者因意识障碍或认知障碍不能听从指令的，反复唾液吞咽试验执行起来有一定的困难，这时可在口腔和咽部做冷按摩，观察吞咽的情况和吞咽启动所需要的时间。

（二）洼田饮水试验

1.方法

先让患者依次喝下 1～3 汤匙水，如无问题，再让患者像平常一样喝下 30 mL 水，然后观察和记录饮水时间、有无呛咳、饮水状况等。饮水状况的观察包括啜饮、含饮、水从嘴角流出、呛咳、饮后声音改变及听诊情况等。

2.分级

Ⅰ级：能一次喝完，无呛咳及停顿。

Ⅱ级：分两次以上喝完，但无呛咳及停顿。

Ⅲ级：能一次喝完，但有呛咳。

Ⅳ级：分两次以上喝完，但有呛咳。

Ⅴ级：常常呛咳，全部饮完有困难。

3.诊断标准

正常：在 5 秒钟内将水一次喝完，无呛咳。

可疑：饮水时间超过 5 秒钟或分 2 次喝完，均无呛咳者。

异常：分 1～2 次喝完，或难以全部喝完，均出现呛咳者。

（三）胸部、颈部听诊

胸部和颈部的听诊对可能有吞咽困难和误吸的患者来说都是非常重要的筛查和临床评估的方法，有助于筛查出需要进一步评估的高危人群。

1.颈部听诊

将听诊器放在喉的外侧缘，能听到正常呼吸、吞咽和讲话时的气流声，这种方法可给听诊者提供关于渗透和误吸的信息。检查者可用听诊器听呼吸的声音，在吞咽前后听呼吸音作对比，分辨呼吸道是否有分泌物或残留物。吞咽困难的患者在进食期或吞咽后发生误吸时，所产生的声音质量就可能会发生改变，就像气体和液体混合时的声音，即水泡声、咕噜声和湿啰音等。

2.胸部听诊

对于辨认误吸和误吸性肺炎非常有帮助。如果在听诊时怀疑有肺炎则可以通过胸部X线片来确认。

(四)临床评估

1.一般临床检查法

(1)患者对吞咽异常的主诉：吞咽困难持续时间、频度、加重和缓解的因素、症状、继发症状。

(2)相关的既往史：一般情况、家族史、以前的吞咽检查、内科、外科、神经科和心理科病史、目前治疗和用药情况。

(3)临床观察：胃管、气管切开情况、营养状况、流涎、精神状态、体重、言语功能、吞咽肌和结构。

2.口颜面功能评估

(1)唇、颊部的运动：静止状态下唇的位置及有无流涎，做唇角外展动作以观察抬高和收缩的运动，做闭唇鼓腮，交替重复发“u”和“i”音，观察会话时唇的动作。

(2)颌的运动：静止状态下颌的位置、言语和咀嚼时颌的位置，是否能抗阻力运动。

(3)软腭运动：进食时是否有反流入鼻腔，发“a”音 5 次观察软腭的抬升，言语时是否有鼻腔漏气。

(4)舌的运动：静止状态下舌的位置，伸舌动作，舌抬高动作，舌向双侧的运动，舌的交替运动，言语时舌的运动，是否能抗阻力运动及舌的敏感程度。

3.咽功能评估

吞咽反射检查：咽反射、呕吐反射、咳嗽反射等检查。喉的运动：发音的时间、音高、音量、言语的协调性及喉上抬的幅度。

4.吞咽功能评估

常用的简单、实用、床边的吞咽功能评估法有：反复唾液吞咽试验和饮水试验。

(五)仪器检查

仪器检查能显示吞咽的解剖生理情况和过程，被应用于吞咽困难的评估，包括吞咽造影检查、吞咽电视内镜检查、超声检查、放射性核素扫描检查、测压检查、表面肌电图检查、脉冲血氧定量法等。

1.吞咽造影检查

在食物中加入适量的造影剂，在 X 线透视下观察吞咽全过程。观察吞咽过程，是否有吞咽困难及误吸发生。

2.吞咽电视内镜检查

将内镜经由一侧鼻孔抵达口咽部，直视舌、软腭、咽和喉的解剖结构和功能。

3.超声检查

通过放置在颏下的超声波探头，观察舌、软腭的运动，食团的运送，咽腔食物的残留情况，以及声带的内转运动等。

四、康复治疗

(一)管饲饮食

管饲饮食能保证意识不清和不能经口进食患者的营养水分供给，避免误吸。2周内的管饲饮食采用鼻胃管和鼻肠管方法，2周以上的管饲饮食采用经皮内镜下胃造瘘术和经皮内镜下空肠造瘘术。对于管饲饮食患者需同时进行康复吞咽训练。

经皮内镜下胃造瘘术：是在内镜的协助下，经腹部放置胃造瘘管，以达到进行胃肠道营养的目的。手术只需在腹部切开0.5 cm的小切口，然后经导丝通过胃镜送出0.5 cm左右的造瘘管，固定于腹壁，手术即告完成。

(二)经口进食

吞咽困难患者进行经口进食时，康复训练包括：间接训练，直接训练，代偿性训练，电刺激治疗，环咽肌痉挛(失弛缓症)球囊导管扩张术。

1.间接训练

(1)口唇运动：利用单音单字进行康复训练：如嘱患者张口发"a"音，并向两侧运动发"yi"音，然后再发"wu"音，也可嘱患者缩唇然后发"f"音。其他练习方式如吹蜡烛、吹口哨动作，缩唇、微笑等动作也能促进唇的运动，加强唇的力量。此外，用指尖或冰块叩击唇周，短暂的肌肉牵拉和抗阻运动、按摩等，通过张闭口动作促进口唇肌肉运动。

(2)颊肌、喉部运动：①颊肌运动，嘱患者轻张口后闭上，使双颊部充满气体、鼓起腮，随呼气轻轻吐出，也可将患者手洗净后作吮手指动作，或模仿吸吮动作，体验吸吮的感觉，借以收缩颊部及轮匝肌肉，每天2遍，每遍重复5次。②喉上提训练方法，患者头前伸，使颌下肌伸展2～3秒，然后在颌下施加压力，嘱患者低头，抬高舌背，即舌向上吸抵硬腭或发辅音的发音训练。目的是改善喉入口的闭合能力，扩大咽部的空间，增加食管上括约肌的开放的被动牵张力。

(3)舌部运动：患者将舌头向前伸出，然后左、右运动摆向口角，再用舌尖舔下唇后转舔上唇，按压硬腭部，重复运动20次。

(4)屏气-发声运动：患者坐在椅子上，双手支撑椅面做推压运动和屏气。此时胸廓固定、声门紧闭；然后，突然松手，声门大开、呼气发声。此运动不仅可以训练声门的闭锁功能、强化软腭的肌力而且有助于除去残留在咽部的食物。

(5)冰刺激：用头端呈球状的不锈钢棒醮冰水或用冰棉签棒接触咽腭弓为中心的刺激部位，左、右相同部位交替刺激，然后嘱患者做空吞咽动作。冷刺激可以提高软腭和咽部的敏感度，改善吞咽过程中必需的神经肌肉活动，增强吞咽反射，减少唾液腺的分泌。

(6)呼吸道保护手法：①声门上吞咽法，也叫自主气道保护法。先吸气后，在屏气时(此时声带和气管关闭)做吞咽动作，然后立即做咳嗽动作；亦可在吸气后呼出少量气体，再做屏气和吞咽动作及吞咽后咳嗽。②超声门上吞咽法，吸气后屏气，再做加强屏气动作，吞咽后咳出咽部残留物。③门德尔松手法，指示患者先进食少量食物，然后咀嚼、吞咽，在吞咽的瞬间，用拇指和示指顺势将喉结上推并处于最高阶段，保持这种吞咽状 2～3 秒，然后完成吞咽，再放松呼气。此手法是吞咽时自主延长并加强喉上举和前置运动来增强环咽肌打开程度的方法，目的可帮助提升咽喉，以助吞咽功能。

2.直接训练

直接训练即进食时采取的措施，包括进食体位、食物入口位置、食物性质（大小、结构、温度和味道等）和进食环境等。

(1)体位：进食的体位应因人因病情而异。开始训练时应选择既有代偿作用又安全的体位。对于不能坐位的患者，一般至少取躯干 30°仰卧位，头部前屈，偏瘫侧肩部以枕垫起，喂食者位于患者健侧。此时进行训练，食物不易从口中漏出、有利于食团向舌根运送，还可以减少向鼻腔逆流及误咽的危险。颈部前屈是预防误咽的一种方法。仰卧时颈部易呈后屈位，使与吞咽活动有关的颈椎前部肌肉紧张、喉头上举困难，从而容易发生误咽。

(2)食物的形态：根据吞咽障碍的程度及阶段，本着先易后难的原则来选择。容易吞咽的食物特点是密度均匀、黏性适当、不易松散、通过咽和食管时易变形且很少在黏膜上残留。稠的食物比稀的安全，因为它能较满意地刺激、压觉和唾液分泌，使吞咽变得容易。此外，要兼顾食物的色、香、味及温度等。不同病变造成的吞咽障碍影响吞咽器官的部位有所不同，对食物的要求亦有所不同，口腔准备期的食物应质地很软，易咀嚼，如菜泥、水果泥和浓汤。必要时还需用长柄勺或长注射器喂饲；口腔期的食物应有内聚；黏性，例如，很软的食物和浓汤。咽期应选用稠厚的液体，例如，果蔬泥和湿润、光滑的软食。避免食用有碎屑的糕饼类食物和缺少内聚力的食物；食管期的食物为软食、湿润的食物；避免高黏性和干燥的食物。

根据食物的性状，一般将食物分为五类，即稀流质、浓流质、糊状，半固体（如软饭）、固体（如饼干、坚果等）。临床吞咽困难患者进行康复训练实践中，应首选糊状食物。

(3)食物在口中位置：食物放在健侧舌后部或健侧颊部，有利于食物的吞咽。

(4)一口量：包括调整进食的一口量和控制速度的一口量，即最适于吞咽的每次摄食入口量，正常人约为 20 mL。一般先以少量试之（3～4 mL），然后酌情增加，如 3 mL、5 mL、10 mL。为防止吞咽时食物误吸入气管，可结合声门上吞咽训练方法。这样在吞咽时可使声带闭合封闭喉部后再吞咽，吞咽后咳嗽，可除去残留在咽喉部的食物残渣。调整合适的进食速度，前一口吞咽完成后再进食下一口，避免 2 次食物重叠入口的现象，还要注意餐具的选择，应采用边缘钝厚匙柄较长，容量为 5～10 mL 的匙子为宜。

(5)培养良好的进食习惯也至关重要。最好定时、定量，能坐起来不要躺着，能在餐桌上不要在床边进食。

3.代偿性训练

代偿性训练是进行吞咽时采用的姿势与方法，一般是通过改变食物通过的路径和采用特定的吞咽方法使吞咽变得安全。

(1)侧方吞咽：让患者分别左、右侧转头，做侧方吞咽，可除去梨状隐窝部的残留食物。

(2)空吞咽与交替吞咽：每次进食吞咽后，反复做几次空吞咽，使食团全部咽下，然后再进食。可除去残留食物防止误咽，亦可每次进食吞咽后饮极少量的水（1～2 mL），这样既有利于刺激诱发吞咽反射，又能达到除去咽部残留食物的目的，称为“交替吞咽”。

(3)用力吞咽:让患者将舌用力向后移动,帮助食物推进通过咽腔,以增大口腔吞咽压,减少食物残留。

(4)点头样吞咽:颈部尽量前屈形状似点头,同时做空吞咽动作,可去除会厌谷残留食物。

(5)低头吞咽:颈部尽量前屈姿势吞咽,使会厌谷的空间扩大,并让会厌向后移位,避免食物溢漏入喉前庭,更有利于保护气道;收窄气管入口;咽后壁后移,使食物尽量离开气管入口处。

4.电刺激治疗

电刺激治疗包括神经肌肉低频电刺激和肌电反馈技术。

5.球囊导管扩张术

球囊导管扩张术用于脑卒中、放射性脑病等脑损伤所致环咽肌痉挛(失弛缓症)患者。方法是用普通双腔导尿管中的球囊进行环咽肌痉挛(失弛缓症)分级多次扩张治疗。此方法操作简单,安全可靠,康复科医师、治疗师、护士均可进行。

(1)用物准备:14 号双腔球囊导尿管或改良硅胶双腔球囊导管、生理盐水、10 mL 注射器、液状石蜡及纱布等,插入前先注水入导尿管内,使球囊充盈,检查球囊是否完好无损,然后抽出水后备用。

(2)操作步骤:由 1 名护士按插鼻饲管操作常规将备用的 14 号导尿管经鼻孔插入食管中,确定进入食管并完全穿过环咽肌后,将抽满 10 mL 水(生理盐水)的注射器与导尿管相连接,向导尿管内注水 0.5～10.0 mL,使球囊扩张,顶住针栓防止水逆流回针筒。将导尿管缓慢向外拉出,直到有卡住感觉或拉不动时,用记号笔在鼻孔处作出标记(长度 18～23 cm),再次扩张时或扩张过程中判断环咽肌长度作为参考点。抽出适量水(根据环咽肌紧张程度,球囊拉出时能通过为适度)后,操作者再次轻轻地反复向外提拉导管,一旦有落空感觉,或持续保持 2 分钟后拉出,阻力锐减时,迅速抽出球囊中的水。再次将导管从咽腔插入食管中,重复操作 3～4 遍,自下而上的缓慢移动球囊,通过狭窄的食管入口,充分牵拉环咽肌降低肌张力。

(3)操作后处理:上述方法 1～2 次/天。环咽肌的球囊容积每天增加 0.5～1.0 mL 较为适合。扩张后,可给予地塞米松＋糜蛋白酶＋庆大霉素雾化吸入,防止黏膜水肿,减少黏液分泌。

五、吞咽困难康复护理

(一)急性期康复护理

(1)急性期患者如昏迷状态或意识尚未完全清醒,对外界的刺激反应迟钝,认知功能严重障碍,吞咽反射、咳嗽反射明显减弱或消失,处理口水的能力低下,不断流涎,口咽功能严重受损,应使用鼻饲或经皮内镜下胃造瘘术。早期进行吞咽功能训练,尽快撤销鼻饲或胃造瘘。

(2)吞咽障碍的患者首先应注意口腔卫生及全身状况的改善,膳食供给量可按体重计算出每天热量的需要给予平衡膳食,对于脱水及营养状态极差患者,应给予静脉补液、营养支持。糖尿病患者应注意进食流质食物的吸收问题,特别是应用胰岛素的患者,注意瞬时低血糖或高血糖的发生,加强血糖监测。

(二)食物的选择

选择患者易接受的食物,磨烂的食物最容易吞咽,糊最不易吸入气管,稀液最易。故进食的顺序:先磨烂的食物或糊→剁碎的食物或浓液→正常的食物和水,酸性或脂肪食物容易引起肺炎,清水不易引起肺炎,如用糊太久,则患者所得的水分过少可能脱水,所以有时也给清水。

(三)进食规则

进食时应采用半坐位或坐位;选择最佳食物黏稠度;限制食团大小,每次进食后,吞咽数次使食物通过咽部;通常禁饮纯液体饮料,饮水使用水杯或羹匙,不要用吸管;每次吞咽后轻咳数声;起初应是以黏稠的食物为主,黏稠的食物通常使用起来较安全,纯净的食物或口中变成流质的食物不会提供所需的刺激,以重新获得正常的口腔功能并且容易吸入。同时应给患者不同结构的食物和可咀嚼的食物。如果患者咀嚼困难,应将患者的下颌轻轻合上,有助于患者咀嚼。

(四)康复训练

康复训练可分为不用食物、针对功能障碍的间接训练(基础训练)和使用食物同时并用体位、食物形态等补偿手段的直接训练(摄食训练)。

1.基础训练

(1)口腔周围肌肉训练:包括口唇闭锁训练(练习口唇闭拢的力量和对称性)、下颌开合训练(通过牵伸疗法或振动刺激,使咬肌紧张度恢复正常)、舌部运动训练(锻炼舌上下、左右、伸缩功能,可借助外力帮助)等。

(2)颈部放松:前后左右放松颈部,或颈左右旋转、提肩沉肩。

(3)寒冷刺激法:①吞咽反射减弱或消失时:用冷冻的棉棒,轻轻刺激软腭、腭弓、舌根及咽后壁,可提高软腭和咽部的敏感度,使吞咽反射容易发生。②流涎对策:颈部及面部皮肤冰块按摩直至皮肤稍稍发红,可降低肌张力,减少流涎;1 天 3 次,每次 10 分钟。

(4)屏气-发声运动:患者坐在椅子上,双手支撑椅面做推压运动,或两手用力推墙,吸气后屏气。然后,突然松手,声门大开、呼气发声。此运动可以训练声门闭锁功能、强化软腭肌力,有助于除去残留在咽部的食物。

(5)咳嗽训练:强化咳嗽、促进喉部闭锁的效果,可防止误咽。

(6)屏气吞咽:用鼻深吸一口气,然后完全屏住呼吸,空吞咽,吞咽后立即咳嗽。有利于使声门闭锁,食块难以进入气道,并有利于食块从气道排出。

(7)Mendelsohn 法:吞咽时自主延长并加强喉的上举和前置运动,来增强环咽肌打开程度的方法,具体操作可于咽上升的时候用手托起喉头。

2.摄食训练

基础训练后开始摄食训练。

(1)体位:让患者取躯干屈曲 30°仰卧位,头部前屈,用枕垫起偏瘫侧肩部。这种体位食物不易从口中漏出、有利于食块运送到舌根,可以减少向鼻腔逆流及误咽的危险。确认能安全吞咽后,可抬高角度。

(2)食物形态:食物形态应本着先易后难原则来选择,容易吞咽的食物特征为密度均一,有适当的黏性,不易松散,容易变形,不易在黏膜上残留。同时要兼顾食物的色、香、味及温度等。

(3)每次摄食一口量:一口量正常人为 20 mL 左右,一口量过多,食物会从口中漏出或引起咽部食物残留导致误咽;过少,则会因刺激强度不够,难以诱发吞咽反射。一般先以少量试之(3～4 mL),然后酌情增加。指导患者以合适的速度摄食、咀嚼和吞咽。

(4)指导吞咽的意识化:引导患者有意识地进行过去习以为常的摄食、咀嚼、吞咽等一系列动作,防止噎呛和误咽。

(5)咽部残留食块去除训练:包括空吞咽、数次吞咽训练、交替吞咽训练等。

(6)其他:配合针灸、高压氧、吞咽障碍康复体操、心理康复护理等。

(五)注意事项

康复团队协作,对于吞咽困难的患者来说是最好的治疗方法。护士作为团队成员之一,首诊时应实行初步筛查,除此之外,还需仔细地、持续地观察患者每次进食的情况,以及为患者提供直接训练和代偿性的技术,防止渗漏和误吸,使患者安全进食。

(1)重视初步筛查及每次进食期间的观察,防止误吸特别是隐性误吸发生。

(2)运用吞咽功能训练,保证患者安全进食,避免渗漏和误吸。

(3)进食或摄食训练前后应认真清洁口腔,防止误吸。

(4)团队协作精神可给患者以最好的照顾与护理。

(5)进行吞咽功能训练时,患者的体位尤为重要。

(6)对于脑卒中有吞咽障碍的患者,要尽早撤鼻饲,进行吞咽功能的训练。

(7)重视心理康复护理。

第四节　排泄功能障碍的康复护理

一、概述

排泄是机体将新陈代谢的产物排出体外的生理过程,是人体的基本生理需要之一,也是维持生命的必要条件。人体排泄的途径有皮肤、呼吸道、消化道及泌尿道,其中消化道和泌尿道是主要的排泄途径。患者因疾病丧失自理能力或因缺乏有关的保健知识,使其不能正常进行排便、排尿活动时,护士应运用与排泄有关的护理知识和技能,帮助并指导患者维持和恢复正常的排泄状态,满足其排泄的需要,使之获得最佳的健康和舒适状态。

排泄活动是人的基本需要之一。排泄功能发生障碍,会导致患者出现各种不适,甚至导致全身疾病。因此,维持卧床患者正常的排尿、排便,是老年人护理中一个重要问题。

二、康复评定

(一)排尿的评估

1.正常排尿

正常情况下,排尿受意识控制,无痛苦,无障碍,可自主随意进行。一般成人 24 小时尿量为 1 000～2 000 mL。尿液呈淡黄色、澄清、透明,尿相对密度(比重)为 1.015～1.025,pH 值为 5～7,呈弱酸性,静置一段时间后尿素分解产生氨,有氨臭味。

2.异常排尿

(1)次数和量。①多尿:24 小时尿量超过 2 500 mL,见于糖尿病、尿崩症患者。②少尿:24 小时尿量少于 400 mL,见于心脏、肾脏疾病和休克患者。③无尿或尿闭:24 小时尿量少于 100 mL,见于严重休克、急性肾衰竭患者。

(2)颜色。①血尿:肉眼血尿呈红色或棕色,见于泌尿系统感染、结核等。②血红蛋白尿:呈酱油色或浓红茶色,隐血试验阳性,见于溶血性疾病等。③胆红素尿:呈深黄色或黄褐色,见于阻塞性黄疸等。④乳糜尿:因尿液中含有淋巴液呈乳白色,见于丝虫病。⑤透明度:尿中含有大量脓细胞、红细胞、上皮细胞、炎性渗出物时,呈混浊状,见于泌尿系统感染。

(3)气味:新鲜尿有氨味,提示泌尿系统感染;糖尿病酮症酸中毒时,因尿中含有丙酮,有烂苹果味。

(4)膀胱刺激征:每次尿量少,伴有尿频、尿急、尿痛,见于泌尿系统感染。

3.影响正常排尿的因素

(1)年龄和性别:老年人因膀胱肌张力减弱,可出现尿频。老年男性前列腺肥大压迫尿道,可出现滴尿和排尿困难。

(2)饮食:大量饮水、茶、咖啡、酒类饮料或吃含有水分多的水果可出现尿量增多;摄入含盐较高的饮料或食物可使尿量减少。

(3)气候变化:寒冷的天气尿量增加;气温高时因排汗增多,尿量减少。

(4)排尿习惯:排尿姿势改变、时间是否充裕、环境是否合适等会影响排尿。

(5)心理因素:焦虑、紧张、恐惧可引起尿频、尿急或排尿困难。

(二)排便评估

(1)大便鲜红带糊状,可能患急性出血性坏死性小肠炎,这是由于暴饮暴食或吃了不洁净的食物。

(2)大便表面附着鲜红的血滴,不与大便混杂,常见于内痔、外痔和肛门裂。如果有血液附在大便表面,而且大便变成扁平带子形状,应去医院检查是否患直肠癌、乙状结肠癌、直肠溃疡等病。

(3)大便暗红似果酱,并有较多的黏液,常患阿米巴痢疾。便中的阿米巴是一种寄生虫。患细菌性痢疾的患者,排出的大便也有黏液和血,但不像阿米巴痢疾患者的大便那样有恶臭味。

(4)大便柏油样,又黑又亮,常是食管、胃、十二指肠溃疡病出血。血液本来是红色,当它进入消化道时,血中血红蛋白的铁与肠内的硫化物结合产生硫化铁,导致大便呈柏油样黑色(血量一般达 60 mL 以上时才能呈黑便)。此外,食管静脉瘤出血、暴饮暴食后连续呕吐或食管和胃黏膜交界处血管破裂出血时也能见到黑色柏油样便。

(5)大便灰白似陶土,表示胆汁进入肠道的通道已被阻塞,胆汁只好通过血液循环沉积于皮肤,使皮肤发黄。胆结石、胆管癌、胰头癌、肝癌等都是胆汁流入消化道的"拦路虎"。消化道内没有胆汁,大便呈灰白陶土样。

(6)大便红白像鼻涕,俗称红白冻子,这是急性细菌性病疾的特点。它是一种脓、血、黏液的混合物。患有慢性结肠炎的患者,也会出现红白冻子。

(7)大便呈白色油脂泡沫状,常是消化吸收不良的综合征。幼儿出现这种情况,称幼儿乳糜泻。

(8)大便稀红,可能是大肠黏膜出血。若混有黏液、脓液,应检查大肠黏膜有无炎症。

三、康复护理

帮助卧床患者了解保持泌尿系统功能正常，排泄人体的代谢产物，以维持人体生理环境的稳定，对人体的健康是非常重要的。

(一)便盆使用护理

如果患者清醒，但虚弱无力，不自主地排泄大小便，可告知家人处理。便盆使用注意点：最好买医用便盆，用前要把便盆冲洗擦干净，冬天用前应用开水烫一下，协助患者脱裤过膝盖，并使其屈膝，一手托起患者的腰及骶尾部，另一手取出便盆，切勿使劲拖出或硬性塞入臀部，以免擦伤皮肤。倒便时观察大小便的量、颜色和形状，若有异常应及时报告医师。

(二)便盆使用自我护理

如果患者上肢可活动，且神志清醒并能配合护理，可在心理护理中应用积极的语言导向，鼓励患者自我护理。具体方法：可在床旁放置患者伸手可以拿到的专用便器(小巧、便利)。完成自我护理会使患者产生自信，提高患者的生活质量和心理状态。

(三)保证充足的液体摄入

正常成人每天液体需要量为1 200～1 500 mL，若患者出现发热、腹泻、呕吐等，则需增加液体摄入量；对于卧床患者，应鼓励每天摄入2 000～3 000 mL液体，以稀释尿液，防止出现泌尿系统感染或结石。

(四)指导适当的运动

运动可增加腹部和会阴部肌肉的张力，有助于排尿。卧床患者活动受限，则应做局部肌肉的锻炼，指导患者有节律地做会阴部肌肉的收缩与放松活动，以增加会阴部肌肉的张力。

(五)维持正常排尿习惯

应尽可能地维持患者原有的排尿姿势、排尿时间、排尿环境等，以利于患者自我放松，减少因疾病卧床带来的焦虑和不安等影响排尿的因素。

(六)提供隐蔽排尿场所

隐蔽的环境，适当的遮挡患者，有利于患者自我放松。

(七)利用适当的暗示方法

可让患者听流水声，轻揉大腿内侧，用温水冲洗会阴部或温水坐浴等措施，均可促进排尿。

1.排尿的护理

(1)尿潴留：尿液存留在膀胱内不能自主排出称尿潴留。当尿潴留时，膀胱容积可增至3 000～4 000 mL，膀胱高度膨胀至脐部，下腹部膨隆、疼痛及压痛。排尿困难见于尿道或膀胱颈部阻塞，如前列腺肥大、肿瘤；排尿神经反射障碍，如膀胱肌肉麻痹、直肠或盆腔内手术后等；以及某些心理方面因素所引起。患者十分痛苦，应针对病因，实施有效的处理。

如属机械性梗阻，给予对症处理；如属非机械性梗阻，可采用以下护理措施：①安慰患者，消除焦虑和紧张情绪。②取适当体位，病情许可应协助患者以习惯姿势排尿，如扶患者抬高上身。③按摩、热敷下腹部，以便解除肌肉紧张，促进排尿。④利用条件反射，诱导排尿，如听流水声或用温水冲洗会阴。⑤针灸治疗：针刺中极、曲骨、三阴交穴。⑥对于卧床患者，应训练其床上排尿，并给予一定的环境、心理支持。

(2)尿失禁：膀胱内尿液不能受意识控制而随时流出称尿失禁。可分为：①真性尿失禁。

尿道括约肌损伤或神经功能失常。②充盈性尿失禁。膀胱内积有大量尿液，当膀胱压力超过尿道阻力时出现。③压力性尿失禁。见于老年妇女，当咳嗽、喷嚏、提举重物等造成腹内压增加时出现。

应根据病情不同，采取相应的护理措施。①主动安慰、关心患者，并提供帮助，消除患者羞涩、焦虑、自卑等情绪。②保持患者会阴部清洁干燥，做好皮肤护理。应用接尿装置：女患者可用女士尿壶紧贴外阴接取尿液，男患者可用阴茎套连接集尿袋，接取尿液，但此法不宜长期使用。③指导患者进行收缩和放松会阴部肌肉的锻炼，加强尿道括约肌的作用，恢复控制排尿功能。每 2～3 小时送一次便器以训练有意识地排尿。④排尿时采取正确体位，指导患者自己用手轻按膀胱，并向尿道方向压迫，将尿液排空。对夜间尿频者，晚餐后可适当限制饮水量。⑤长期尿失禁患者，必要时可在医院留置导尿管。

(3)留置导尿管护理：因尿失禁而留置导尿管，需保持会阴部清洁干燥。保持引流通畅，避免导尿管受压、扭曲、堵塞；患者翻身及床上功能锻炼时妥善安置导尿管及集尿袋，以防导尿管脱出。保持尿道口清洁：女患者每天用消毒液棉球擦洗外阴和尿道口，男患者擦洗尿道口、龟头及包皮，1～2 次/天。每天定时更换集尿袋，及时倾倒，并记录尿量。集尿袋位置低于耻骨联合，防止尿液反流。每周更换尿管一次，防止逆行感染和尿盐沉积堵塞管腔。鼓励患者多饮水，发现异常应及时报告医师。

2.排便的护理

(1)腹泻：虽然一天排便数次，如为有形便则不是腹泻。腹泻为水样便(含 80%以上的水分)，原因有肠内腐败物质异常发酵、感染、神经过敏等使肠蠕动亢进，水分再吸收下降。持续腹泻导致脱水、营养不良等。

腹泻的护理：如有腹泻应观察其排便次数、大便形状，了解是否服用过缓泻药、与饮食有无关系及是否脱水等。应进易消化饮食，避免吃纤维多、易发酵、过冷或过热及刺激性的食品，腹部要保暖。便后用柔软的纸轻轻按压着擦，用温水清洗保持肛门周围的清洁。预防脱水，应给予茶水或碱性饮料，少量多次饮用。

(2)便秘：便秘的原因及影响：便秘是指 4 天未排便，或每天排便但量少且干硬，便后仍感到有残留便未排出。其原因多为患者消化液分泌减少、胃肠运动减慢、消化功能降低等生理原因外还受心理因素影响，如抑郁、恐惧、高度紧张、情绪激动等会使大脑功能紊乱，对排泄失控。此外还受因病卧床、环境突然改变、场合不适宜排便、饮食及水分摄入不足、运动不足等影响。便秘可引起腹部不适、腹胀、食欲缺乏、头痛、影响睡眠、易疲劳，应及早采取对策。

便秘的护理：养成排便习惯：早餐后养成排便的习惯，有便意时不要控制不去排便，排便的体位最好是坐位，对卧床者如能坐起也应采取坐位。如有可能每天要散步、做操、进行腹肌训练，也可距脐周 3 cm 处用手在腹部进行顺时针按摩。便秘严重时遵医嘱用缓泻剂，如粪便干硬，阻塞直肠下部靠近肛门口处时，可在橡胶手套上涂上润滑剂，沿尾骨慢慢抠出。当肠内粪便排空后，2～3 天没有大便是正常的，排便后要观察患者病情及与排泄状况；有规律地进食适量的食物，应养成习惯。饮食有充足的水分(如汤类)，多吃纤维丰富的食品。

(3)大便失禁：多因卧床状态导致腹内压无力，使大便滞留在直肠内不能完全排净，残留的大便溢出，每天几次不规律排便。应用尿布并经常更换，保持肛门周围清洁。

第五节 疼痛的康复护理

一、概述

现代医学所谓的疼痛，是一种复杂的生理心理活动，是临床上最常见的症状之一。它包括伤害性刺激作用于机体所引起的痛感觉，以及机体对伤害性刺激的痛反应（躯体运动性反应和/或内脏自主性反应，常伴随有强烈的情绪色彩）。痛觉可作为机体受到伤害的一种警告，引起机体一系列防御性保护反应。但另一方面，疼痛作为报警也有其局限性（如癌症等出现疼痛时，已为时太晚）。而某些长期的剧烈疼痛，对机体已成为一种难以忍受的折磨。因此，镇痛是医务工作者面临的重要任务。

二、疼痛的分类

(一)急性疼痛

急性疼痛通常指发生于伤害性刺激之后短期内的疼痛。如软组织及关节急性损伤疼痛、手术后疼痛、产科疼痛、急性带状疱疹疼痛、痛风。

(二)慢性疼痛

慢性疼痛包括慢性非癌性疼痛和慢性癌性疼痛。慢性疼痛的时间界限尚未统一，大多数学者认为在无明显组织损伤的前提下，持续 3 个月以上的疼痛为慢性疼痛。慢性疼痛常可导致患者出现焦虑和抑郁，严重影响其生活质量。如软组织及关节劳损性或退变疼痛，椎间盘源性疼痛，神经源性疼痛。

(三)顽固性疼痛

三叉神经痛，疱疹后遗神经痛，椎间盘突出症，顽固性头痛。

(四)癌性疼痛

晚期肿瘤痛，肿瘤转移痛。

(五)特殊疼痛类

血栓性脉管炎，顽固性心绞痛，特发性胸腹痛。

(六)相关学科疾病

早期视网膜血管栓塞，突发性耳聋，血管痉挛性疾病等。

(七)疼痛程度的分类

1.微痛

似痛非痛，常与其他感觉同时出现，如痒、酸麻、沉重、不适感等。

2.轻痛

疼痛局限，痛反应出现。

3.甚痛

疼痛较著，痛反应强烈。

4.剧痛

疼痛难忍，痛反应强烈。

(八)疼痛性质的分类

1.钝痛

酸痛、胀痛、闷痛。

2.锐痛

刺痛、切割痛、灼痛、绞痛。

(九)疼痛形式的分类

(1)钻顶样痛。

(2)爆裂样痛。

(3)跳动样痛。

(4)撕裂样痛。

(5)牵拉样痛。

(6)压榨样痛。

三、康复评定

由于疼痛的病因复杂,因此应对患者进行全面的评估,除医学方面的评估外,还应包括心理-社会学方面等的内容。

医护人员应根据有关疾病进行针对性询问,重点了解患者疼痛的特征,主要包括以下内容。

(一)疼痛的部位

这是病史的重要部分,可要求患者指出疼痛的具体部位和描述疼痛的情况。

(二)疼痛的时间

了解疼痛持续的时间,是否间歇性或持续性,有无周期性或规律性。

(三)疼痛的性质

要求患者对疼痛性质进行描述,如刺痛、钝痛、触痛、酸痛、压痛等。描述疼痛性质时,让患者用自己的话正确表达其疼痛的感受。

(四)疼痛的程度

可用疼痛评估工具判定患者疼痛的程度(图 8-2)。

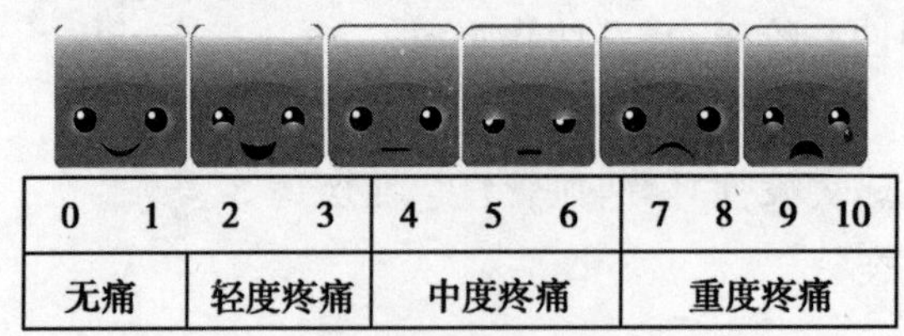

图 8-2　疼痛的程度

1.面部表情量表法

它由 6 个卡通脸谱组成,从微笑开始(代表不痛)到最后痛苦的表情(代表无法忍受的疼痛)。依次评分 0、2、4、6、8、10。

2.数字评分法

用数字表示疼痛的程度。从 0～10 代表不同程度的疼痛。0 无痛,1～3 轻度疼痛,4～6 中度疼痛,7～10 重度疼痛。

(五)缓解和加重疼痛的因素

这可能为病因或疾病诊断提供线索。

(六)疼痛对患者的影响

疼痛是否伴有呕吐、头晕、发热等症状,是否影响睡眠、食欲、活动等,是否出现愤怒、抑郁等情绪改变。

四、疼痛的程度

世界卫生组织(WHO)将疼痛划分成以下5种程度。

0度:不痛。

Ⅰ度:轻度痛,可不用药的间歇痛。

Ⅱ度:中度痛,影响休息的持续痛,需用止痛药。

Ⅲ度:重度痛,非用药不能缓解的持续痛。

Ⅳ度:严重痛,持续的痛伴血压、脉搏等变化。

五、康复护理

疼痛是痛苦的体验,康复护理应采取积极的措施,尽快减轻患者的疼痛。

(一)解除疼痛刺激源

如外伤引起的疼痛,应根据情况采取止血、包扎、固定等措施;胸腹部手术后因为咳嗽、深呼吸引起伤口疼痛,应协助患者按压伤口后,再鼓励咳痰和深呼吸。

(二)药物止痛药物

止痛是临床解除疼痛的主要手段。给药途径可有口服、注射、外用、椎管内给药等。止痛药分为非麻醉性和麻醉性两大类。非麻醉性止痛药如阿司匹林、布洛芬、阿咖片等,具有解热止痛功效,用于中等程度的疼痛,如牙痛、关节痛、头痛、痛经等,此类药大多对胃黏膜有刺激,宜饭后服用。麻醉性止痛药如吗啡、哌替啶等,用于难以控制的疼痛,止痛效果好,但有成瘾性和呼吸抑制的不良反应。

(三)心理康复护理

(1)尊重并接受患者对疼痛的反应,建立良好的护患关系。护士不能以自己的体验来评判患者的感受。

(2)解释疼痛的原因、机制,介绍减轻疼痛的措施,有助于减轻患者焦虑、恐惧等负性情绪,从而缓解疼痛压力。

(3)通过参加有兴趣的活动,看报、听音乐、与家人交谈、深呼吸、放松按摩等方法分散患者对疼痛的注意力,以减轻疼痛。

(4)尽可能地满足患者对舒适的需要,如帮助变换体位,减少压迫,做好各项清洁卫生护理,保持室内环境舒适等。

(5)做好家属的工作,争取家属的支持和配合。

(四)中医疗法

如通过针灸、按摩等方法,活血化瘀,疏通经络,有较好的止痛效果。

(五)物理止痛

应用冷、热疗法可以减轻局部疼痛,如采用热水袋、热水浴、局部冷敷等方法。

第六节　压疮的康复护理

压疮也是康复医学中常见的并发症之一，各种导致运动和感觉障碍的疾患均可引起压疮，如脑卒中、脊髓损伤等。一旦发生压疮，不仅给患者增加痛苦，加重病情，延长康复的时间，严重时可因继发感染引起脓毒败血症而危及生命。因此，必须加强护理，减少压疮的发生。

一、概述

压力性溃疡或压疮是由于身体局部组织长期受压，血液循环障碍，组织营养缺乏，致使皮肤失去正常功能，而引起的组织破坏和坏死。压疮不仅可发生于卧床患者，也可发生于坐位(如坐轮椅)或使用整形外科装置的患者。

压疮发生的原因很多，病理过程复杂，常见的有：①长期保持一种体位的患者身体局部组织受压过久。②皮肤经常受摩擦、潮湿(如排泄物)等物理性刺激。③石膏绷带和夹板使用不当使局部血液循环不良。④全身营养缺乏。⑤继发感染等。

(一)好发人群

各种伤病(如骨折、脊髓损伤、慢性神经系统疾病等)导致患者运动能力下降或丧失而长期卧床、各种消耗性疾病及老年患者，若有低清蛋白血症、大小便失禁、营养不良、维生素缺乏等则更易发生。

(二)好发部位

压疮多发生于受压和缺乏脂肪组织保护，无肌肉包裹或肌层较薄的骨隆突及受压部位，95%发生于下半身。根据体位不同，受压点不同，好发部位亦不同(图 8-3)。

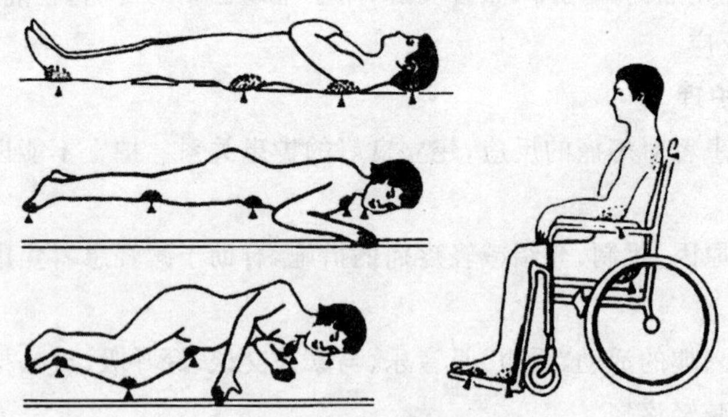

图 8-3　压疮的好发部位

(1)仰卧位好发于枕骨粗隆、肩胛部、肘部、棘突、骶尾部、足跟。

(2)侧卧位好发于耳郭、肩峰、肘部、髂嵴及髂结节部、股骨大转子、膝关节的内外侧、外踝。

(3)俯卧位好发于颧弓及面颊部、肩部、乳房、肋弓、男性生殖器、耻骨、髂嵴、膝部、足趾。

(4)坐位好发于肩胛部、坐骨结节、足跟。长期使用轮椅者以坐骨结节部位发生比例较高。

不良搬运或转移，床或椅垫选择不当，衣物穿着不当等，都可对运动障碍的患者造成因保护不当而直接使患者暴露在致伤外力的作用下，如帮助患者转移过程中不当拖拽，不定期翻身导致皮肤长期受压，不及时清理大小便使皮肤潮湿均可导致压疮。

二、压疮的评估

(一)危险因素的评估

通过评分的方法，对患者发生压疮的危险性进行评估(表 8-3)。当评分≤16 分时，易发生压疮；分数越低，则发生压疮的危险性越高。

表 8-3　压疮危险因素评估表

项目	4分	3分	2分	1分
精神状态	清醒	淡漠	模糊	昏迷
营养状况	良好	一般	差	极差
运动能力	运动自如	轻度受限	重度受限	运动障碍
活动能力	活动自如	扶助行走	依赖轮椅	卧床不起
排泄控制	能控制	尿失禁	大便失禁	二便失禁
血液循环	毛细血管再灌注迅速	毛细血管再灌注减慢	轻度水肿	中度至重度水肿
体温	36.6～37.2 ℃	37.3～37.7 ℃	37.8～38.3 ℃	＞38.3 ℃
用药情况	未使用镇静剂或类固醇	使用镇静剂	使用类固醇	使用镇静剂和类固醇

(二)压疮的分期

根据病变发展的严重程度和侵害深度，压疮可分为以下 4 期。

1.淤血红润期(Ⅰ期)

此期为压疮初期。受压部位出现暂时性血液循环障碍，局部皮肤红、肿、浸润，伴有麻木触痛感。此期病理损害仅累及皮肤的表皮层，临床表现为不能消退的皮肤红斑，但皮肤仍保持完整。

2.炎性浸润期(Ⅱ期)

如红肿部位继续受压，血液循环得不到改善，静脉回流受阻，局部静脉淤血，将导致受压部位局部红肿向外浸润、扩大和变硬，皮肤成紫红色边缘，向外扩展，疼痛加剧并有水疱形成。

3.浅度溃疡期(Ⅲ期)

表皮水泡破溃，可显露出潮湿红润的疮面，有黄色渗出液流出；如发生感染，则疮面有脓液覆盖，致使浅层组织坏死，溃疡形成，疼痛加剧。局部感染组织坏死形成浅层溃疡。

4.坏死溃疡期(Ⅳ期)

坏死组织发黑，脓性分泌物增多，有臭味；感染向周围及深部组织扩展，侵入真皮下层和肌肉层，还可累及骨或关节，可并发骨髓炎及化脓性关节炎；严重的可引起脓毒败血症，危及患者生命。

三、压疮的防治及护理

在压疮的防治中预防胜于治疗，一旦压疮发生往往难以治愈，且可并发如骨髓炎、瘘管、窦道或脓肿形成、异位骨化脓毒性关节炎等。严重影响患者的健康与功能，甚至威胁生命，因此防止压疮的意义十分重要。应特别强调在处理已经发生的压疮时，还应预防其他部位发生新的压疮和已经愈合的压疮复发。预防需要康复医师、护士、治疗师、患者的共同配合,虽然对于长期卧床患者的压疮预防并不容易,但精心科学的护理,可以将压疮的发生降到最低程度。

(一)压疮的预防

预防压疮的关键在于消除与压疮发生有关的各种危险因素。

1.减少对局部皮肤组织的压力

(1)经常更换体位:可防止患者同一部位受到长时间的持续压力,是有效预防压疮的关键。卧床患者一般交替地利用仰卧位、侧卧位、俯卧位;使用轮椅者,应指导其养成经常变换位置的习惯,并且要常作引体向上运动。体位更换一般每 2 小时更换 1 次,必要时每 30 分钟更换 1 次;要制订体位变换时间表并在床头建立体位变换记录卡,严格按时间表进行,不得随意更改。卡中应列有翻身时间,体位、值班护士签名等项目。体位更换前后要对压疮多发部位的皮肤认真观察并记录观察结果。翻身后使体位安置妥当,并注意保护骨隆突部皮肤。翻身前后要对压疮好发部位的皮肤进行仔细检查,并记录结果。

(2)保护骨隆突处皮肤:减少骨突出部位的压迫,进行支撑训练。对截瘫患者等需长期依靠轮椅生活的患者,应指导他们练习双手支撑床面,或椅子扶手等将臀部抬高的动作。利用软枕或其他软垫等放置于骨隆突下,使其不直接接触床面,以减轻局部压力;利用床上护架架空盖被,减轻盖被对患者脚部和其他部位的压力;使用特制的床垫如海绵垫、充气垫、充水垫等,以减轻身体对局部的压力。

(3)注意正确固定:对使用石膏、绷带、夹板、牵引器等固定的患者,随时观察局部状况及指(趾)甲的颜色、温度变化,仔细听取患者反映,适当调节松紧;衬垫应平整、柔软;如发现石膏绷带过紧或凹凸不平,立即通知医师,及时调整。

2.保护皮肤

减少皮肤的不良刺激,增强血液循环。保持床铺单位的整洁、干燥、平整,尤其对大小便失禁者更应注意保持床褥和皮肤的干燥,对被排泄物污染的床单要及时更换处理。

(1)增强皮肤血液循环:对长期卧床的患者,每天应进行全范围关节运动,维持关节的活动性和肌肉张力;经常用温水清洗皮肤,还可用少许 50%乙醇对经常受压部位的皮肤及全背皮肤进行按摩,以促进肢体的血液循环。

(2)避免潮湿刺激:患者出汗时,应及时将皮肤擦干,更换干净的衣服;大小便失禁者,可用尿布或接尿器保持会阴部干燥;床铺应保持平整、干燥、干净。

3.避免对皮肤的摩擦力

(1)患者取半卧位时,注意防止身体下滑,使用海绵垫要加套。

(2)为患者更换卧位时,应抬起患者的身体,避免推、拉的动作;使用便盆时可在便盆上垫软纸或布垫,以防擦伤皮肤。

(3)不能用破损的便器,床上使用时严禁硬塞,应抬起臀部送取便器。

(4)翻身时如有导管要注意保持通畅,切勿扭曲,翻身后再仔细检查。

4.改善患者的全身营养状况

在病情允许情况下,应给以高蛋白、高维生素饮食,增加矿物质锌的摄入,以增强机体抵抗力和组织修复能力,纠正贫血或低蛋白血症。

5.为患者及其家属提供健康指导

使患者及家属获得预防压疮的知识和技能,积极配合并参与护理活动,预防压疮的发生。指导内容包括:正常的皮肤结构及其功能;引起压疮的主要原因;身体易受压的部位;如何自我或由他人协助检查皮肤状况;预防压疮的方法;如何处理已发生的压疮。

(二)压疮治疗及护理

发生压疮后,应积极采取局部治疗为主,全身治疗为辅的综合护理措施。治疗应从整体进行处理,包括一般治疗(消除危险因素)、病因治疗(消除局部压力作用)、压疮疮面治疗。对于Ⅰ期、Ⅱ期压疮原则上采用保守疗法,主要有解除压迫、疮面处理和全身管理。Ⅲ、Ⅳ期压疮如保守无效时采取手术治疗。对于疮面,除常规无菌清疮换药外,应利用物理疗法如紫外线,红外线照射等以促进创面愈合。

1.全身治疗

主要是积极治疗原发病,增加营养和全身抗感染治疗等。良好的营养是疮面愈合的重要条件,故应增加患者蛋白质、维生素和微量元素的摄入;遵医嘱抗感染治疗以预防败血症;加强心理护理。

2.清创和局部换药

溃疡形成后可根据伤口情况按外科换药法进行处理,如先用无菌生理盐水清洗伤口,然后用无菌凡士林纱布及无菌纱布覆盖。表浅创面可用新鲜鸡蛋内膜覆盖,有保护创面、促进上皮生长的作用。溃疡深、分泌物多时,可用3%过氧化氢清洗伤口。

3.物理疗法

压疮发生的整个过程中局部可用理疗进行处理。紫外线照射有消炎、止痛、促进上皮生长和组织再生的作用,对Ⅰ、Ⅱ期压疮的治疗效果明显。红外线照射有促进血液循环、增强细胞功能、使疮面干燥、促进肉芽组织生长等功能,能用于创面较深的压疮,也可应用微波、激光等治疗。

4.外科手术治疗

溃疡较深且面积较大、坏死组织较多、用一般方法很难使疮面愈合者,可采用手术疗法,包括切除坏死组织、直接闭合、皮肤移植、皮瓣、肌皮瓣和游离瓣转移等。

第七节　长期卧床患者的康复护理

长期卧床是保证度过疾病危险期的必要医疗措施,但是,长期卧床也能导致新的功能障碍,加重残疾,甚至累及多系统的功能。

一、长期卧床的不良反应

(一)循环系统

1.动脉和深静脉血栓形成概率增加

血流缓慢、静脉壁损伤(尤其是内膜损伤)和血液凝固性增高是引起静脉血栓形成的3个主要因素。长期卧床导致抗利尿激素分泌增加,血容量降低、血液黏稠度增加,静脉回流阻力增加，血流速度减慢，形成动、静脉血栓。多发生于下肢，尤其是下肢深静脉发生血栓后，肢体会出现疼痛，肢端苍白冰冷，皮肤出现溃疡、水肿等缺血表现，严重者造成坏疽。

2.心功能减退

长期卧床可使心脏每搏输出量、每分输出量减少，左心室功能减退，导致静息时心率增加。另外，卧床导致的焦虑也是心率增快和心脏负担增加的原因。

3.运动能力下降

长期卧床后最大运动能力每天下降 0.9%，与老年生理性衰退的年下降率相似。

4.其他

直立性低血压。

(二)呼吸系统

1.呼吸效率降低

卧位时横膈下移困难，吸气阻力增大，肺通气能力降低。长期卧床呼吸肌肌力下降也是相关因素。

2.坠积性肺炎

卧床可以使纤毛运动功能下降，分泌物黏附于支气管壁，排出困难。同时，由于咳嗽无力或卧位不利于咳嗽，最后分泌物沉积于下部支气管中，诱发呼吸道感染。

(三)运动系统

1.肌肉萎缩，肌力下降

长期卧床致肌肉失用性萎缩，运动神经对肌肉的支配能力下降，肌糖原储存量降低，糖代谢能力降低，肌肉活动能力下降。有研究表明，即使健康人，在完全卧床休息的情况下，肌力每周减少 10%～15%，静卧 3～5 周，肌力即可减少一半。

2.关节挛缩

肢体和关节长期制动时关节囊和韧带的弹力纤维成分处于缩短状态，延伸性降低，导致韧带和关节囊挛缩。

3.骨质疏松

制动导致重力和肌肉牵拉力丧失或减少，导致骨骼的成骨过程减少，破骨过程增加，使骨钙大量进入血液，导致骨质疏松，并可合并高钙血症、泌尿系统结石等。

(四)中枢神经系统

长期卧床后易导致焦虑、抑郁等心理障碍、感觉障碍和认知障碍。

(五)其他系统

长期卧床致糖耐量降低，造成负氮平衡；另外，卧床也影响肠的蠕动功能，导致食欲缺乏、便秘。

二、康复护理

因急性病或外伤后而需长期卧床者，因瘫痪而不能离床者，为预防卧床导致的失用性综合征，必须采取以下措施。

(一)协助患者进行心血管锻炼——被动倾斜

肌肉锻炼有助于预防严重的心血管不适感。无瘫痪患者，可采取坐位或立位姿势，循序渐进，逐步增加活动量。病情危重患者或暂不能取坐位者，适当抬高床头，从抬高床头15°起，维持5分钟开始，每天2次，逐渐增至每次30分钟，然后每周增加10°～15°，直至站立。每次锻炼时应注意维持心率低于120次/分。为防止直立性低血压，患者取坐位或立位时，两腿可以穿弹力袜。

（二）协助患者摆放抗痉挛体位

急性期开始或卧床期开始，指导患者摆放抗痉挛体位。抗痉挛体位是指为防止或对抗痉挛姿势的出现而设计的一种治疗体位。它包含仰卧位、健侧卧位、患侧卧位、俯卧位。

（三）床上运动训练

长期卧床患者，在生命体征稳定的情况下，可以给予床上被动运动。如：被动活动患者关节，预防关节挛缩；按摩患者肌肉、关节，使其做屈、伸、举等被动运动。条件允许的情况下，可以指导患者做床上主动运动，有能力的患者，可以鼓励他做些力所能及的日常生活活动，增强其自我护理的能力。

（四）指导患者做深呼吸

深呼吸能增加肺通气量，改善换气。有条件的患者，可以指导其做缩唇呼吸、腹式呼吸。咳嗽有助于排除呼吸道分泌物，应指导患者有效的咳嗽排痰。咳嗽无力者，可以给予翻身、叩背或排痰机排痰，预防坠积性肺炎。

（五）补充足够的营养

长期卧床致消化不良和代谢障碍，应补充足够的营养。食物需营养平衡，补充足够的蛋白质、脂肪和碳水化合物，保证足够的膳食纤维，预防便秘。不能经口进食者，需要鼻饲或静脉营养。为预防骨质疏松，可以补充含钙高的食物，如鸡蛋、海鲜及排骨等。

（六）协助患者进行排泄活动

由于生理和心理因素，长期卧床患者最难解决的问题就是排泄问题。应对患者进行膀胱功能的训练和排便功能的训练。脊髓损伤致神经源性膀胱的患者可以给予间歇性导尿。

（七）皮肤的护理

长期卧床患者易并发压疮，因此，应重视皮肤的护理，加强翻身、叩背等。具体如何预防请见皮肤的康复护理。

（八）心理护理

患者由于长期卧床导致的心理障碍，应引起足够的重视。医护人员应有足够的爱心、耐心来帮助他们渡过难关。可以与患者聊天、看电视、布置一定的训练作业、让亲人陪伴等方式，分散患者的注意力。

参考文献

[1] 赵颖颖,江红,赵慧.现代临床护理精要[M].天津:天津科学技术出版社,2020.
[2] 张纯英,等.现代临床护理及护理管理[M].长春:吉林科学技术出版社,2019.
[3] 刘峥.临床专科疾病护理要点[M].开封:河南大学出版社,2021.
[4] 庄丽娟.护理管理学[M].杭州:浙江大学出版社,2018.
[5] 靳红君,等.基础护理[M].长春:吉林科学技术出版社,2017.
[6] 姚昉,等.现代内科护理精粹[M].长春:吉林科学技术出版社,2018.
[7] 孙平,等.实用临床护理实践[M].天津:天津科学技术出版社,2018.
[8] 沈燕,等.现代临床护理精要[M].北京:科学技术文献出版社,2018.
[9] 宋美茹.最新内科护理精要[M].天津:天津科学技术出版社,2018.
[10] 迟琨,等.新编临床护理学理论与操作实践[M].长春:吉林科学技术出版社,2019.
[11] 王菊萍,等.常见病护理技术与操作规范[M].长春:吉林科学技术出版社,2019.
[12] 王英,等.临床常见疾病护理技术与应用[M].长春:吉林科学技术出版社,2019.
[13] 张应丽,等.实用妇产科疾病诊断与护理[M].长春:吉林科学技术出版社,2019.
[14] 石翠玲,等.精编护理操作技术[M].上海:上海交通大学出版社,2017.
[15]马文斌,黄正美.外科护理实训指导[M].西安:西安交通大学出版社,2018.
[16] 蔡华.现代产科护理精要[M].天津:天津科学技术出版社,2018.
[17] 徐姝一.临床护理新思维[M].北京:科学技术文献出版社,2018.
[18] 赵霞.临床外科护理实践[M].武汉:湖北科学技术出版社,2017.
[19] 席明霞.内科疾病护理常规[M].北京:科学技术文献出版社,2018.
[20] 伍海燕,贺大菊,金丹.临床护理技术实践[M].武汉:湖北科学技术出版社,2017.
[21] 谷业云,等.实用护理技术与临床[M].上海:上海交通大学出版社,2018.
[22]袁越,宋春梅,李卫,等.临床常见疾病护理技术与应用[M].青岛:中国海洋大学出版社,2021.